# Was passiert im Darm

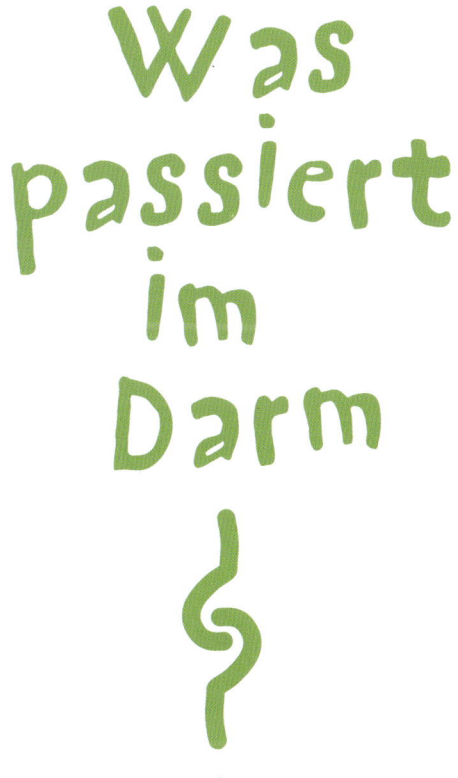

# Was passiert im Darm?

## Prof. Dr. med. Julia Seiderer-Nack

Neues Wissen für mehr Darmgesundheit – Darmbarriere, Bauchhirn, Immunsystem und die richtige Ernährung

südwest

# INHALT

Vorwort — 8

## FASZINATION DARM — 11

Unser Darm – Schaltzentrale der Gesundheit — 12
Die Verdauung – Tägliche Höchstleistung für unsere Energieversorgung — 16
Der Darm – Trainingslager des Immunsystems — 20
Unser Bauchgefühl – Der Darm denkt und fühlt mit — 23

## LEBENSWICHTIGES GETÜMMEL: WARUM WIR OHNE DARMBAKTERIEN NICHT LEBEN KÖNNEN — 27

Der Darm lebt – oder: Warum wir Untermieter brauchen — 28
Wie die Darmflora entsteht — 30
Das Mikrobiom des Darms – Forschungsobjekt der Superlative — 32
Welcher Darmtyp sind Sie? — 33
Leaky Gut – die Darmbarriere als Grenzpfosten unseres Körpers — 35
Eine intakte Darmbarriere – Ursprung von Darmgesundheit — 37
Wunderwaffe Probiotika – oder: Joghurt auf Rezept? — 38
Pilze im Darm – harmlose Mitbewohner oder Bedrohung? — 44

## HÄUFIGE DARMBESCHWERDEN — 49

| | |
|---|---|
| Blähungen | 50 |
| Bauchschmerzen | 61 |
| Durchfall | 64 |
| Verstopfung | 71 |
| Veränderung der Stuhlfarbe | 84 |

## DIAGNOSTIK – WELCHE UNTERSUCHUNGEN BEI DER ABKLÄRUNG VON DARMBESCHWERDEN HELFEN — 87

| | |
|---|---|
| Der Arztbesuch – Anamnese und körperliche Untersuchung | 88 |
| Blutuntersuchungen | 89 |
| Stuhluntersuchungen | 89 |
| Die Darmspiegelung – Einblick in das Innere unseres Verdauungstraktes | 90 |
| Kapselendoskopie – Die Reise mit der Minikamera | 94 |
| Bildgebende Verfahren – Ultraschall, Computertomografie und Magnetresonanztomografie | 96 |

# INHALT

## DU BIST, WAS DU ISST – WENN NAHRUNG KRANK MACHT    101

Fehlalarm im Darm – Nahrungsmittelallergien auf dem Vormarsch    103
Zöliakie – wenn Getreide krank macht    108
Laktoseintoleranz – oder: Warum der Neandertaler keine Milch mag    112
Fruchtzuckerunverträglichkeit    118
Histaminunverträglichkeit    122
Glutamat – Geschmack oder Gefahr?    124
Gesunde und vollwertige Ernährung für den Darm    127

## DAS DARMTAGEBUCH – SIGNALE AUS DEM DARM VERSTEHEN    131

## WICHTIGE DARMERKRANKUNGEN    139

Infektionskrankheiten des Darms    140
Reisediarrhö oder Montezumas Rache    146
Wenn der Darm die Nerven verliert – das Reizdarmsyndrom    148
Alarm im Immunsystem – die chronisch-entzündlichen Darmerkrankungen Morbus Crohn und Colitis ulcerosa    158
Divertikel    165
Darmkrebs    168

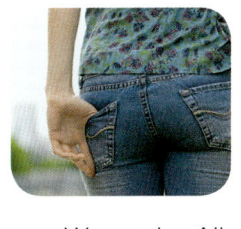

## PROBLEMZONE PO 181

Wenn der Allerwerteste Probleme macht 183
Hämorrhoiden – Härtetest fürs Hinterteil 183

## WELLNESS FÜR DEN DARM: SANFTE REZEPTE FÜR EIN GUTES BAUCHGEFÜHL 191

Auszeit für den Darm – Entlastung auf natürliche Weise mit gesunden Rezepten 193
Basische Balance für mehr Darmgesundheit 197
Windstärke 10 – sturmerprobte Rezepte gegen Blähungen 202
Viel Geschmack – kein Gluten 206
Power für die Darmbarriere 209

## ANHANG 212

Fachausdrücke für Patienten erklärt 212
Wichtige Adressen 214
Über die Autorin 217
Register 218
Impressum 224

# VORWORT

Der Darm als faszinierendes Organ – für Patienten, die aufgrund von Darmbeschwerden die Toilette als meistgenutzte Sitzgelegenheit in ihrer Wohnung kennengelernt haben, ist das eine auf den ersten Blick schwierige Vorstellung. Zumal Themen wie Blähungen, Hämorrhoiden oder Reizdarmbeschwerden im Small Talk auf der Weihnachtsfeier oder der coolen Party meist begrenzten Charme haben und den Gesichtsausdruck des Gegenübers schnell aus dem basischen Bereich rutschen lassen. Erkrankungen rund um den Darm sind ein Tabuthema – und dabei ist der Darm doch weit mehr als ein langweiliges Verdauungsorgan. Er ist die zentrale Schaltstelle, in der durch ein komplexes Zusammenspiel zwischen Bakterien, Nahrung, Nervensystem und Immunabwehr die Weichen für die Gesundheit des gesamten menschlichen Körpers gestellt werden.

Dieses Buch möchte Sie daher auf eine spannende Reise in unseren Darm einladen. Die Reise führt zu Orten in Ihrer Körpermitte, an denen Sie Ihre 1000 Milliarden Untermieter – die Darmbakterien – kennenlernen können. Sie bringt Sie zu dem größten Trainingslager unseres Immunsystems, in dem eine Armada von Abwehrzellen täglich Wache schiebt und uns gegen gefährliche Eindringlinge verteidigt. Weiter geht es zu unserem Bauchhirn, einem zweiten Gehirn in unserer Körpermitte, das unsere Emotionen und unser „Bauchgefühl" steuert. Ausgehend von aktuellen Forschungsergebnissen können wir verstehen, wie spannend und wichtig der Lebensraum Darm für unsere Gesundheit ist und wie uns neue Einblicke in diese komplexe Schaltzentrale helfen können, Krankheiten vorzubeugen und zu behandeln.

Dieses Buch möchte auch ein Ratgeber für häufige Beschwerden und Krankheitsbilder des Darmes sein. So finden Sie nicht nur Beschreibungen der aktuellen schulmedizinischen Verfahren der Diagnostik und Behandlung, sondern auch Möglichkeiten, wie Sie sanfte Hilfe für Ihren Darm erfahren können. Dabei spielen bewährte Hausmittel und pflanzliche Wirkstoffe, homöopathische Arzneimittel und die Umstellung der eigenen Ernährungs- und Lebensweise eine große Rolle. Um die Signale aus dem Darm besser zu verstehen, finden Sie in der Mitte des Buches auch ein Darmtagebuch, durch das sich Zusammenhänge zwischen Nahrung, Lebensstil und Reaktionen unseres Darmes besser verstehen lassen. Vielleicht finden Sie auch Anregungen in den Rezeptideen und Sie gönnen sich und Ihrem Darm ein paar Wellnesstage für ein gutes Bauchgefühl.

In diesem Sinne wünsche ich Ihnen viel Freude beim Lesen und alles Gute!
*Julia Seiderer-Nack*

## Zu Risiken, Wirkungen und Nebenwirkungen ...

Dieses Buch möchte Ihnen Möglichkeiten an die Hand geben, wie Sie selbst bei leichteren Darmbeschwerden schnelle und sanfte Hilfe durch alte Hausmittel, pflanzliche Wirkstoffe und bewährte homöopathische Substanzen erhalten können. Ratschläge zu Ernährung und Lebensstil sowie ein Darmtagebuch zur Dokumentation Ihrer individuellen Beschwerden sollen Sie dabei unterstützen. Dies alles ersetzt bei stärkeren oder lang anhaltenden Beschwerden keinesfalls einen Arztbesuch oder eine erforderliche schulmedizinische Behandlung. Für die vorgestellten pflanzlichen Wirkstoffe gilt: Lassen Sie sich in der Apotheke hinsichtlich Darreichungsform und Dosierung beraten. Auch pflanzliche Wirkstoffe können in zu hohen Dosen Nebenwirkungen haben – viel hilft nicht immer viel. Das gilt insbesondere bei älteren Menschen sowie Kindern und Schwangeren.

Auch für die homöopathische Behandlung gelten eigene Gesetze. Das Grundprinzip dieser 1796 von Samuel Hahnemann entwickelten Heilmethode beruht auf dem Prinzip, dass Ähnliches mit Ähnlichem geheilt werden kann *("Similia similibus curentur")*. Ein homöopathisches Arzneimittel lindert also die Symptome eines Patienten, die es bei einem gesunden Menschen hervorrufen würde. Für die Mittelwahl durch den homöopathischen Arzt sind die genauen Symptome des jeweiligen Patienten (zum Beispiel wässriger Durchfall), Zeit des Auftretens (zum Beispiel nachts), die Begleitumstände (zum Beispiel krampfartige Bauchschmerzen, nach fettem Essen) entscheidend. Die in den jeweiligen Kapiteln vorgeschlagenen bewährten Mittel für die Selbstmedikation werden in einer niedrigen Potenz (meist D12) angegeben, die täglich mehrmals in Form von Globuli oder Tropfen eingenommen werden. Potenz bedeutet hier: Das homöopathische Arzneimittel wird durch Verdünnung und Verschüttelung potenziert und dynamisiert und gibt dabei seine spezifische Eigenschaft an das Lösungsmittel weiter.

Generell sollten Sie auch homöopathische Mittel nicht länger als zwei Wochen ohne Rücksprache mit einem erfahrenen Homöopathen einnehmen. Bei schwereren oder chronischen Erkrankungen sind nach eingehender Abklärung und schulmedizinischer Therapie in der homöopathischen Therapie zum Teil höhere Potenzen im Rahmen einer individuellen Konstitutionstherapie erforderlich. Voraussetzung dafür ist aber eine ausführliche homöopathische Erstanamnese und eine engmaschige Begleitung durch einen erfahrenen Therapeuten.

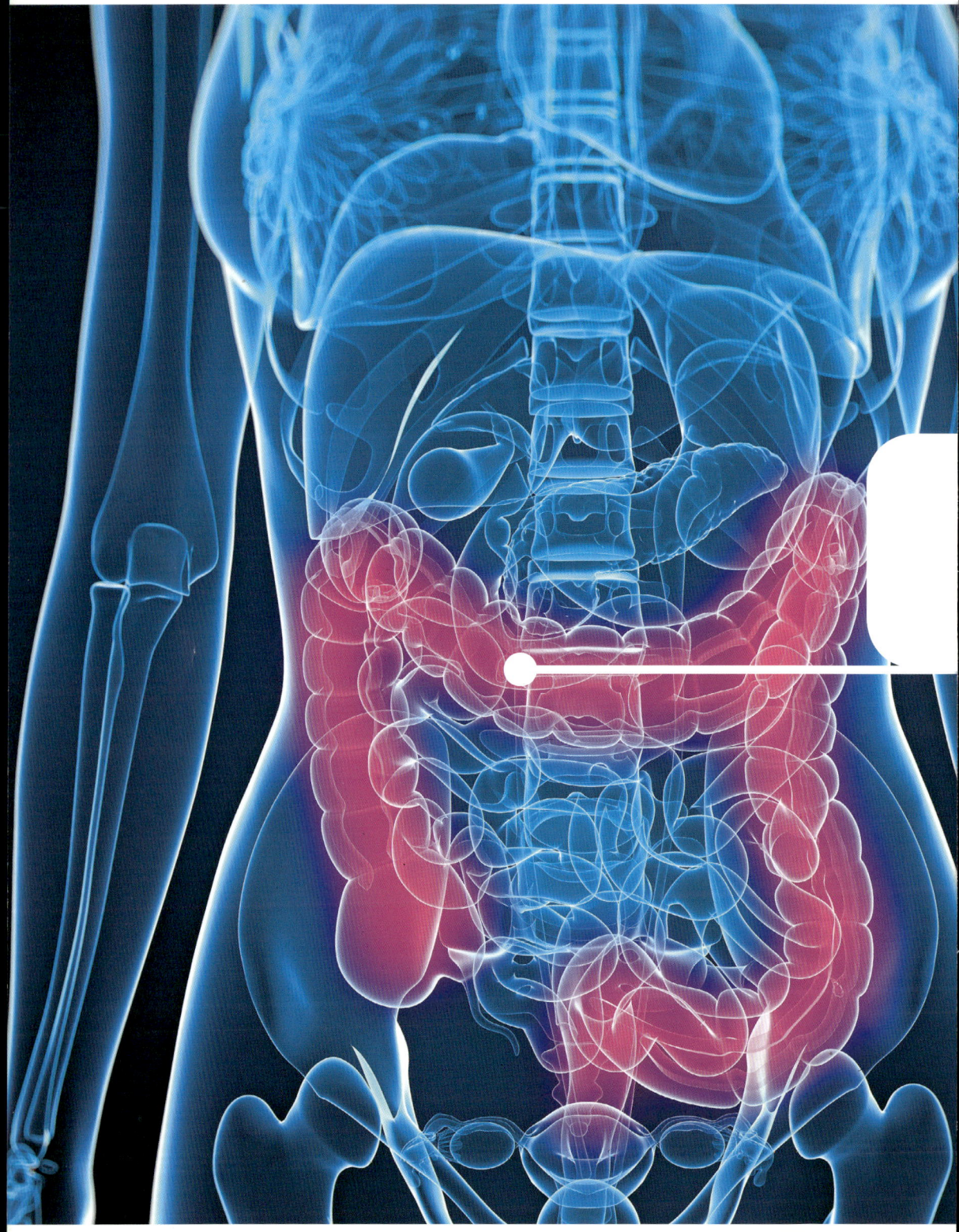

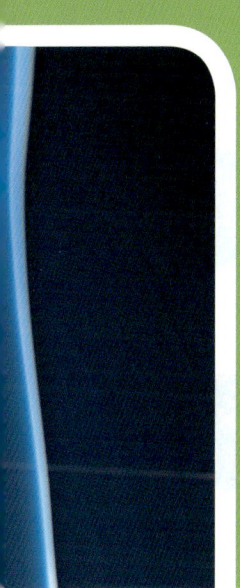
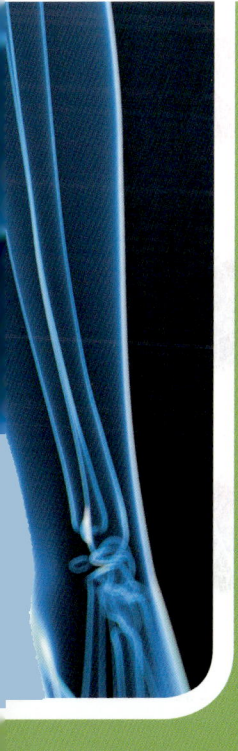

# FASZINATION DARM

# UNSER DARM – SCHALTZENTRALE DER GESUNDHEIT

Welches ist das größte Organ im menschlichen Körper? Falsch geraten, es ist nicht die Haut. Es ist unser Darm, der in der Mitte unseres Körpers die wichtigste Schaltzentrale unserer Gesundheit ist. Während der Darm noch vor wenigen Jahren als langweiliger Schlauch mit Verdauungsfunktion galt, hat die Forschung in den vergangenen Jahren ganz neue und überraschende Aufgaben des Darms entdeckt. Unser Darm ist ein faszinierendes Organ – und das nicht nur aufgrund seiner Größe. Er sorgt täglich dafür, dass wir aus der Nahrung lebenswichtige Substanzen aufnehmen und damit Energie zum Leben haben. Er ist Hauptwohnsitz von über einer Billion Bakterien, die unsere Gesundheit und unser Wohlbefinden stark beeinflussen. Nirgendwo sonst auf der Welt findet man eine so hohe Bakteriendichte wie im Darm. Er besitzt ein eigenes Nervensystem, das in unserer Körpermitte eine eigene Steuerzentrale ähnlich einem zweiten Gehirn bildet. Und er beherbergt etwa 70 Prozent der Abwehrzellen unseres Immunsystems, die uns an der Frontlinie Darm gegen gefährliche Krankheitserreger verteidigen. Kein Wunder, dass in diesem faszinierenden Kosmos viele Ursachen für die Entstehung von Krankheiten und der Schlüssel zu unserer Gesundheit und dem Wohlbefinden zu finden sind.

Unser Darm liegt in der Mitte des Körpers in unmittelbarer Nachbarschaft zu anderen wichtigen Organen, die Teil eines hochkomplexen Verdauungssystems sind. Durch das ausgeklügelte Zusammenspiel zwischen Magen, Darm, Leber, Gallenblase und Bauchspeicheldrüse gelingt es dem Körper, unsere Nahrung in lebenswichtige Nährstoffe aufzuspalten und in den Körper aufzunehmen. Der Darm ist dazu in zwei Abschnitte unterteilt, den Dünndarm und den Dickdarm. Von außen betrachtet gleicht er einer schlauchförmigen Röhre, die insgesamt etwa acht Meter lang ist und in der Bauchhöhle des Menschen liegt. Dieser Schlauch liegt aber nicht schlaff und teilnahmslos in unserer Mitte, sondern zeigt Eigendynamik: Die Darmwand enthält eine Muskelschicht, die sich zusammenziehen und wieder entspannen kann. Dadurch entstehen rhythmische Bewegungen des Darms – die sogenannte *Peristaltik*. Diese Bewegungen sind wichtig, um den Nahrungsbrei von oben nach unten durch den Darm zu befördern. Im Inneren ist der Darm mit einer speziellen Schleimhaut, der sogenannten *Mukosa*, ausgekleidet.

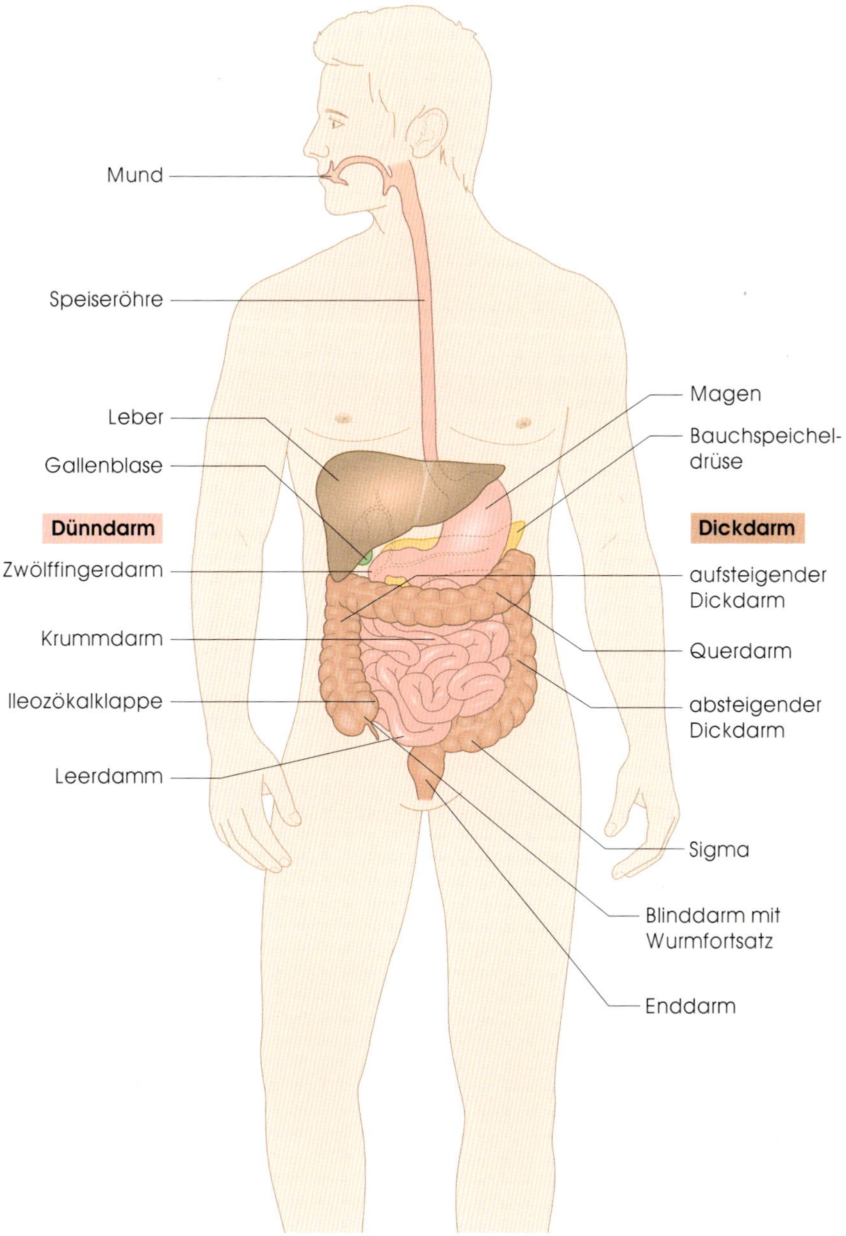

UNSER DARM – SCHALTZENTRALE DER GESUNDHEIT

*Die Verdauungsorgane – eine Übersicht*

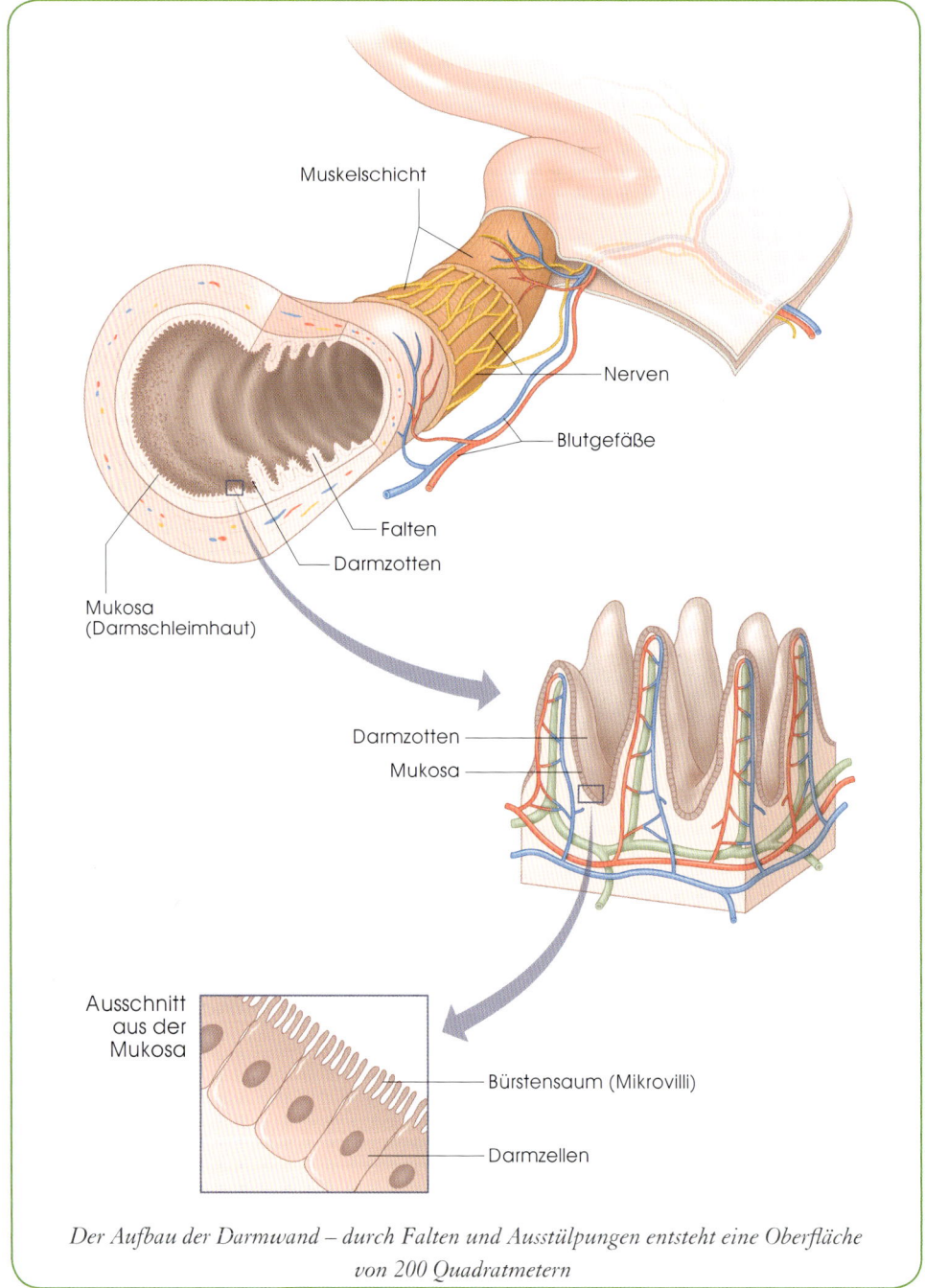

*Der Aufbau der Darmwand – durch Falten und Ausstülpungen entsteht eine Oberfläche von 200 Quadratmetern*

Diese Schleimhaut bildet eine hoch spezialisierte Grenze zwischen dem Inneren unseres Körpers und der Außenwelt, die durch den Darm in unseren Organismus gelangt. Zusammen mit den Darmbakterien und dem Immunsystem bildet die Mukosa die sogenannte *Darmbarriere* – eine dichte Abwehrmauer, die unseren Körper gegen Gefahren aus der Außenwelt meist erfolgreich abschirmt.

Der *Dünndarm* ist mit einer Länge von etwa vier bis fünf Metern der längste Darmabschnitt des Verdauungstraktes und besteht aus drei Abschnitten: dem Zwölffingerdarm *(Duodenum)*, dem Krummdarm *(Ileum)* und dem Leerdarm *(Jejunum)*. Er verbindet den Magen mit dem Dickdarm und hat als Hauptaufgabe die Aufspaltung und Aufnahme der Nahrungsbestandteile. Um die gewaltigen Mengen an Nahrungsbestandteilen aufnehmen zu können, hat sich die Natur für unseren Dünndarm eine sehr raffinierte Methode einfallen lassen, um dessen innere Oberfläche zu vergrößern und auf fünf Metern Länge die Fläche eines Tennisplatzes (200 Quadratmeter) entstehen zu lassen: Die Schleimhaut des Dünndarms ist in ringförmige Falten geworfen, die wiederum mit vielen hohen Ausstülpungen (den sogenannten *Darmzotten*) besetzt sind. Auf einem Quadratmillimeter Darmwand finden sich etwa 20 Zotten. Zudem bilden die einzelnen Zellen in der Schleimhaut dieser Zotten selbst auch wieder Ausstülpungen (sogenannte *Mikrovilli*), die die Oberfläche zusätzlich vergrößern. Der Darm ist also kein glattes Rohr, er hat vielmehr eine riesige Oberfläche, die auf engstem Raum zusammengefaltet ist, um dadurch eine maximale Aufnahme von Nährstoffen leisten zu können.

Am Ende des Dünndarms befindet sich eine Klappe (die sogenannte *Ileozäkalklappe*), die den Dünndarm gegenüber dem Dickdarm wie ein Ventil abgrenzt. Danach beginnt der Dickdarm – in der medizinischen Fachsprache auch Kolon genannt. Der Dickdarm wird entsprechend seiner Lage im Bauchraum ebenfalls in mehrere Abschnitte eingeteilt: Der Blinddarm *(Coecum)* mit dem Wurmfortsatz *(Appendix)*, das aufsteigende Kolon *(Colon ascendens)*, das quer verlaufende Kolon *(Colon transversum)*, das absteigende Kolon *(Colon descendens)*, das Sigma *(Colon sigmoideum)* und ganz am Ende dann der Enddarm *(Rektum)*, der mit dem Darmausgang *(Anus* oder auch *After* genannt) endet. Die Hauptaufgabe des Dickdarms ist es, die Überreste des verdauten Nahrungsbreis aus dem Dünndarm aufzunehmen, diesem Wasser zu entziehen und dann weiter in Richtung Ausgang zu befördern.

# DIE VERDAUUNG – TÄGLICHE HÖCHST-LEISTUNG FÜR UNSERE ENERGIEVERSORGUNG

Unser Körper braucht täglich Nachschub an Rohstoffen für die Energiegewinnung sowie Baumaterial für die Erneuerung von Zellen. Unser gesamter Organismus ist darauf angewiesen, dass unser Darm in absoluter Höchstform ist, um die über den ganzen Tag aufgenommene Nahrung in ihre einzelnen Bausteine zu zerlegen und diese über die Darmwand in unseren Körper transportieren zu können.

Unser Verdauungstrakt beginnt mit dem Mund, mit dem wir die Nahrung in den Körper aufnehmen, und endet am Ende des Dickdarms mit dem After, aus dem dann unverdauliche Nahrungsreste in Form von Stuhlgang wieder ausgeschieden werden. Bis die aufgenommene Nahrung den gesamten Verdauungstrakt durchlaufen hat und ihre Reste am unteren Ende in verdautem Zustand herauskommen, vergehen im Durchschnitt etwa zwei bis drei Tage. In dieser Zeit finden auf dem Weg durch den Verdauungstrakt hochkomplexe chemische und mechanische Prozesse statt, die Tag für Tag unsere Nahrung in ihre einzelnen Bestandteile und damit in Energie für unseren Körper umwandeln. Im Laufe eines Lebens werden dabei etwa 50.000 Liter Flüssigkeit und 30.000 Kilogramm feste Nahrungsmittel durch den Verdauungstrakt transportiert und verwertet. Hierzu ist der gesamte Verdauungstrakt mit einer speziellen Schleimhautschicht *(Mukosa)* ausgekleidet, deren Aufgabe die Aufnahme der Nährstoffe in den Körper ist.

Der Verdauungsvorgang beginnt bereits mit der Aufnahme von Nahrungsmitteln in den Mund – durch gutes Kauen zerkleinern unsere Zähne die Nahrung und durchmischen sie mithilfe der Zunge mit dem Speichel. Der Speichel enthält wichtige Verdauungsenzyme, die bereits im Mund damit beginnen, kohlenhydrathaltige Speisen wie zum Beispiel Brot oder Zucker durch chemische Prozesse in ihre einzelnen Bestandteile zu zerlegen. Durch das Schlucken rutscht der Speisebrei dann durch die Speiseröhre *(Ösophagus)* in den Magen. Dort verbringt unsere Nahrung die nächsten Stunden und wird vom Magensaft bearbeitet. Unser Magen produziert täglich etwa zwei Liter eines stark säurehaltigen Saftes, der den Speisebrei weiter in Einzelteile zerlegt. Von dort aus geht es durch den Magenausgang in den wichtigsten Abschnitt des Verdauungstraktes

– unseren Darm. Im Dünndarm wird die vorverdaute Nahrung in ihre Bestandteile – Kohlenhydrate, Aminosäuren, Fette, Vitamine, Spurenelemente, Mineralstoffe und Salze *(Elektrolyte)* – zerlegt und über die Darmwand aufgenommen.

Der erste Teil des Dünndarms, der Zwölffingerdarm *(Duodenum)*, hat seinen Namen daher, weil die Länge dieses Darmabschnittes etwa zwölf Fingerbreiten (das sind circa 30 Zentimeter) beträgt. Im Zwölffingerdarm ist Teamwork gefragt: Hier kommen die Verdauungssäfte aus Leber, Gallenblase und Bauchspeicheldrüse in den Darm und helfen dabei, den Nahrungsbrei in seine einzelnen Bestandteile zu zerlegen. Die Bauchspeicheldrüse *(Pankreas)* liegt versteckt hinter dem Magen und ist etwa 20 Zentimeter lang. Ihre Hauptaufgabe ist die Bildung von wichtigen Verdauungsenzymen wie zum Beispiel der Amylase oder Lipase. Etwa 1,5 Liter Verdauungssaft mit Enzymen werden täglich über den Pankreasgang in den Zwölffingerdarm ausgeschüttet und im Darm aktiviert, damit die vom Magen kommenden Eiweiße, Fette und Kohlenhydrate in ihre einzelnen Bestandteile zerlegt und zerkleinert werden können. Darüber hinaus bildet die Bauchspeicheldrüse auch wichtige Hormone wie zum Beispiel das Insulin. Eine besondere Rolle für die Verdauung von Fett spielen zudem die Gallensäuren. Diese werden in der Leber produziert und in der Gallenblase gespeichert. Sobald Magen und Zwölffingerdarm Hilfe bei der Verdauung fettiger Speisen anfordern, wird die Gallenflüssigkeit über den Gallengang in den Zwölffingerdarm abgegeben. Die Gallensäuren

## WISSEN

### Und was kommt am Ende raus?

Unser Stuhlgang besteht aus circa 50 Prozent Wasser, 20 Prozent Bakterien und etwa 25 Prozent unverdaulichen Nahrungsresten – der Rest besteht aus abgeschilferten Darmzellen, Schleim und Rückständen von Verdauungsenzymen. Das Ganze verlässt unseren Körper in unterschiedlicher Form, Farbe und Konsistenz, die stark von unserer Ernährung abhängt. Die typische braune Farbe entsteht durch den Farbstoff Sterkobilin, ein Abbauprodukt des roten Blutfarbstoffes im Körper. Der Geruch des Stuhls wird vor allem durch Stoffe wie Indol oder Skatol sowie Schwefelwasserstoffverbindungen bestimmt, die bei der Verdauung von Eiweißen entstehen.

spalten das Nahrungsfett in kleine Tröpfchen auf, die dann von der Darmschleimhaut aufgenommen werden können. Unser Darm ist dabei sehr sparsam im Umgang mit den Gallensäuren – etwa 95 Prozent der Gallensäuren werden auf dem Weg durch den Darm wieder in die Blutbahn aufgenommen und zurück zur Leber transportiert.

Die zerlegten Nahrungsbestandteile werden nun in den nachfolgenden Abschnitten des Dünndarms, dem Krummdarm *(Ileum)* und dem Leerdarm *(Jejunum)*, von der Darmwand aufgenommen und über die Blutgefäße in die verschiedenen Teile des Körpers transportiert. Der Nahrungsbrei bewegt sich dabei langsam entlang der Millionen von Darmzotten an der Innenseite der Darmwand. Diese nehmen die vorverdauten Nahrungsbestandteile wie Kohlenhydrate und Aminosäuren über die Schleimhaut auf und transportieren sie durch kleine Blutgefäße – die Kapillaren – über den Blutkreislauf des Körpers zur Leber, wo weitere Stoffwechselvorgänge stattfinden. Der Dünndarm entscheidet also, welche Bestandteile der Nahrung für den Körper nützlich sind und aufgenommen werden und welche weiter in den Dickdarm zur Ausscheidung transportiert werden. Bis der Speisebrei den Dünndarm passiert hat und den Dickdarm *(Kolon)* erreicht, können bis zu zehn Stunden vergehen. Der Nahrungsbrei, der über die Ileozäkalklappe am Übergang vom Dünn- zum Dickdarm in den Dickdarm gelangt, besteht fast nur noch aus unverdaulichen Bestandteilen wie den Ballaststoffen, die zum Großteil als Stuhlgang ausgeschieden werden, aber auch den Darmbakterien als Nahrung dienen. Davon haben aber nicht nur die Bakterien etwas – beim Abbau der Ballaststoffe entstehen wertvolle kurzkettige Fettsäuren wie beispielsweise Buttersäure. Diese Fettsäuren versorgen nicht nur die Schleimhautzellen, sondern stärken auch die Darmbarriere und wirken entzündungshemmend.

Die Hauptaufgaben des Dickdarms sind vor allem die Rückresorption von Wasser und Blutsalzen aus dem Darm und die damit verbundene Eindickung und Speicherung des Stuhles im Enddarm bis zur Stuhlentleerung. Beim Transport durch den Dickdarm wird der dabei immer fester werdende Nahrungsbrei durch kräftige Darmbewegungen geformt. Die Schleimhaut des Dickdarms produziert zudem Schleim, sodass der feste Stuhlgang gut durch den Darm bis zum Darmausgang gleiten kann.

Der Darm ist am Darmausgang sicher nach außen hin abgedichtet. Dafür sorgen die inneren und äußeren Schließmuskeln sowie ein Gefäßpolster *(Hämorrhoiden)*, das den

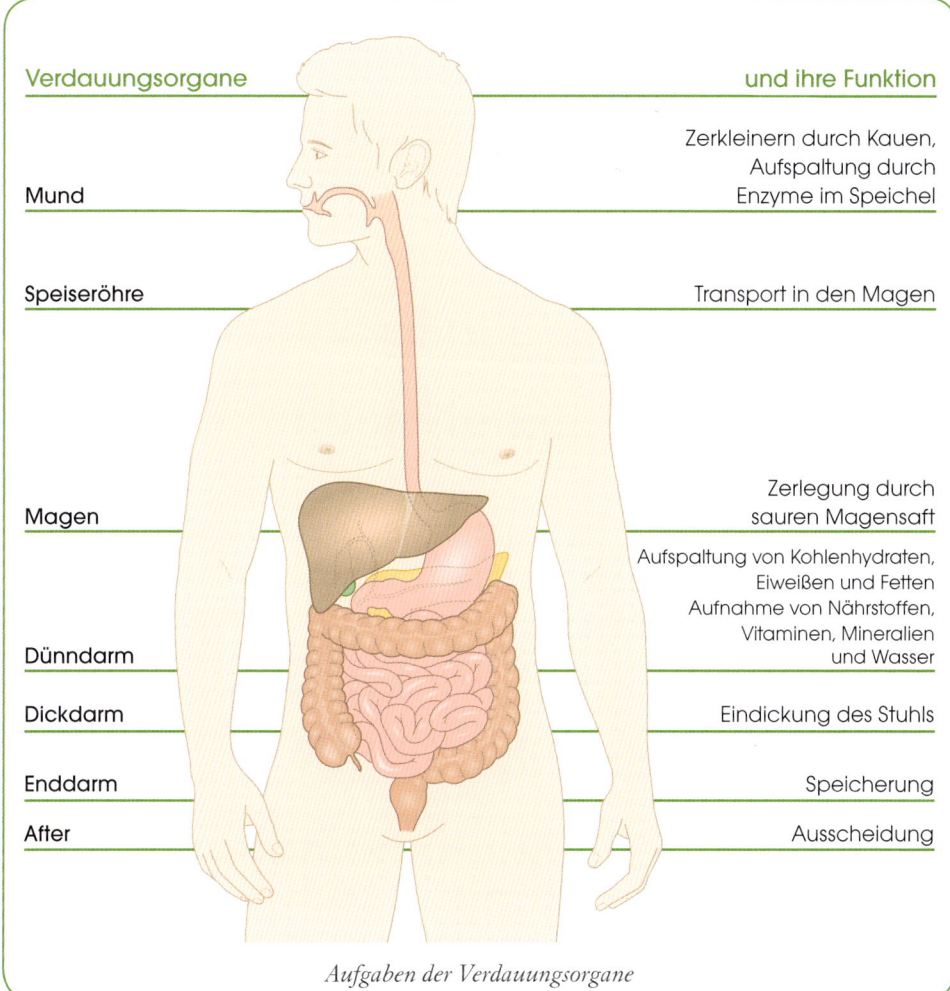

*Aufgaben der Verdauungsorgane*

Darmausgang umgibt. Diese Fähigkeit zur Abdichtung (sogenannte *Kontinenz*) ist wichtig, damit der Stuhlgang nicht einfach so unseren Körper verlässt, sondern nur dann, wenn wir dies auch wollen. Mit zunehmender Füllung des Enddarms mit Stuhl registrieren Dehnungsrezeptoren und Nervenzellen in der Darmwand, dass nun eine Stuhlentleerung angebracht wäre, und senden dieses Signal an das Nervensystem. Ist nun Stuhlgang erwünscht, so können wir den Schließmuskel willkürlich entspannen und der Stuhl gelangt nach draußen.

# DER DARM – TRAININGSLAGER DES IMMUNSYSTEMS

Unser Darm ist mit seinen 200 Quadratmetern das größte Trainingslager für unser Immunsystem – hier werden die körpereigenen Abwehrzellen täglich trainiert, um zwischen harmlosen und gefährlichen Bakterien unterscheiden zu können und bei Kontakt mit einem roten Gummibärchen nicht gleich Alarm zu schlagen. In der Darmschleimhaut sitzen mehr als 70 Prozent aller Abwehrzellen des menschlichen Körpers, also mehr als in allen Lymphknoten des Menschen zusammen. Dieses darmeigene Immunsystem – auch GALT (von engl. *Gut-Associated Lymphoid Tissue*) genannt – ist zentraler Bestandteil der Darmbarriere, die uns täglich gegen Gefahr von außen schützt und zugleich über Immunsystem, Nervensystem und Hormonhaushalt Einfluss auf unsere Gesundheit nimmt.

Die Hauptaufgabe des darmeigenen Immunsystems ist die Verteidigung gegen Krankheitserreger und Substanzen, die mit der Nahrung in unseren Körper gelangen und potenziell gefährlich sein können. Im Darm findet täglich eine sehr intensive Auseinandersetzung des Immunsystems mit neuen Substanzen aus der Umwelt statt. Das Immunsystem bildet umgehend Abwehrstoffe gegen schädliche Erreger und Substanzen und gibt diese Informationen über die Immunzellen in der Blutbahn auch an andere Abwehrzentren im Körper weiter. Das im Darm Erlernte wenden die Abwehrzellen dann auch in anderen Organen – zum Beispiel der Lunge – an. Dies erklärt, wie eine Immunreaktion, die im Darm ausgelöst wurde, sich auch auf andere Körperregionen des Menschen auswirken kann. So leiden Menschen mit Darmerkrankungen beispielsweise häufig an entzündlichen Beschwerden der Haut oder der Gelenke.

Das darmeigene Immunsystem bildet sich nach der Geburt und muss lebenslang trainiert werden. Die Entwicklung unseres Immunsystems und die des Darms sind sehr eng miteinander verknüpft. Beide reifen erst nach der Geburt durch die gemeinsame Auseinandersetzung mit Substanzen aus der Außenwelt. Das Immunsystem lernt durch Kontakt mit ständig neuen Stoffen im Darminhalt zwischen „gut" und „böse" zu unterscheiden. Dabei soll gelernt werden, Fremdes abzuwehren, körpereigenes Gewebe aber zu verschonen. „Fremd" bedeutet aber nicht zwangsläufig auch „schädlich". Unsere Nahrung besteht praktisch komplett aus molekular fremden Substanzen. Daher muss unser Immunsystem im Darm lernen, diese fremden Substanzen zu tolerieren. Diese Fähigkeit des Immunsystems, seine Angriffe auf fremde, aber harmlose Substanzen im Darm zu unterdrücken, wird daher auch als *orale Toleranz* bezeichnet. Kommt diese Toleranz aus dem Gleichgewicht, reagiert das Immunsystem auch auf harmlose Substanzen – und dies ist die Grundlage für die Entstehung einer Allergie. Für die Entwicklung einer schlagkräftigen Abwehr im Darm braucht das Immunsystem auch die tägliche Auseinandersetzung mit den im Darm ansässigen Darmbakterien, der sogenannten *Darmflora* (siehe Seite 28). Aus Studien wissen wir, dass sich unser Immunsystem in einem völlig keimfreien Darm nicht entwickeln könnte und die Abwesenheit von Darmbakterien eine schwere und tödliche Immunschwäche zur Folge hätte.

Das Immunsystem im Darm muss also einerseits hart gegen gefährliche Eindringlinge vorgehen und andererseits soll es eine Toleranz gegenüber harmlosen Nahrungsstoffen und Bakterien ausbilden. Dies erfordert ein hochkomplexes Zusammenwirken von verschiedenen Abwehrzellen, das auf mehreren Mechanismen beruht. In der Darmwand sitzen dazu spezielle Ansammlungen von Immunzellen – die sogenannten *Peyer`schen Plaques* – die schnell auf Eindringlinge von außen reagieren können. Die Immunzellen des Darms bilden zudem selbst Eiweißstoffe, die sogenannten *IgA-Antikörper*, die in das Innere des Darms gelangen und dort gegen schädliche Erreger wirken. Über 60 Prozent aller im Körper gebildeten Antikörper werden täglich über die Darmschleimhaut abgegeben. Diese IgA-Antikörper binden Fremdstoffe und blockieren dadurch deren Eindringen über die Darmbarriere in den Körper. Zudem gibt es tief in den Falten spezielle Zellen (sogenannte *Paneth`sche Zellen*), die große Mengen eines stark antibakteriell wirkenden Abwehrstoffs bilden – die Defensine. Defensine sind also eine Art körpereigene Antibiotika, die gegen viele Bakterienstämme, Pilze und Viren wirken.

*Unser Darm ist weit mehr als nur Verdauungsorgan – er ist ein hochkomplexes System, in dem das menschliche Immunsystem mit Umweltfaktoren, Nahrungsbestandteilen und Bakterien in Kontakt kommt und unsere körpereigene Abwehr reguliert.*

Im darmeigenen Immunsystem lassen sich verschiedene Typen von Abwehrzellen finden. Zur unspezifischen Abwehr gehören beispielsweise Fresszellen (Makrophagen), die in der Darmschleimhaut Wache schieben und einen Fremdling einfach auffressen.

Zudem finden sich auch sogenannte *Antigen-präsentierende Zellen,* die auch die Spezialisten unter den weißen Blutkörperchen – die sogenannten *T-Lymphozyten* und *B-Lymphozyten* – über Eindringlinge informieren, indem sie Bruchstücke des Fremdlings zusammen mit körpereigenen Erkennungszeichen auf ihrer Oberfläche zur Schau stellen. Die T-Lymphozyten entscheiden nun, ob Alarm ausgelöst werden soll: Wird der Fremdling von den T-Lymphozyten als harmlos eingestuft, so unterbleibt eine weitere Aktivierung des darmeigenen Immunsystems – es ist also tolerant. Ein Erklärungsansatz für Autoimmunerkrankungen ist interessanterweise, dass genau diese T-Lymphozyten ihre regulatorische Funktion nicht mehr ordnungsgemäß ausüben und es daher zu Fehlsteuerungen des Immunsystems kommt. Wird Alarm ausgelöst, kommen auch die B-Lymphozyten ins Spiel. Sie bilden ganz spezifische Eiweißstoffe (sogenannte *IgG-Antikörper*) gegen den Eindringling, der daraufhin in seiner Funktion blockiert wird und auch für alle anderen Immunzellen als „gefährlich und fremd" markiert ist – somit ist zum Beispiel ein eindringender Virus zum Abschuss durch das Immunsystem freigegeben. Für allergische Reaktionen spielen dagegen die sogenannten *Mastzellen* eine wichtige Rolle. Diese enthalten den Allergie-Botenstoff Histamin, der bei Kontakt mit einem Fremdstoff (zum Beispiel Erdnuss) freigesetzt wird und für Symptome wie Juckreiz, Rötung der Haut oder Atemnot verantwortlich ist.

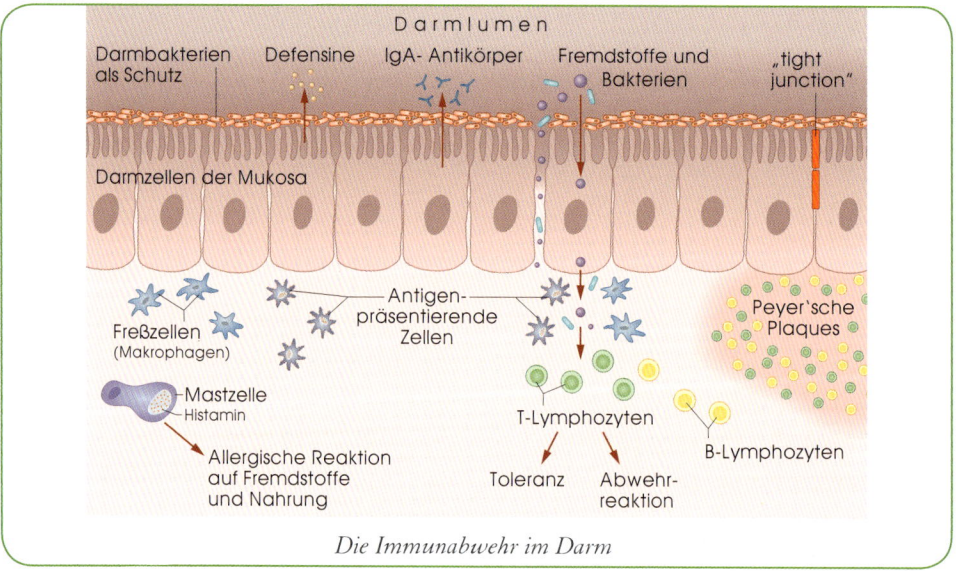

*Die Immunabwehr im Darm*

# UNSER BAUCHGEFÜHL – DER DARM DENKT UND FÜHLT MIT

Dass unser Bauch für Gefühle und Verhalten des Menschen eine gewisse Rolle spielt, kennen wir aus unserem Alltag – viele unserer Entscheidungen treffen wir „aus dem Bauch heraus", schlechte Nachrichten müssen erst mal „verdaut" werden und oft beschleicht uns ein ungutes „Bauchgefühl", wenn wir einer Sache nicht so recht trauen. Diese Redewendungen kommen nicht von ungefähr – unser Darm denkt und fühlt tatsächlich mit und steuert unser Empfinden. Der Darm ist von einem Geflecht von mehr als 100 Millionen Nervenzellen umgeben und besitzt damit ein eigenes Nervensystem, das ähnlich wie unser Gehirn Reize und Informationen aufnimmt und verarbeitet. Das darmeigene Nervensystem (das sogenannte *enterische Nervensystem*) enthält bis zu fünfmal mehr Nervenzellen als das Rückenmark und ist damit eine selbstständige Steuerzentrale in unserer Körpermitte, ein *zweites Gehirn* sozusagen. Manche Forscher sprechen daher von einem *Bauchhirn* oder *Darmhirn*, das in engem Austausch mit unserem zentralen Nervensystem im Gehirn steht. Dabei verwendet das Bauchhirn für den Austausch von Informationen auch die gleichen Botenstoffe wie das zentrale Nervensystem im Gehirn. So reagieren die Nervenzellen im Darm ebenso wie die Nervenzellen in unserem Kopf auf Botenstoffe wie Adrenalin bei Stress oder auf das Glückshormon Serotonin. Daher verwundert es auch nicht, dass Stress und Ärger unseren Darm aus der Ruhe bringen können. 95 Prozent des körpereigenen Serotonins werden im Magen-Darm-Trakt produziert – gut möglich also, dass das Serotonin aus dem Darm auch Einfluss auf unser Gehirn und die darin entstehenden Gefühle und unser Verhalten hat.

Hauptaufgabe des darmeigenen Nervensystems ist zunächst einmal die Regulation der Verdauung. In der Darmwand finden sich spezielle Sensoren, die den Nervenzellen des Darms den Füllungszustand sowie Informationen über die Zusammensetzung des Speisebreis melden. Das Nervensystem sorgt dann entsprechend für Bewegungen der Darmmuskulatur (die sogenannte *Peristaltik*), die den Speisebrei weitertransportieren. Auch benachbarte Organe wie die Gallenblase und die Bauchspeicheldrüse bekommen Rückmeldung, wann und wie viele Verdauungssäfte benötigt werden.

Das *Darmhirn* steht über Nervenstränge im Rückenmark ständig in engem Kontakt mit unserem Gehirn – und bekommt damit auch Rückmeldung über unsere aktuelle körperliche und emotionale Verfassung. So lässt sich beispielsweise auch erklären, warum wir aus Aufregung vor einer Prüfung ständig auf die Toilette müssen oder Durchfall haben. Die Stresssignale erreichen auch unser darmeigenes Nervensystem, das die Darmwand vermehrt in Bewegung setzt, sodass wir daraufhin Stuhldrang bekommen. Diese enge Verbindung zwischen dem Nervensystem des Darms und unserem zentralen Nervensystem im Gehirn ist auch ein möglicher Erklärungsansatz für die Entstehung des Reizdarmsyndroms ( siehe Seite 149). Man vermutet dabei, dass die unterschiedlichen Symptome wie Verstopfung oder Durchfall durch eine zu langsame bzw. zu schnelle Reizweiterleitung im darmeigenen Nervensystem entstehen, die folglich die Bewegungen der Darmwand verlangsamen oder zu stark beschleunigen. Im Darm stehen das zentrale Nervensystem, unsere Emotionen und deren Botenstoffe in direktem Kontakt zu unserem Immunsystem und unserer Darmflora. Die Forschung der letzten Jahre hat spannende Erkenntnisse über unser Bauchgefühl gewonnen und trotz vieler offener Fragen kann der Darm des Menschen als Schnittstelle von Körper und Seele bezeichnet werden.

Auch die Darmbakterien scheinen an dieser Schaltstelle zwischen Bauchhirn und zentralem Nervensystem ein Wörtchen mitzureden und – zumindest im Tierversuch – Einfluss auf unser Verhalten zu nehmen. Besonders interessant sind daher Studien zur sogenannten *Microbiota-Gut-Brain-Axis* – einem Modell, das von einem zusammenhängenden Regulationsmechanismus von Bakterien, Darm und zentralem Nervensystem ausgeht, also einer *Bakterien-Darm-Hirn-Achse*. In Tierversuchen konnte gezeigt werden, dass bestimmte Bakterienstämme im Darm über einen großen Körpernerv – den sogenannten *Vagusnerv* – die Ausschüttung von Botenstoffen im Gehirn beeinflussen können und damit auch das Verhalten der Versuchstiere in Angst- oder Stresssituationen steuern. Forscher vom University College Cork konnten dies in einem verblüffenden Experiment bestätigen: Während eine Gruppe von gesunden Mäusen über die Nahrung die probiotischen Milchsäurebakterien *Lactobacillus rhamnosus* erhielt, wurde eine zweite Gruppe von Mäusen ohne Zusatz von Probiotika gefüttert. In den nachfolgenden Verhaltensexperimenten zeigten die mit Probiotika gefütterten Mäuse weniger Zeichen von Stress, Angststörungen oder depressiven Verhaltensmustern wie die Kontrollgruppe. Es zeigte sich, dass die mit Probiotika gefütterte Mäusegruppe deutlich weniger Stresshormone wie Kortison im Körper hatte und im Gehirn andere Botenstoffe bildete als die Kontrollgruppe. Studien aus Schweden konnten bestätigen, dass die Zusammensetzung der Darmflora das Verhalten und die kognitiven Prozesse des zentralen Nervensystems beeinflussen kann. Dazu wurde das Verhalten von Mäusen ohne eine bestimmte Art von Darmbakterien mit dem Verhalten von normalen Versuchstieren in einem Labyrinth mit offenen und geschlossenen Bereichen untersucht. Normalerweise mögen Mäuse keine offenen Plätze und verkriechen sich lieber in eine dunkle Ecke. Nicht aber die Mäuse mit der veränderten Darmflora – diese erkundigten jeden Winkel des Labyrinths und hatten auch keine Angst vor den offenen, ungeschützten Bereichen.

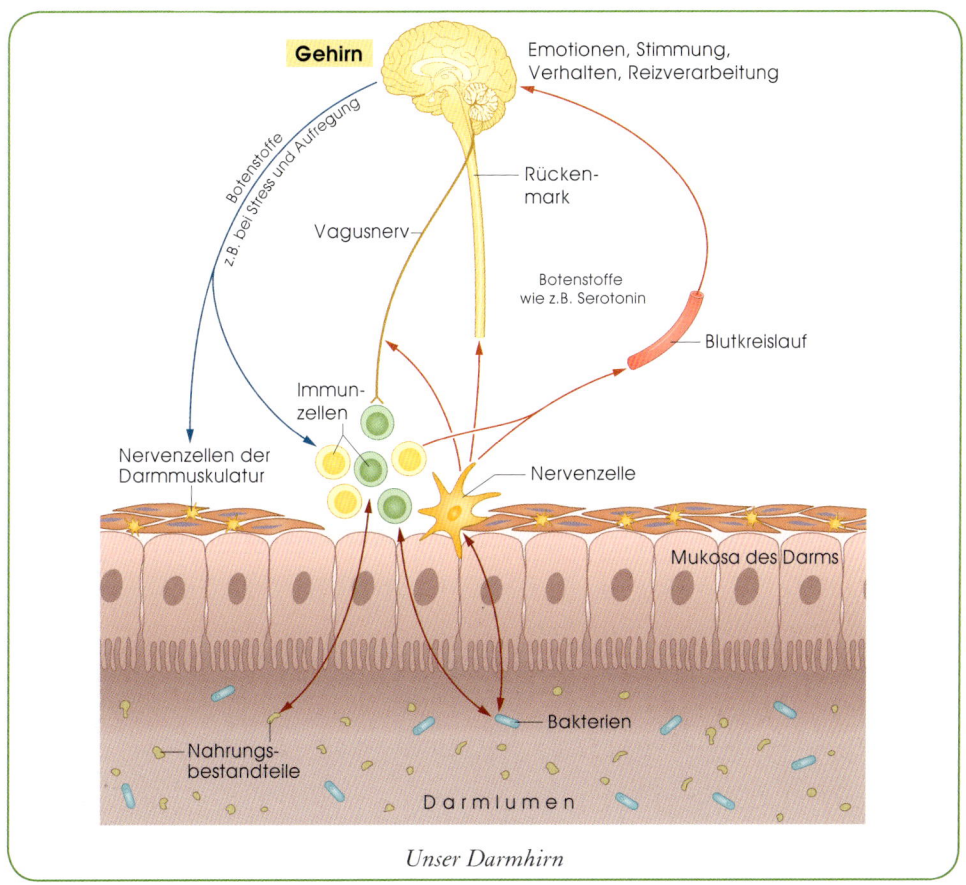

*Unser Darmhirn*

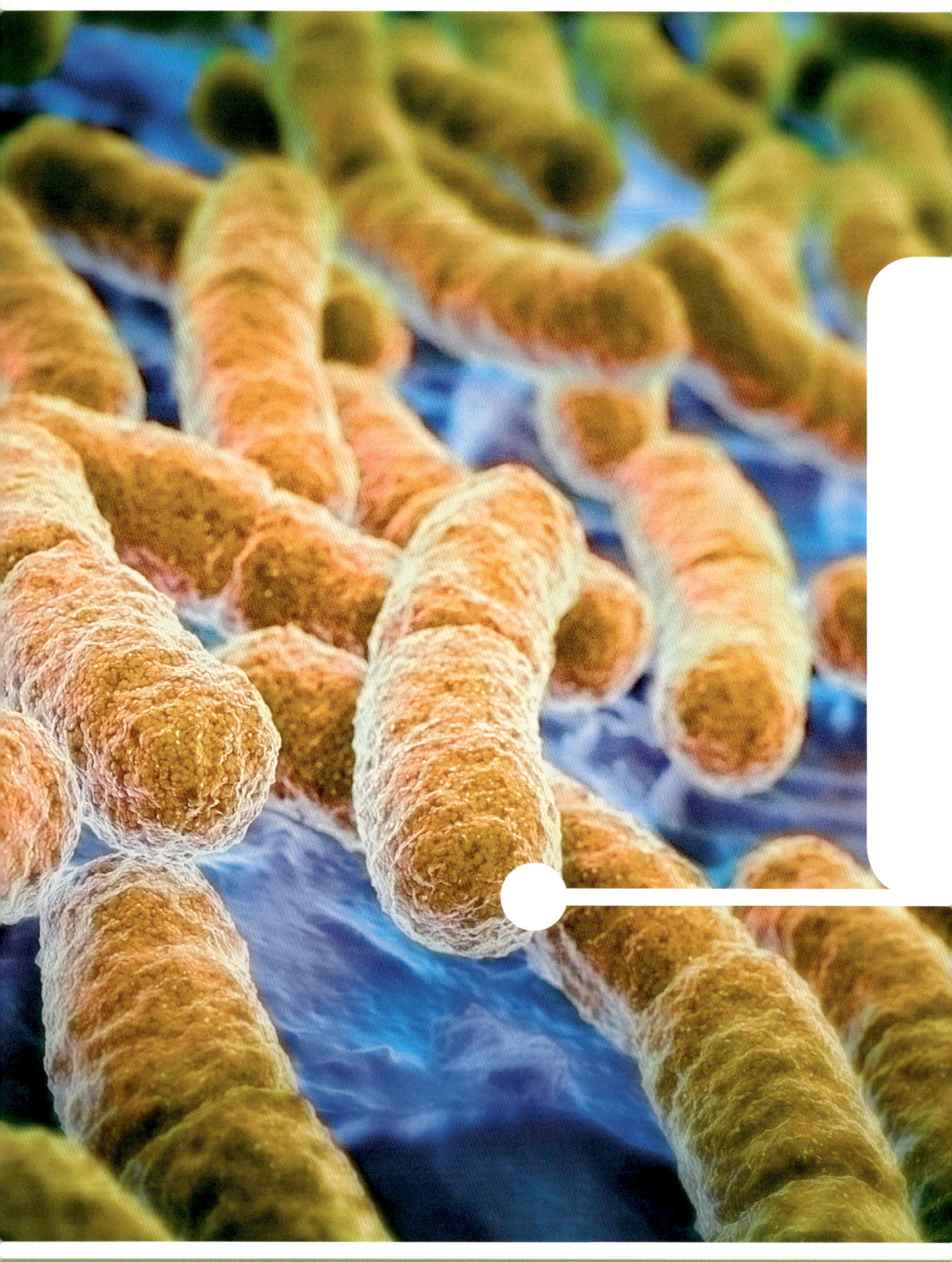

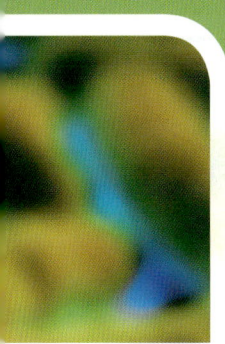

# LEBENSWICHTIGES GETÜMMEL: WARUM WIR OHNE DARMBAKTERIEN NICHT LEBEN KÖNNEN

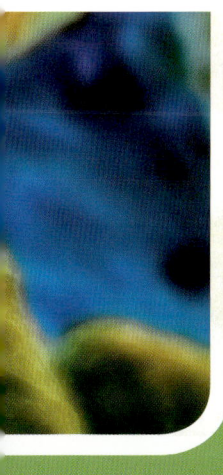

# DER DARM LEBT – ODER: WARUM WIR UNTERMIETER BRAUCHEN

Kennen Sie eigentlich alle Ihre Untermieter? Falls Sie bislang dachten, das einzige bedeutende Wesen in Ihrem Körper zu sein, könnte die Antwort überraschend sein: Sie sind in Ihrem Körper definitiv in der Unterzahl – und haben Ihren Darm an ein paar Billionen Lebewesen vermietet, die nicht nur bei der Verdauung helfen, sondern beim Thema Gesundheit auch ohne Mietvertrag einiges mitzureden haben. Unser gesamter Verdauungstrakt ist von Bakterien besiedelt, deren Anzahl im Darm schwindelerregende Dimensionen annimmt: Allein im Dickdarm sitzen etwa $10^{12}$ Bakterien (= 1 Billion = 1000 Milliarden), die zusammen etwa ein Gewicht von 1,5 Kilogramm auf die Waage bringen würden. Die Ansammlung von Bakterien im Darm wird auch als *Darmflora* bezeichnet. Diese Darmflora ist eine bunt gemischte Truppe – bis zu 1000 verschiedene Bakterienarten mit unterschiedlichen Eigenschaften und Funktionen sind in unserem Darm anzutreffen. Dieser Vergleich lässt den Menschen alt aussehen: Der Mensch besitzt weniger Körperzellen als Darmbakterien und ist damit zahlenmäßig in seinem eigenen Körper dem Heer an Bakterien deutlich unterlegen.

Wozu also braucht ein einziger Mensch eine solche Menge von Bakterien? Die Antwort ist recht einfach: weil wir ohne unsere Untermieter nicht leben könnten. In Tierversuchen an Mäusen konnte man zeigen, dass eine Entfernung der Darmflora unweigerlich den Tod der Mäuse zur Folge hat – und Gleiches gilt auch für den Menschen. Auf der anderen Seite brauchen die Bakterien uns Menschen als Wohnraum mit garantierter Versorgung mit Nahrungsmitteln und Nährstoffen. Und so profitieren letztendlich beide Seiten – Menschen und Bakterien – von dieser Beziehung in unserem Darm.

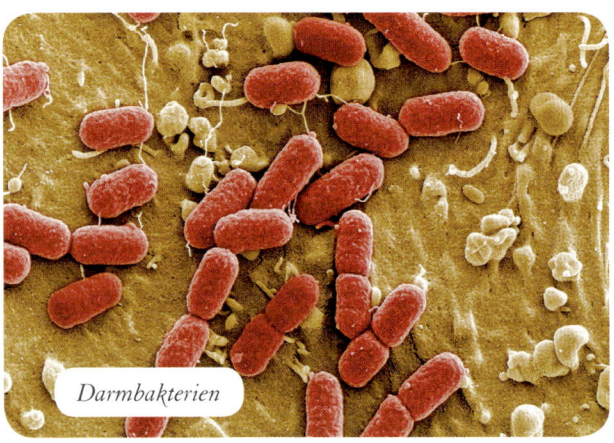
*Darmbakterien*

## WISSEN

### Stimmungsmacher Darmbakterien

Möglicherweise können unsere Darmbakterien über das Nervensystem auch unser Verhalten und unsere Stimmung beeinflussen. Wie genau die Darmbakterien als Stimmungsmacher in unserem Verdauungstrakt wirken und ob Störungen der Darmflora wirklich zu psychischen Erkrankungen wie Depressionen führen können, ist derzeit allerdings noch Spekulation.

Zunächst einmal sind die Darmbakterien unser bester *Abwehrwall* gegen das Eindringen von gefährlichen Krankheitserregern. Zum einen bilden sie auf der Darmschleimhaut eine dichte Oberfläche, sodass potenziell krank machenden Bakterien kein Platz zur Besiedelung bleibt. Zum anderen produzieren einige Bakterienarten auch selbst antimikrobielle Stoffe, die krank machende Bakterien vertreiben und abtöten. Unsere Darmflora hält also für uns bedrohliche Keime in Schach und schützt uns damit vor lebensbedrohlichen Infektionen. Ohne Bakterien würde zudem unsere *Verdauung und Energieversorgung* nicht so gut funktionieren – die Darmbakterien im Dickdarm zerlegen unverdauliche Nahrungsbestandteile in einzelne Bausteine, die dann aufgenommen und verwertet werden können. Etwa 10 Prozent der Energieaufnahme eines Menschen kommt durch die Verdauungsarbeit der Darmbakterien zustande. Im Dickdarm zerlegen die Darmbakterien beispielsweise die Ballaststoffe in kurzkettige Fettsäuren. Diesen Fettsäuren wird neben ihrer Funktion als Energielieferant ein vorbeugender Effekt in der Entstehung von Darmkrebs zugeschrieben. Neben ihrer Rolle im Fettstoffwechsel ist die Darmflora auch ein wichtiger Produzent lebenswichtiger Vitamine wie Vitamin $B_1$, $B_2$, $B_{12}$, K, Folsäure, Biotin, Niacin und Pantothensäure.

Die Bakterien in unserem Darm sind darüber hinaus maßgeblich an der *Regulation unseres Immunsystems* sowie der Kommunikation zwischen Umweltfaktoren und Stoffwechsel beteiligt. Dabei sind Darmbakterien ein wichtiger Trainer für die Zellen des Immunsystems, die lernen müssen, zwischen „gut" und „böse" zu unterscheiden. Nur wenn diese Trainingseinheit zwischen Darmbakterien und Immunsystem gut gelingt, lassen sich langfristig Allergien und entzündliche Erkrankungen wie zum Beispiel Morbus Crohn vermeiden.

# WIE DIE DARMFLORA ENTSTEHT

Der erste Kontakt zu den Untermietern erfolgt bei der Geburt – im Mutterleib ist das Kind noch keimfrei und der Darm ist frei von Bakterien. Bereits im Geburtskanal nimmt das Baby Bakterien von der Schleimhaut der Mutter auf. Dazu ändert sich kurz vor der Geburt bereits die Zusammensetzung der Vaginalflora der Mutter, die nun viel mehr Laktobazillen enthält, mit denen auch das Kind besiedelt wird. Folglich entscheidet bereits die Art der Geburt, wie sich unsere Darmflora entwickelt. Studien konnten zeigen, dass sich im Darm von Babys, die auf natürlichem Wege mittels vaginaler Geburt auf die Welt gekommen waren, eine größere und vielfältigere Bakterienpopulation von sogenannten *Bifidobakterien* tummelt als im Darm von Babys, die per Kaiserschnitt entbunden wurden. Bifidobakterien gehören zu den wichtigsten Vertretern der nützlichen Bakterien der Darmflora. Welche möglichen Folgen dieser Erstkontakt mit Bakterien bei der Geburt haben kann, untersuchen derzeit beispielsweise Diabetes-Forscher: Kinder mit familiärer Vorbelastung, die per Kaiserschnitt geboren wurden, haben im Vergleich zu auf natürlichem Weg entbundenen Kindern ein doppelt so hohes Risiko, bis zum zwölften Lebensjahr an Diabetes zu erkranken. Die Darmflora der Kaiserschnittkinder ähnelt dabei der gestörten Darmflora von Diabetikern – mit viel zu wenig Bifidobakterien.

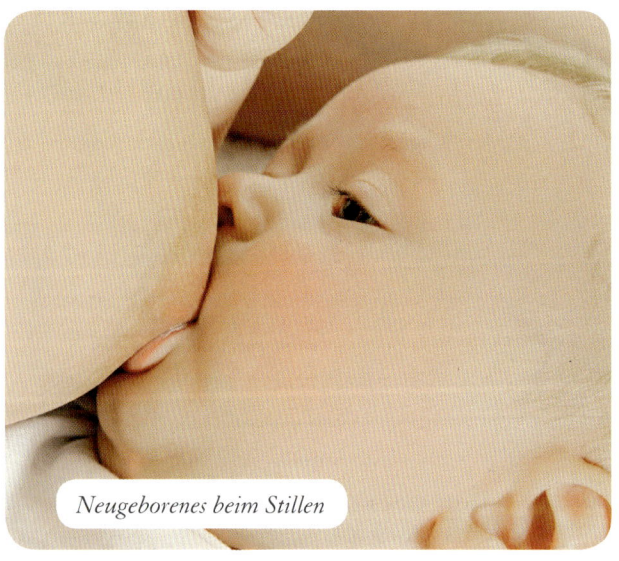

*Neugeborenes beim Stillen*

Die Darmflora entwickelt sich in den ersten Lebensmonaten des Kindes rasant weiter und wird in dieser Phase auch von der Ernährung beeinflusst. Studien konnten beispielsweise zeigen, dass der Darm gestillter Kinder nicht nur eine größere Vielfalt von Bakterien beherbergt, sondern es auch zu einer vermehrten Aktivierung von Genen kommt, die an der Abwehr von Krankheitserregern beteiligt sind. Um das dritte Lebensjahr herum ist die Entwicklung der Darmflora weitgehend abgeschlossen und bleibt bis ins Erwachsenenalter stabil.

Allerdings können Einflüsse von außen wie Antibiotika, Schmerzmittel, Stress und Ernährung die Zusammensetzung der Darmflora empfindlich stören. Die Folge sind Störungen in den Verdauungsvorgängen, Durchfälle und Bauchschmerzen, die Ansiedelung von krank machenden Bakterien im Darm oder langfristig auch die Begünstigung anderer chronischer Erkrankungen des Organismus.

Die häufigste Ursache für eine akute Störung der Darmflora ist die Einnahme von *Antibiotika*. Wie der Name schon sagt (*anti* = gegen, *bios* = Leben), enthalten Antibiotika Wirkstoffe, die das Wachstum von Bakterien hemmen oder diese abtöten sollen. Ist der Mensch von einer schweren Infektion mit Bakterien – zum Beispiel bei einer akuten Lungenentzündung – in seiner Gesundheit bedroht, so sind Antibiotika zunächst einmal ein Segen, da sie den krank machenden Keim bekämpfen können. Leider erstreckt sich die bakterienabtötende Wirkung der Antibiotika aber nicht nur auf die Lunge, sondern auf den ganzen Körper – und damit eben auch auf das empfindliche System Darm. Je nach Art des Antibiotikums werden bestimmte Bakterienstämme der Darmflora in ihrer Menge deutlich reduziert und dadurch Platz geschaffen für das (unerwünschte) Wachstum anderer Bakterienstämme und Pilze, die beim Menschen Krankheiten auslösen (pathogene Keime) und oftmals auch Resistenzen gegen Antibiotika übertragen. Eine besonders schwere Form ist dabei eine Besiedelung mit dem Bakterium *Clostridium difficile*, welche selbst Giftstoffe (*Toxine*) bildet und zu schweren Durchfällen nach Antibiotikagabe führen kann (siehe Seite 64).

Die Darmflora des Menschen hängt aber auch von unserer *Ernährung* ab. Der Anteil von Kohlenhydraten (allen voran die Ballaststoffe) und Eiweiß in unserer Nahrung hat deutlichen Einfluss auf die Zusammensetzung der Bakterienstämme in unserem Darm. Auch Lebensmittelzusatzstoffe haben Auswirkungen auf die Zusammensetzung unserer Darmflora und deren Stoffwechselaktivität. Ein Beispiel hierfür sind die Konservierungsstoffe Sorbinsäure und Benzoesäure, die aufgrund ihrer antimikrobiellen Wirkung die Haltbarkeit von Lebensmitteln verlängern. Diese antimikrobielle Wirkung entfaltet sich jedoch leider auch in unserem Darm und kann zu Veränderungen der Darmflora führen. Nicht zuletzt kann auch *Stress* eine negative Auswirkung auf die

Darmflora haben. Studien der vergangenen Jahre konnten zeigen, dass es durch die Ausschüttung von Stresshormonen bei Versuchstieren – zum Beispiel durch plötzliche soziale Isolation oder Änderung der Umgebung – zu einer deutlichen Veränderung der Darmflora und Aktivierung des Immunsystems kommt. Dies trifft auch auf den menschlichen Organismus zu. Aus Untersuchungen an der Darmflora von Astronauten während eines Weltraumfluges oder Studenten in der Prüfungsphase wissen wir, dass eine erhöhte Ausschüttung von Stresshormonen zu deutlichen Veränderungen des Keimspektrums im Darm führen kann.

## DAS MIKROBIOM DES DARMS – FORSCHUNGSOBJEKT DER SUPERLATIVE

In den letzten Jahren haben die Wissenschaftler den Darm als Forschungsobjekt neu entdeckt – und sind dabei dank technologischer Fortschritte, insbesondere in der Genetik, auf ungeahnte Zusammenhänge zwischen unseren Darmbakterien und der Entstehung von Krankheiten gestoßen. Als *Mikrobiom* bezeichnet man dabei die Summe aller Bakterien und ihrer Gene, die unseren Verdauungstrakt besiedeln. Etwa eine Billion Bakterien aus über 1000 verschiedenen Gattungen bilden dabei unser Mikrobiom – eine faszinierende genetische Vielfalt mit etwa 5 bis 8 Millionen unterschiedlichen Genen auf engstem Raum. Im Vergleich zum menschlichen Genom mit etwa 20.000 Genen sind die Bakterien und ihr genetisches Material also deutlich in der Überzahl. Die Bakterien besitzen in unserem Körper also über 100-mal so viele Gene wie der Mensch – und nehmen über diesen Größenvorteil auch Einfluss auf unsere Gesundheit.

Die Bakterien und ihre Gene haben dabei eine weit größere Bedeutung, als nur für die Verdauung zuständig zu sein. In diesen Genen finden sich Bauanleitungen für Eiweißmoleküle (Proteine), die in unserem Körper wichtige Aufgaben übernehmen: Einige von Ihnen zersetzen Nahrungsbestandteile, die wir ansonsten nicht verwerten könnten, andere unterstützen die Immunabwehr, wieder andere sind für die Abwehr von gefährlichen Krankheitserregern zuständig – und bei Weitem sind noch nicht alle möglichen Funktionen dieser Gene entschlüsselt. Für die Wissenschaft ist das Mikrobiom des Darms daher ein Forschungsobjekt der Superlative, das überraschende

Verbindungen zwischen dem Darm und der Entstehung von Krankheiten zeigt. Die Mikrobiom-Forscher gehen davon aus, dass Veränderungen in der Zusammensetzung unserer Darmbakterien zu genetischen Fehlregulationen im darmeigenen Abwehrsystem führen – und über diesen Mechanismus möglicherweise auch Erkrankungen wie Übergewicht, Fettstoffwechselstörungen, Autoimmunerkrankungen bis hin zu Störungen unseres zentralen Nervensystems auslösen können. Insbesondere die Entstehung von Übergewicht fasziniert dabei die Mikrobiom-Fachwelt: Forscher der Washington University in St. Louis in den USA transplantierten das Darmmikrobiom von übergewichtigen Labormäusen in den Darm von keimfrei aufgewachsenen Versuchstieren, die keine eigene Darmflora hatten. Nachdem die Mäuse die neue Darmflora erhalten hatten, wurden sie bei gleichbleibender Futtermenge in kurzer Zeit übergewichtig. Die genetische Zusammensetzung der Darmflora scheint also die Verwertung der Nahrung und damit unser Körpergewicht zu beeinflussen. Diese spannende Theorie könnte eine Erklärung für die Zunahme von Übergewicht in der westlichen Welt sein. Möglicherweise spielen Bakterien-Gene auch eine Rolle bei der Ausschüttung von Hormonen, die vom Darm aus dem Gehirn ein Völlegefühl signalisieren, sodass wir die Nahrungszufuhr einstellen, wenn wir uns satt fühlen. Inwiefern sich aus diesen Ergebnissen Therapiemöglichkeiten durch die Beeinflussung der Darmflora ergeben, wird derzeit in Studien untersucht.

## WELCHER DARMTYP SIND SIE?

Kennen Sie Ihre Blutgruppe? Gut – weil aber die Bedeutung der Darmbakterien immer mehr in den Fokus der Forschung gerät, werden Sie sich in Zukunft wohl auch Ihren Darmtyp merken müssen. Wissenschaftler einer internationalen Forschergruppe haben im Jahr 2011 festgestellt, dass sich beim Menschen drei verschiedene Typen von Darmflora unterscheiden lassen – die sogenannten *Enterotypen* (von lat. *entero* = Darm). Bei jedem der drei Typen ist eine bestimmte Art von Bakterien besonders häufig im Darm vertreten, und dies unabhängig von Alter, Geschlecht, Ernährung oder Herkunft. Im menschlichen Darm scheint es also ähnlich wie bei der Einteilung in Blutgruppen eine charakteristische Unterteilung in verschiedene Typen der Darmflora zu geben, die sich unter anderem darin unterscheiden, wie Nahrung verwertet wird oder welche Vitamine gebildet werden. Beim Enterotyp 1 zum Beispiel findet man sehr häufig Bakterien der Gattung Bacteroides. Diese Bakterien sind Meister in der Gewinnung von Kohlenhydraten aus der Nahrung, da sie schwer verdauliche Pflanzenfasern in einzelne Zuckermoleküle zerlegen können. Zudem sind diese Bakterien besonders produktiv bei der Bildung der Vitamine Biotin, Riboflavin und Pantothensäure. Menschen vom Enterotyp 2 hingegen weisen besonders viele Bakterien der Gattung Prevotella auf. Diese fällt durch die Bildung von Vitamin $B_1$ und Folsäure auf und baut Zucker-Eiweiß-Komplexe relativ zügig ab. Beim Enterotyp 3 dominieren dagegen Ruminococcus-Bakterien (gehören zu dem Stamm der Firmicutes), die die bei der Eiweiß- und Zuckerverdauung anfallenden Moleküle sehr gut verwerten können.

Was heißt nun der Nachweis bestimmter Enterotypen für den Alltag? Nun, zum Beispiel, dass Menschen mit einem hohen Anteil an Zucker verwertenden Bakterien im Darm möglicherweise schneller Hüftspeck ansetzen als andere. Menschen mit starkem Übergewicht haben beispielsweise deutlich mehr *Firmicutes*-Bakterien im Darm. Deren Spezialität ist ebenfalls die Aufspaltung von schwer verdaubaren Kohlenhydraten – und damit eine maximale Energieversorgung auch bei wenig Nahrungsmittelzufuhr. Was vor 1000 Jahren ein Vorteil der Evolution für das Überleben bei knappem Nahrungsmittelangebot gewesen sein könnte, erweist sich im 21. Jahrhundert dagegen als Risiko für so manches Speckröllchen.

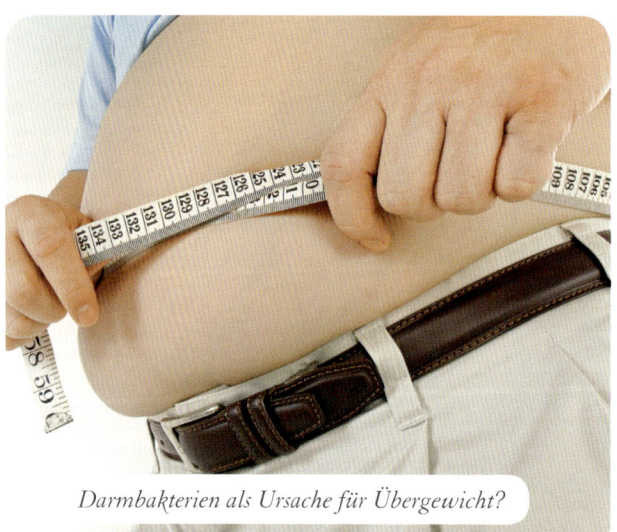

*Darmbakterien als Ursache für Übergewicht?*

Falls Sie demnächst also wieder eine gute Ausrede für den Speck an Bauch, Beinen und Po suchen – die Darmbakterien sind schuld. Ganz ernsthaft sind Wissenschaftler weltweit derzeit auf der Suche nach Möglichkeiten, wie wir durch das Wissen über unser Mikrobiom und unsere Enterotypen unterschiedliche Krankheiten des menschlichen Organismus vielleicht eines Tages verhindern oder therapieren können.

## LEAKY GUT – DIE DARMBARRIERE ALS GRENZPFOSTEN UNSERES KÖRPERS

Unser Darm ist nicht nur Verdauungsorgan, sondern bildet gleichzeitig eine wichtige Grenze zwischen der Außenwelt und unserem Organismus. Über diese Grenze werden wichtige Nahrungsbestandteile aufgenommen, gleichzeitig muss verhindert werden, dass gefährliche Bakterien oder Giftstoffe in unseren Körper eindringen. Für diese Aufgabe hat der Darm eine hoch spezialisierte Schleimhaut, die unseren Organismus gegenüber Eindringlingen abdichtet. Dafür stehen Millionen einzelner Darmzellen dicht an dicht in einer Reihe und bilden die Darmschleimhaut. Die einzelnen Darmzellen sind dabei durch spezielle Eiweiße – die sogenannten *Tight Junctions* – eng verbunden, die den Zwischenraum zwischen den Zellen sozusagen verkitten und abdichten und damit eine natürliche Barriere zwischen Darminhalt und unserem Organismus bilden. Verstärkt wird diese *Darmbarriere* durch ein Heer von Darmbakterien, die einen Schutzfilm auf der Schleimhaut bilden, und unserem darmeigenen Immunsystem.

Durch verschiedene Störfaktoren von außen – zum Beispiel durch Infektionen, Medikamente, Stress oder Giftstoffe – kann die Darmschleimhaut und die damit verbundene Barriere jedoch geschädigt werden. Hierdurch kommt es zu Undichtigkeiten zwischen den einzelnen Darmzellen und Lücken in der Abwehrmauer. Die Tight Junctions zwischen den einzelnen Darmzellen lockern sich und erhöhen so die Durchlässigkeit der Darmbarriere. Dieser nun „undichte" Darm wird in der Fachwelt mit dem angloamerikanischen Begriff *Leaky Gut* (übersetzt bedeutet dies so viel wie „Darm mit Leck" oder „durchlässiger Darm") bezeichnet. Aus Sicht der wissenschaftlichen Forschung ist diese Störung der Darmbarriere sehr interessant, da sie möglicherweise neue Hinweise für die Entstehung von Krankheiten gibt. Ist die Darmbarriere undicht, so können auf einmal Nahrungsreste, Bakterien oder Giftstoffe ungehindert durch die Zwischenräume in den Blutkreislauf gelangen und das körpereigene Immunsystem aus dem Gleichgewicht bringen. Dieser Mechanismus könnte beispielsweise erklären, wie es zur Entstehung von Allergien und Autoimmunerkrankungen kommt oder warum manche Menschen eine chronisch entzündliche Darmerkrankung oder eine Zöliakie entwickeln.

Ob es sich bei dem Begriff *Leaky Gut* wirklich um ein eigenständiges Krankheitsbild handelt, wird sehr kontrovers diskutiert. Trotz eines florierendes Marktes an diagnostischen und therapeutischen Möglichkeiten für Patienten mit der neuen Krankheit Leaky Gut ist bis heute unklar, ob eine erhöhte Durchlässigkeit der Darmbarriere wirklich als Erklärungsmodell für alle denkbaren Störungen der menschlichen Gesundheit taugt. Die derzeitigen Diagnoseverfahren (alpha-1-Antitrypsin im Stuhl, sekretorisches IgA [Immunglobulin A] oder Zonulin-Messungen) können Hinweise auf das Vorliegen einer Störung der Darmbarriere geben, liefern aber nicht zwangsläufig Beweise für eine Krankheit.

Fest stellt allerdings, dass die Darmbarriere – bestehend aus Schleimhaut, Darmbakterien und Immunsystem – eine wichtige Grenze für unseren Organismus darstellt und Störungen von außen zu Störungen dieses sensiblen Gleichgewichts führen können.

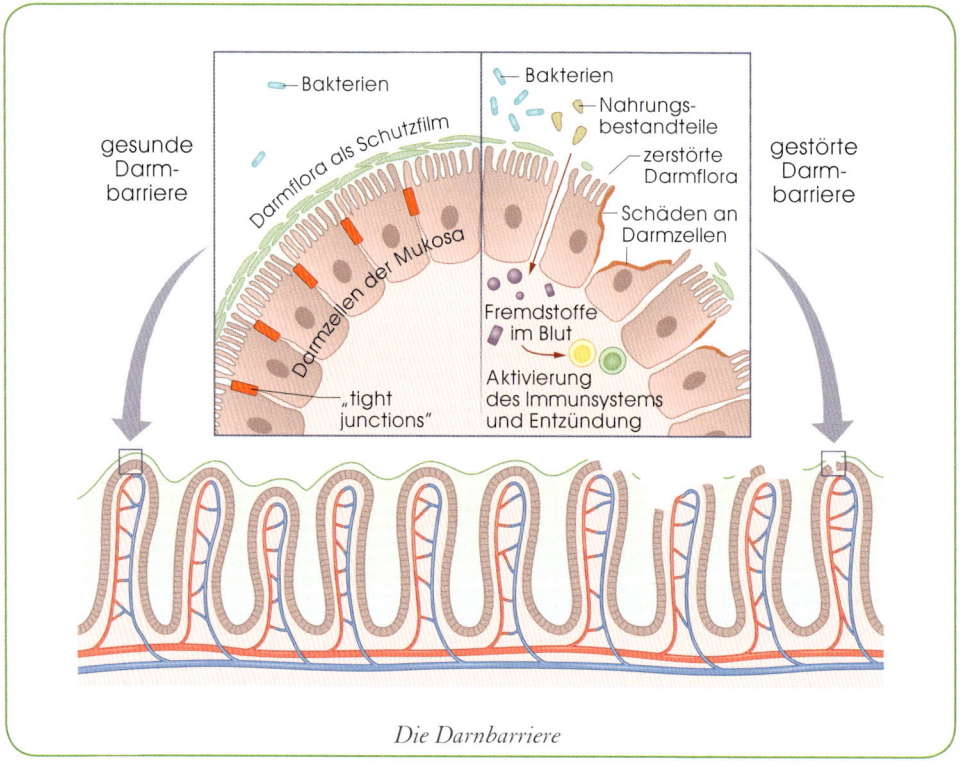

*Die Darmbarriere*

# EINE INTAKTE DARMBARRIERE – URSPRUNG VON DARMGESUNDHEIT

Eine intakte Darmflora und funktionierende Darmbarriere sind also essenziell für unsere Gesundheit – doch was können wir tun, wenn dieses sensible Ökosystem in unserem Darm aus dem Gleichgewicht gerät? Eine Störung der Darmflora – auch *Darmdysbiose* genannt – bzw. ein Leaky Gut kann insbesondere aus naturheilkundlicher Sicht Ausgangspunkt für verschiedene Erkrankungen des menschlichen Körpers sein. So finden sich bei Patienten mit Hauterkrankungen wie Neurodermitis, bei Allergikern oder bei Menschen mit chronisch-entzündlichen Erkrankungen wie Rheuma oftmals auch Veränderungen in der Zusammensetzung der Darmflora und Störungen der Darmbarriere. Hinzu kommen Veränderungen im Säure-Basen-Haushalt des Darms, messbar an dem sogenannten *pH-Wert*. Je nach Darmabschnitt brauchen die Bakterien der Darmflora einen pH-Wert zwischen 5,5 und 6,8, um ihre Funktion optimal ausfüllen zu können. Sinkt der pH-Wert im Darm zu stark in den sauren Bereich ab, so sinkt auch die Leistungsfähigkeit der Darmbakterien in der Verdauung von Ballaststoffen. Je saurer das Milieu im Darm, desto mehr Gärungsprozesse mit der Bildung von blähenden Darmgasen und Gärungs- und Fäulnisprodukten finden statt. Diese Übersäuerung ist aus Sicht der naturheilkundlich ausgerichteten Medizin Nährboden für eine erhöhte Krankheitsanfälligkeit des Menschen.

Der Aufbau einer intakten Darmbarriere mit gesunder Darmflora ist somit wichtiges Behandlungsziel. Doch wie schaffen wir es, dass unser Darm und seine Abwehrmechanismen wieder voll auf Touren kommen?

Die Nahrungsmittelindustrie liefert auf diese Frage die Antwort in Form von Lebensmitteln, in denen es vor gesundheitsförderlichen Bakterien nur so wimmelt und die laut Werbeslogan „die Abwehrkräfte stärken" oder „die natürliche Darmflora unterstützen" – die sogenannten *probiotischen Nahrungsmittel*. Und dies mit Erfolg: Laut der Gesellschaft für Konsumforschung haben über 70 Prozent der deutschen Haushalte schon einmal probiotische Nahrungsmittel gekauft. Der Markt mit diesen funktionellen Lebensmitteln ist also sehr erfolgreich – doch was verbirgt sich hinter den Begriffen „Probiotika", „Präbiotika" oder „Synbiotika" auf dem Joghurtdeckel wirklich?

# WUNDERWAFFE PROBIOTIKA – ODER: JOGHURT AUF REZEPT?

Der Begriff *Probiotika* kommt aus dem Griechischen: *pro bios* heißt übersetzt so viel wie „für das Leben". Gemeint sind damit lebende Mikroorganismen, die in ausreichender Menge in aktiver Form in den Verdauungstrakt gelangen und dort einen gesundheitsfördernden Einfluss auf den Körper haben können. Probiotika sind zwar lebende, aber auch apathogene (das heißt keine Krankheit verursachenden) Bakterien oder Hefen, die für den Körper nicht gefährlich sind. Am häufigsten werden dabei Vertreter der Bakteriengattung Lactobacillus oder Bifidobakterien verwendet. Probiotika können in Arzneimitteln oder in Lebensmitteln enthalten sein – beispielsweise in Form von probiotischen Joghurts oder Getränken, Müsli, Brot und Backwaren, Käse und Brotaufstrich bis hin zur probiotischen Salami.

Die Idee, Probiotika zur Förderung der Gesundheit einzusetzen, ist dabei nicht neu. Schon im Alten Testament finden sich Textstellen, in denen das biblisch hohe Lebensalter von Abraham dem häufigen Konsum von „saurer Milch" zugeschrieben wird. In vielen Kulturen ist die Anwendung von fermentierten Milchprodukten zur Stärkung der Abwehr bereits seit Jahrhunderten Tradition – lange bevor sich die medizinische Wissenschaft damit beschäftigt hat. In Europa begann 1907 der Wissenschaftler und spätere Nobelpreisträger Ilja Metschnikow (1845–1916), sich näher mit dem Phänomen der Probiotika zu beschäftigen. Er stellte die Hypothese auf, dass die ungewöhnlich hohe Lebenserwartung der bulgarischen Landbevölkerung auf den hohen Konsum an angesäuerter Milch in Form von Kefir oder Kwas (vergorener Brottrunk) zurückzuführen sei.

Die Wissenschaft heute interessiert sich ebenso intensiv für die Wirkung von Probiotika auf unsere Gesundheit – insbesondere auf die Wechselwirkungen mit dem menschlichen Immunsystem und die Entwicklung von Allergien. Die Forschung der letzten Jahre konnte dabei interessante Erkenntnisse über den Einfluss von Probiotika auf verschiedene Erkrankungen gewinnen. Doch leider lässt sich nicht alles, was auf dem Joghurtdeckel versprochen wird, heute schon durch Studien definitiv beweisen. Viele der beworbenen Effekte haben sich bislang nur im Labor oder in Tierversuchen,

## WISSEN

### Woher kommt der Name Probiotika?

Der Name Probiotika bedeutet übersetzt aus dem Griechischen „für das Leben". Während Antibiotika „gegen Leben" wirken und bakterielle Krankheitserreger abtöten, sollen Probiotika das Wachstum von nützlichen Darmbakterien und unsere Gesundheit fördern.

nicht aber in Studien am Menschen nachweisen lassen. Probiotika sind zudem nicht gleich Probiotika: die positiven Effekte, die in den wissenschaftlichen Studien nachgewiesen wurden, sind spezifisch für den jeweils untersuchten Bakterienstamm und nicht einfach auf andere Produkte übertragbar. Vielmehr gibt es hinsichtlich Effekt und Sicherheit große Unterschiede zwischen den einzelnen Bakterienstämmen. Und längst nicht alle Stämme, die heute in der Lebensmittelindustrie Verwendung finden, haben auch einen wissenschaftlich belegten Wirkungsnachweis. Zu den am besten analysierten probiotischen Bakterienstämmen, die in der Medizin derzeit als Arzneimittel eingesetzt werden, gehören beispielsweise Lactobacillus rhamnosus GG (LGG), Escherichia-coli-Stamm Nissle 1917 (EcN), VSL#3 (Gemisch aus vier Lactobacillus-Stämmen: L. casei, L. plantarum, L. acidophilus, L. delbrueckii subsp., drei Bifidobakterien-Stämmen: B. longum, B. breve, B. infantis, und einem Stamm von Streptococcus salivarius subsp. thermophilus) sowie die Hefe Saccharomyces boulardii (SAB). Gut belegt ist beispielsweise die Wirkung von Probiotika bei Durchfall nach einer Antibiotikatherapie, bei Virusinfektionen (zum Beispiel Rotaviren bei Kindern) oder auch bei milderen Formen von chronisch-entzündlichen Darmerkrankungen. Hier können probiotische Bakterien und Hefen helfen, die Darmflora wiederherzustellen und den Heilungsprozess zu beschleunigen. Auch beim Reizdarmsyndrom zeigen Studien positive Effekte durch die Gabe von Probiotika – Untersuchungen mit dem Bakterienstamm E. coli Nissle konnten beispielsweise eine deutliche Besserung der Symptome wie Bauchschmerzen oder Blähungen belegen. Hinsichtlich allergischer Erkrankungen wurde eine interessante Studie an der Universitätsklinik Turku in Finnland durchgeführt: Dort erhielten schwangere Frauen, in deren Familien sich gehäuft allergische Erkrankungen wie Neurodermitis oder Heuschnupfen fanden, vor der Geburt sowie während der Stillzeit Kapseln mit speziellen Milchsäurebakterien (*Lactobacillus GG*) oder Kapseln ohne Wirkstoff (Placebo). Dabei konnte gezeigt werden, dass das Allergierisiko der Kinder, deren Mütter Milchsäurebakterien erhalten hatten, auf weniger als die Hälfte im Vergleich zu der Kontrollgruppe sinkt. Dieses sehr eindrucksvolle Ergebnis wird durch den Verdrängungseffekt der Milchsäurebakterien erklärt: Durch die zugefügten Kapseln mit Milchsäurebakterien erfolgt eine sehr rasche Besiedelung

**WISSEN**

### Darmreinigung und Colon-Hydro-Therapie

In der naturheilkundlich ausgerichteten Medizin spielt die Darmreinigung im Rahmen einer Darmsanierung eine wichtige Rolle. Grundidee ist es, den Darm durch Einläufe mit warmem Wasser von Giftstoffen und Abfällen (in der Naturheilkunde auch „Schlacken" genannt) zu befreien. Dies kann in Form von Einläufen mithilfe eines Klistiers oder einem Irrigator erfolgen, beide spülen lauwarmes Wasser über den After in den Darm. Dies führt nach wenigen Minuten zu starkem Stuhldrang und die Spülflüssigkeit wird mit den Schlacken ausgeschieden. Eine weiterentwickelte und maschinell gesteuerte Methode ist dabei die sogenannte *Colon-Hydro-Therapie* (lat. *colon* = Dickdarm, lat. *hydro* = Wasser), die einen speziellen Apparat zur Darmreinigung verwendet. Dabei werden pro Sitzung etwa 10 Liter Wasser mit unterschiedlicher Temperatur ohne Druck über ein Einflussrohr in den Darm eingeleitet. Über ein Abflussrohr wird die Spülflüssigkeit mit den gelösten Abfallstoffen wieder aus dem Darm herausgeleitet. Diese Methode soll zur Reinigung des Darmes und Entgiftung des Körpers dienen. Da es sich um keine schulmedizinisch anerkannte Methode handelt, werden die Kosten dafür auch nicht von den gesetzlichen Krankenkassen übernommen. Schulmediziner dagegen halten die Theorie der Schlackenbildung im Darm nicht für nachvollziehbar, da sich die Schleimhautzellen des Darmes alle fünf Tage rundum erneuern und der Darm Abfallprodukte komplett entsorgt. Vielmehr sehen sie in häufigen Darmspülungen die Gefahr, dass die Zusammensetzung der Darmflora erst recht gestört wird. Zudem ist die Colon-Hydro-Therapie nicht ohne Risiken und kann bei falscher Anwendung zu Verletzungen der Darmwand führen. Die Methode darf keinesfalls bei Blutungen oder Entzündungen im Verdauungstrakt, nach Darmoperationen, bei Hämorrhoiden und Divertikeln, während der Schwangerschaft sowie bei bekannten Herz- und Kreislaufbeschwerden angewandt werden.

des kindlichen Darmes mit „guten" Bakterien, die gleichzeitig die Ansiedelung von potenziell schädlichen Bakterien verringert und damit das Immunsystem des Darms auf positive Weise fördert. Weitere Studien, die sich mit der Stärkung des körpereigenen Abwehrsystems durch Probiotika auseinandergesetzt haben, konnten zudem zeigen, dass sich durch die regelmäßige Einnahme probiotischer Präparate zwar nicht die Häufigkeit, aber die Schwere und Dauer von Erkältungskrankheiten etwas reduzieren lassen.

Um eine nachweisbare Wirkung im Darm erzielen zu können, muss in einem probiotischen Lebensmittel jedoch eine ausreichende Anzahl von lebenden Mikroorganismen (circa $10^8$ Keime pro Gramm Lebensmittel = in Zahlen: 100.000.000) enthalten sein. Dabei ist es wichtig zu wissen, dass je nach Bakterienstamm etwa 60 bis 70 Prozent der eingenommenen Bakterien die Reise durch den Magen mit seiner aggressiven Säure und den Kontakt mit Gallensäuren im Dünndarm normalerweise nicht überleben. Moderne probiotische Nahrungsmittel müssen daher so entwickelt sein, dass der Großteil der darin enthaltenen Bakterien auch wirklich im Darm ankommt. Und: Produkte wie Joghurt beispielsweise säuern während der Lagerung nach, wodurch die Anzahl der darin enthaltenen Mikroorganismen stetig abnimmt. Je mehr sich das Produkt also dem Verfallsdatum nähert, desto weniger probiotische Wirkung hat es. Weiteres Problem: Die Besiedelung des Darms mit probiotischen Keimen ist nicht dauerhaft. Probiotische Mikroorganismen verweilen nur wenige Stunden bis Tage im Darm, werden aber dort nicht sesshaft. Dennoch können diese „Besucher" vor Ort in den Stoffwechsel und die Regulation des Immunsystems eingreifen. Wer die gewünschte Wirkung erzielen möchte, muss Probiotika also regelmäßig – meist täglich – und in ausreichend hoher Keimzahl zu sich nehmen.

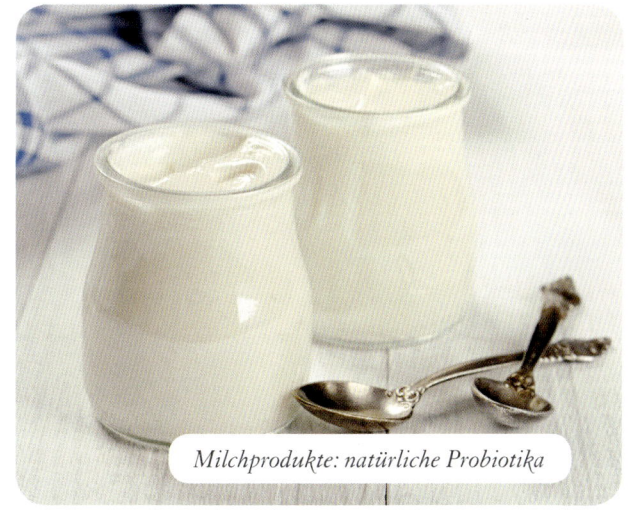

*Milchprodukte: natürliche Probiotika*

**FAZIT:** Probiotika sind keine Wunderwaffe gegen alle möglichen Erkrankungen. Die Einnahme probiotischer Arzneimittel sollte daher nicht ohne medizinischen Grund und Beratung geschehen. Bei bestimmten Krankheitsbildern wie zum Beispiel bei Durchfällen durch Antibiotikagabe oder viralen Infekten können Probiotika – wenn sie gezielt und richtig eingesetzt werden – eine positive therapeutische Wirkung haben.

Und: Wer seine Darmflora dauerhaft unterstützen möchte, ist dabei nicht unbedingt auf probiotische Arzneimittel oder speziell angereicherte Lebensmittel angewiesen. Altbekannte Nahrungsmittel wie beispielsweise Sauerkraut, Rote Beete, saure Gurken, Dickmilch, Joghurt oder Kefir enthalten durch die milchsaure Vergärung Laktobazillen in relativ hoher Keimzahl. Eine Umstellung unseres Speiseplans kann also durchaus ähnliche Effekte erzielen und unsere Gesundheit damit stärken.

## PRÄBIOTIKA UND SYNBIOTIKA

Unter dem Begriff *Präbiotika* versteht man nicht verdaubare Lebensmittelbestandteile, die weder im Magen noch im Dünndarm verdaut werden können und somit in den Dickdarm gelangen, wo sie eine anregende Wirkung auf das Wachstum einer oder mehrerer körpereigener Bakterienstämme haben. Beispiele für solche Zusatzstoffe sind zum Beispiel die Zucker Inulin und Oligofruktose. Diese Zuckermoleküle dienen den Bakterien des Dickdarms als Nahrung und fördern dadurch deren Vermehrung. Ist die Darmflora dicht besiedelt, so haben es Viren, Giftstoffe oder schädliche Bakterien deutlich schwerer, sich im Dickdarm anzusiedeln und über die Darmbarriere in den Körper zu gelangen. Inwieweit sich durch die Einnahme von Präbiotika ein spezifischer Effekt auf das Immunsystem des Darms einstellt, ist bislang nicht eindeutig geklärt. Positiv ist aber meist ein stuhlregulierender Effekt der Präbiotika, da die Passagezeit des Nahrungsbreis verkürzt wird und daher der Verstopfung vorgebeugt wird. Wichtig zu wissen ist: Präbiotika sind chemisch gesehen Zuckermoleküle – der Kaloriengehalt von präbiotisch angereicherten Nahrungsmitteln kann teilweise sehr hoch sein. Und: Größere Mengen an Präbiotika können die Vermehrung von gasbildenden Darmbakterien fördern und damit vermehrt zu Blähungen führen.

Werden Probiotika und Präbiotika gemeinsam verwendet, so bezeichnet man dieses Gemisch als *Synbiotika*. Dabei dienen die zuckerhaltigen Präbiotika als Energielieferant für die probiotischen Mikroorganismen.

## CHECKLISTE

### Die gesundheitsfördernden Effekte von Probiotika im Überblick

| | |
|---|---|
| Besiedelung des Darmes und Stärkung der Darmbarriere | Probiotische Mikroorganismen besiedeln den Dickdarm und bilden auf der Schleimhaut des Darms eine Schutzschicht – dies verhindert die Ansiedelung von potenziell krank machenden oder schädlichen Bakterien oder Viren im Darm. Die Darmbarriere wird verstärkt und verhindert das Eindringen von Giftstoffen in den menschlichen Organismus. Dieser Effekt kann bei Durchfällen nach der Einnahme von Antibiotika hilfreich sein. |
| Bekämpfung von schädlichen Bakterien im Darm | Probiotika können schädliche Bakterien abtöten oder deren Wachstum hemmen, indem sie antibakterielle Substanzen wie Säuren produzieren. Daher können sie auch die Heilung von infektiösen Durchfällen bei Kindern beschleunigen. |
| Einfluss auf das Immunsystem des Darms | Probiotische Bakterien werden durch das darmeigene Immunsystem erkannt. Daraus können über spezifische Signalwege je nach Bakterienstamm sowohl eine Aktivierung als auch eine Hemmung der Immunreaktion die Folge sein. Probiotika können hierdurch eine entzündungshemmende Wirkung entfalten oder auch das Immunsystem verstärkt aktivieren. |
| Reduziert die Entstehung von Allergien | Probiotika können bei Kindern das Risiko für Neurodermitis oder Heuschnupfen senken – Hintergrund ist wahrscheinlich eine spezifische Aktivierung des Immunsystems in eine „antiallergene" Richtung. |

# PILZE IM DARM – HARMLOSE MITBEWOHNER ODER BEDROHUNG?

Pilze im Darm als Krankheitsauslöser – bei kaum einem anderen Thema streiten sich die Vertreter der Schulmedizin mit den Anhängern der Alternativmedizin so leidenschaftlich und intensiv. Im Mittelpunkt der Diskussion stehen dabei Hefepilze – einzellige Lebewesen, von denen insbesondere die Art *Candida albicans* von sich reden macht. Während Vertreter der Schulmedizin Candida im Darm für einen harmlosen Mitbewohner halten, gilt dieser Hefepilz in der naturheilkundlich ausgerichteten Medizin als Ursache vielfältiger Erkrankungen und Bedrohung für unsere Gesundheit (*Candida-Syndrom*), die aufwendig diagnostiziert und therapiert werden sollte.

Candida albicans ist ein Hefepilz, dessen Name auf die Farbe seiner Kolonien (lat. *albicans* = weiß) zurückgeht. Candida albicans kommt beim Menschen vor allem auf der Haut und auf Schleimhäuten vor, also zum Beispiel in Mund und Rachen und im Genitalbereich. Unter bestimmten Umständen kann dieser Hefepilz zu Infektionen und Beschwerden führen – diese werden dann als *Candidose* oder *Candida-Mykose* bezeichnet. Diesen Hefepilz bezeichnet man daher als *fakultativ pathogenen Erreger*, das heißt als nur unter bestimmten Bedingungen Krankheiten auslösend. Beispiele hierfür sind Pilz-Infekte der Scheide bei Frauen, ein Befall der Mundhöhle (wird dann oft *Soor* genannt) und Haut-Infektionen. Solche Candida-Infekte sind relativ häufig und oftmals durch Faktoren wie die Einnahme von Kortison oder Antibiotika oder eine Abwehrschwäche des Immunsystems begünstigt. Durch die Einnahme von

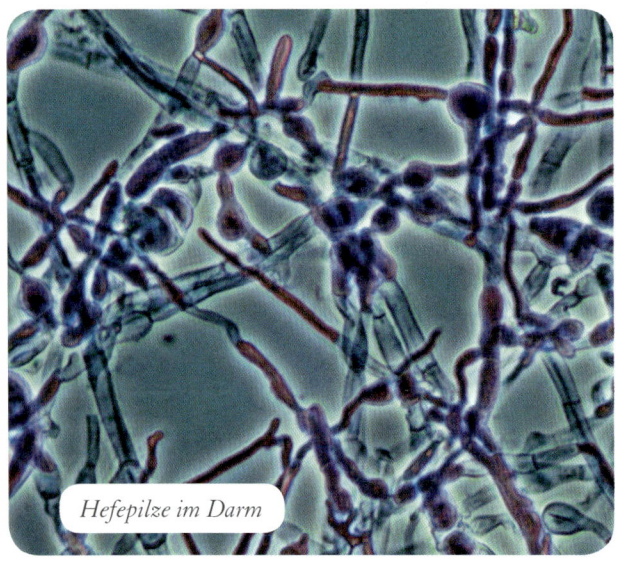

*Hefepilze im Darm*

Medikamenten, deren Wirkstoffe das Wachstum des Pilzes hemmen, lassen sich solche oberflächlichen Infektionen recht gut behandeln. Liegt jedoch eine ausgeprägte Immunschwäche vor – zum Beispiel nach einer Chemotherapie oder bei Aids – kann eine Pilzinfektion in seltenen Fällen auch lebensbedrohlich werden. Dann kann eine Candida-Infektion die inneren Organe befallen und zu einer Blutvergiftung (*Sepsis*) führen.

Candida albicans besiedelt also gemeinsam mit anderen Mikroorganismen den menschlichen Körper und löst durch seine bloße Anwesenheit nicht unbedingt eine Erkrankung aus. Da Candida auf fast allen Schleimhäuten des Körpers zu finden ist, überrascht es nicht, ihn auch im menschlichen Darm wiederzutreffen. Was ist also dran am Mythos Pilz-Infektion im Darm?

### Mythos 1: Der Nachweis von Candida im Stuhl ist der Beweis für das Vorliegen einer Krankheit

Fakten: Ein Nachweis von Candida im Stuhl ist kein Beweis für das Vorliegen einer bestimmten Erkrankung oder eines *Candida-Syndroms* – bei etwa 60 Prozent der Bevölkerung gehören Candida-Arten zur normalen Darmflora. Ein Beispiel aus wissenschaftlichen Studien: Candida albicans lässt sich bei gesunden und beschwerdefreien Personen genauso häufig im Stuhl nachweisen wie bei Patienten mit der Diagnose Reizdarmsyndrom.

Aber: Hat ein Patient Beschwerden wie Blähungen, Durchfall, Müdigkeit oder Hautprobleme, so kann durchaus eine Störung der Darmbarriere vorliegen. Falls keine andere Ursache für die Beschwerden gefunden wird, kann es Sinn machen, das Gleichgewicht im Darm zu stärken: beispielsweise durch eine Umstellung der Ernährungsgewohnheiten (zum Beispiel weniger Zucker) oder die Gabe von Probiotika.

### Mythos 2: Wird Candida nachgewiesen, muss dies umgehend behandelt werden

Fakten: Der Nachweis von Candida im Stuhl ist etwas Normales – und daher kein Grund für eine sofortige Therapie. Gut zu wissen: Wird ein Candida-Befall des Darms mit speziellen, gegen den Pilz gerichteten Medikamenten behandelt, verschwinden die Pilze recht schnell und können in den Stuhlproben nicht mehr nachgewiesen werden.

Die schlechte Nachricht: Nach etwa einer Woche sind die Pilze wieder an ihrem alten Stammplatz, da sie mit der Nahrung zurück in den Darm gelangen.

**Mythos 3: Die Anti-Pilz-Diät**
Anhänger der Candida-Theorie vertreten die Position, dass eine spezielle Diät – mit weitgehendem Verzicht auf Weißmehl und Zucker, zuckerhaltige Getränke und stark zuckerhaltiges Obst – eine Neubesiedelung des Darms mit Hefepilzen verhindern kann.

Fakten: Aus Sicht der schulmedizinischen Wissenschaft gibt es dafür bislang keinen Beleg – daher wird von der Deutschen Gesellschaft für Ernährungsmedizin oder dem Robert-Koch-Institut in Berlin auch keine spezielle Anti-Pilz-Diät empfohlen.

Aber: Ein zu hoher Konsum an Zucker und Weißbrot kann die allgemeine Zusammensetzung der Darmflora durchaus verändern – und die Empfehlung für mehr Ballaststoffe in Form von Vollkornprodukten, Gemüse und Obst gilt daher auch unabhängig von einem möglichen Candida-Nachweis, da dadurch die Darmbarriere besonders gestärkt wird.

## WISSEN

### Stuhltransplantation

Klingt eklig und absurd, wird aber derzeit in wissenschaftlichen Studien als ernst zu nehmende Therapiemöglichkeit untersucht: die Stuhltransplantation. Dabei wird der gereinigte Stuhl eines gesunden Spenders in den Darm eines erkrankten Empfängers übertragen.
Die Idee dahinter: Durch die Stuhltransplantation wird auf einen Schlag eine vollständig gesunde Darmflora in den erkrankten Darm des Empfängers übertragen und kann dort anwachsen. Bei Patienten mit schweren Schädigungen der Darmflora (zum Beispiel bei immer wiederkehrenden Infektionen mit dem Erreger Clostridium difficile oder schweren chronisch-entzündlichen Darmerkrankungen) zeigte dieses neuartige Therapieverfahren in Einzelfällen eine verblüffende Wirkung.

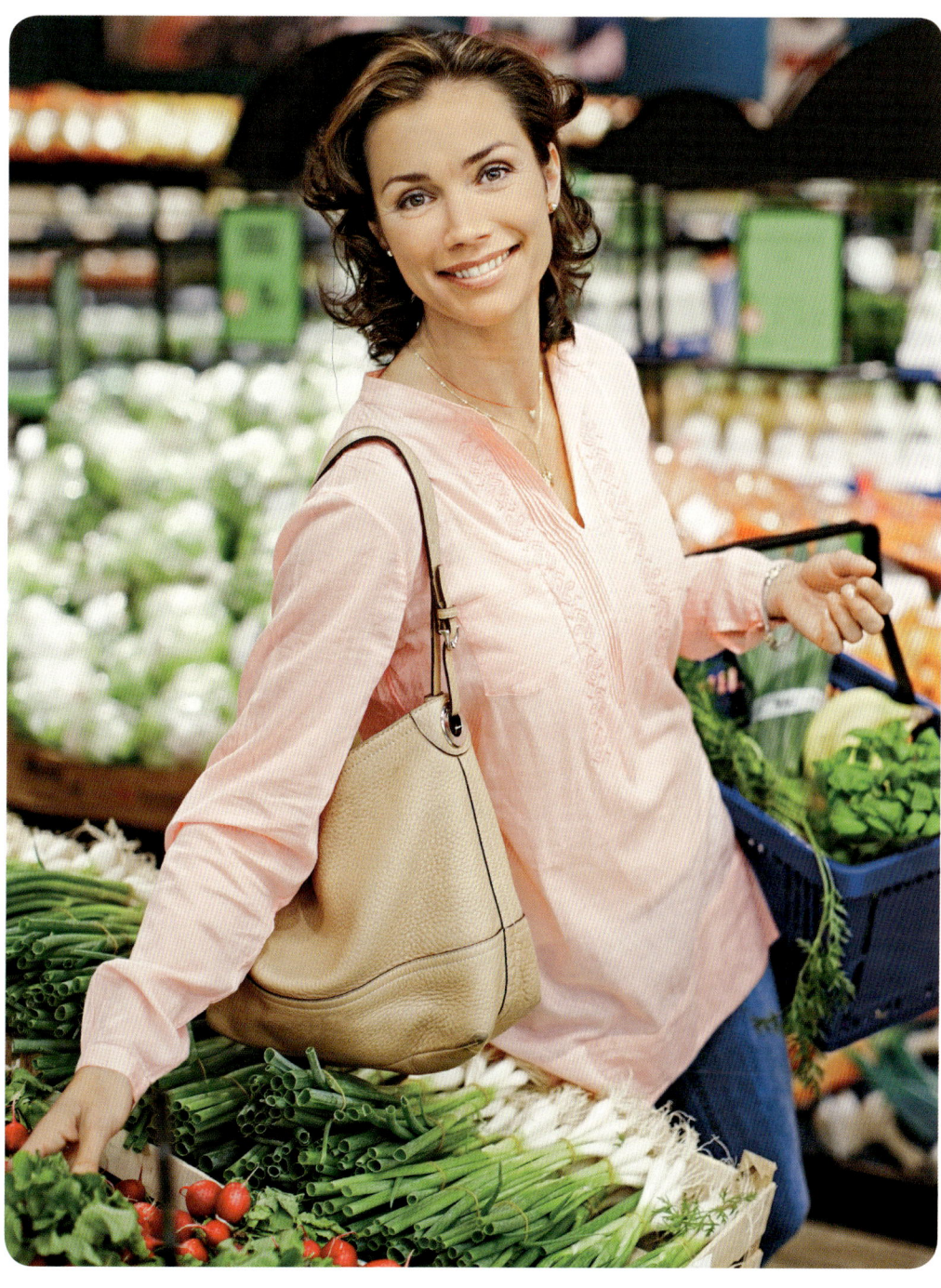

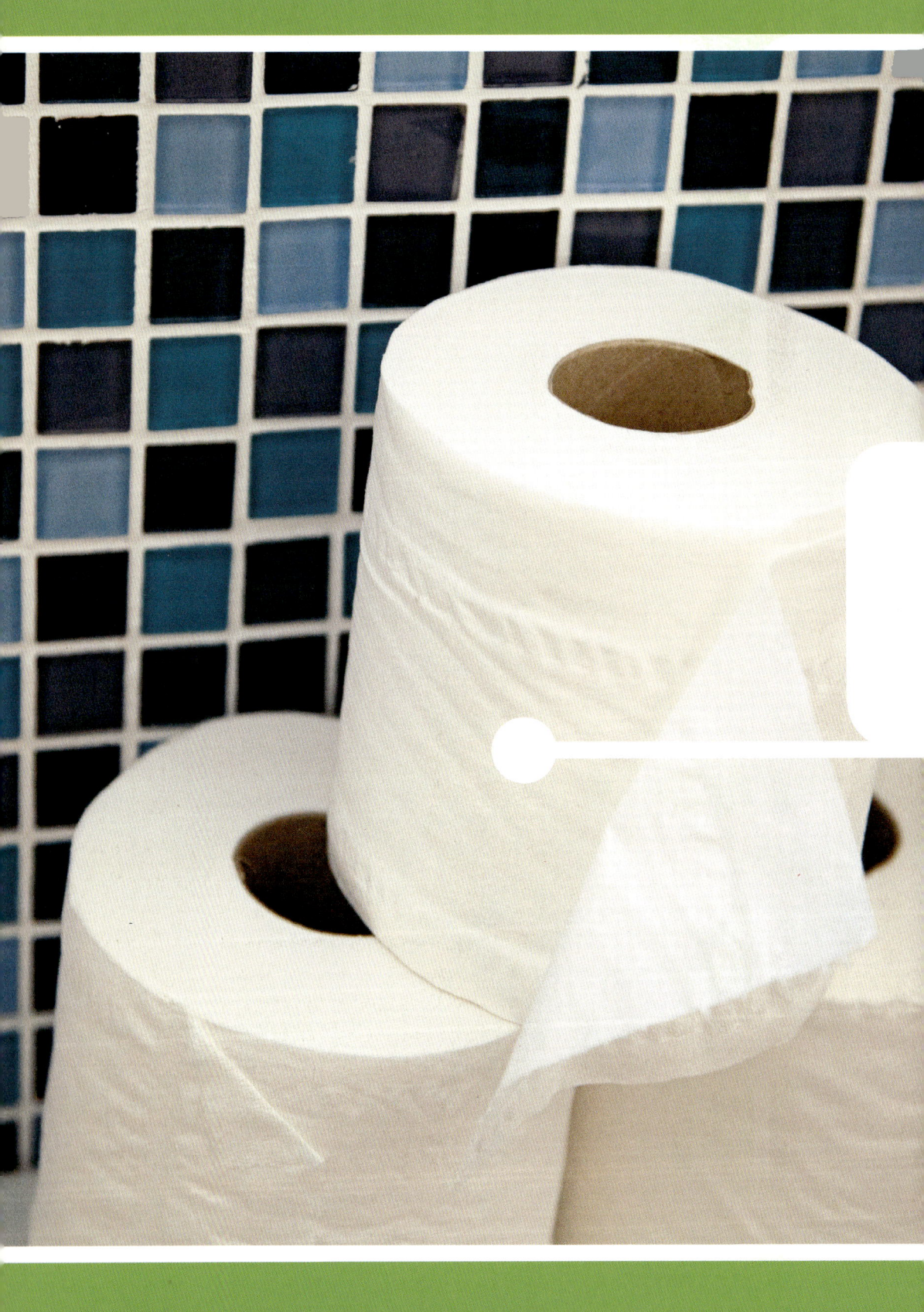

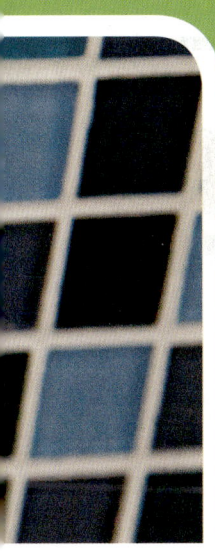
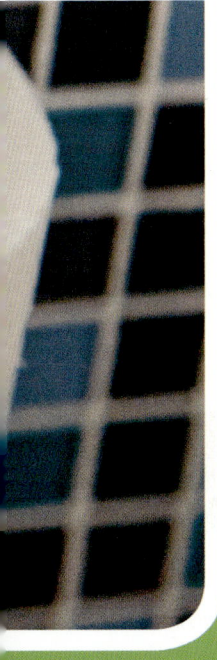

# HÄUFIGE DARMBESCHWERDEN

# BLÄHUNGEN

Egal ob wir es als Furz, Pups, Schoas, Leibwind oder Darmgas bezeichnen – es ist ein natürlicher Vorgang bei jedem Menschen, aber keiner spricht gerne darüber. Abhängig von der Ernährung produziert jeder Mensch täglich etwa 2 Liter Darmgas, die über den Darmausgang nach draußen an die frische Luft – oder das Großraumbüro – entweichen müssen. Statistisch gesehen passiert dies im Durchschnitt etwa 13-mal pro Tag – mehr oder weniger geräusch- und geruchsintensiv. Chemisch gesehen besteht ein solcher „Pups" vor allem aus Stickstoff, Wasserstoff, Kohlendioxid und Methan – und Schwefelverbindungen, die für den Geruch verantwortlich gemacht werden. Die entstehenden Gase im Darm werden zum großen Teil von der Darmwand aufgenommen und über den Blutkreislauf zu den Lungen transportiert, wo sie abgeatmet werden. Das restliche überschüssige Darmgas muss über den Darmausgang nach draußen entsorgt werden – und sorgt oft für ziemlichen Leidensdruck.

Befindet sich zu viel Luft im Darm, so sprechen wir von *Blähungen*, die für den Betroffenen nicht nur peinlich, sondern auch körperlich sehr unangenehm sein können. In der Medizin-Sprache nennt man eine übermäßige Produktion von Darmgasen auch *Flatulenz* (von lat. *flatus* = Wind). Ist der Bauch dabei dick wie ein Luftballon aufgebläht (Blähbauch), wird dies als *Meteorismus* bezeichnet. Dies kann richtig schmerzhaft sein, da die Darmwand durch die übermäßige Luft stark gedehnt wird. Manchmal ist die Bauchwand so empfindlich, dass sogar die Kleidung oder ein enger Hosenbund als schmerzhaft empfunden wird.

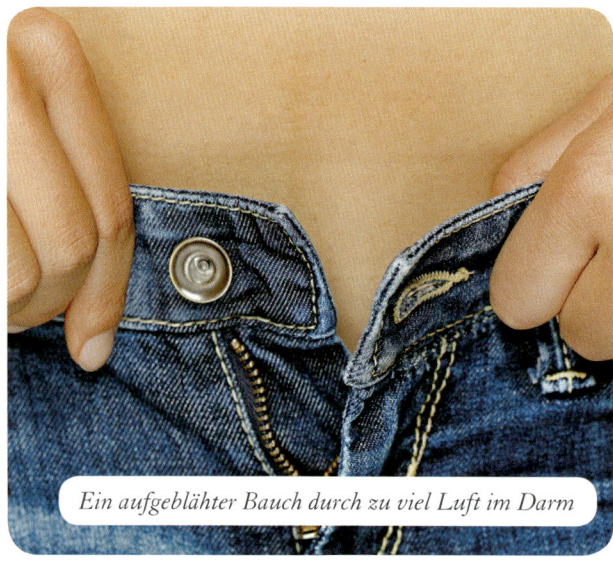
*Ein aufgeblähter Bauch durch zu viel Luft im Darm*

Wie also kommt das Gas in den Darm? Zunächst einmal schlucken wir bei jedem Essen oder Trinken Luft, die über

## CHECKLISTE

### Häufige Ursachen für Blähungen

| URSACHEN | BEISPIELE |
|---|---|
| Ess- und Trinkverhalten | Beim Essen und Trinken wird zu viel Luft geschluckt:<br>• Hastiges Essen unter Zeitdruck<br>• Häufiges Reden während der Mahlzeit |
| Ernährung | • Blähende Getränke (siehe Checkliste Seite 52)<br>• Blähende Nahrungsmittel (siehe Checkliste Seite 52) |
| Unverträglichkeit von Nahrungsmitteln | • Laktoseintoleranz (siehe Seite 112)<br>• Fruktoseintoleranz (siehe Seite 118)<br>• Zöliakie (siehe Seite 108) |
| Medikamente | • Antibiotika<br>• Diabetesmedikamente<br>• Medikamente gegen Sodbrennen |
| Darmerkrankungen | • Reizdarmsyndrom (siehe Seite 148)<br>• Infektionen (siehe Seite 140)<br>• Nach Darmoperationen |
| Störungen der Darmflora | • Bakterielle Überwucherung des Dünndarms<br>• Nach Infektionserkrankungen |
| Mangelnde Bewegung der Darmwand | • Störungen der Darmmotilität (z. B. bei Diabetes)<br>• Bewegungsmangel durch sitzende Tätigkeit<br>• Schwangerschaft |

die Speiseröhre in den Magen gelangt und entweder aufgestoßen wird oder weiter in den Darm gelangt. Besonders viel Luft schlucken wir, wenn wir schnell und hastig essen, wenig Zeit für die Mahlzeit haben oder wenn wir Getränke mit viel Kohlensäure dazu trinken. Der Großteil der Darmgase entsteht jedoch im Darm selbst durch den bakteriellen Abbau von unverdaulichen Nahrungsanteilen und Kohlenhydraten (Zuckerverbindungen). Wer sich also gesund mit viel Ballaststoffen, Obst, Salat und Gemüse ernährt, der hat meist auch mehr Darmgasbildung, da die Bakterien hier

## CHECKLISTE

### Diese Lebensmittel können vermehrt zu Blähungen führen

| LEBENSMITTEL | BEISPIELE |
|---|---|
| Hülsenfrüchte | Bohnen, Erbsen, Linsen |
| Kohl und Kraut | Grünkohl, Sauerkraut, Wirsing, Blumenkohl |
| Gemüse und Salat | Zwiebel, Schwarzwurzeln, Rettich, Kohlrabi, Steckrüben, Paprika, Knoblauch |
| Obst | Trockenobst, Aprikosen, Bananen, Birnen, Datteln, Mango |
| Getreide | roher Getreidebrei, grobes Vollkornbrot, frisches Brot und Hefegebäck |
| Milchzucker | Milchprodukte wie Vollmilch oder Sahne |
| Zuckeraustauschstoffe | Sorbit, Xylit, Mannit (in Diät- oder Lightprodukten), zuckerfreie Bonbons oder Kaugummis |
| Getränke | Apfel,- Birnen- und Pflaumensaft, Bier, kohlensäurehaltige Getränke wie Cola, Limonade, Mineralwasser, Federweiße |

mehr Abbauarbeit im Dickdarm leisten müssen. Hülsenfrüchte wie Bohnen enthalten beispielsweise spezielle Zuckerarten wie die Raffinose, für die unser Dünndarm keine Enzyme zum Abbau besitzt. Daher müssen Bohnen im Dickdarm von Bakterien unter der Bildung von Darmgasen durch Gärungsprozesse abgebaut werden – und dabei entstehen Gase nach dem Motto „Jedes Böhnchen ein Tönchen".

Neben den Bohnen können aber auch andere Bestandteile unserer Nahrung oder Medikamente zu einer vermehrten Gasbildung im Darm beitragen. Manche Menschen können Milchzucker (Laktoseintoleranz, siehe Seite 112) oder Fruchtzucker (Fruktoseintoleranz, siehe Seite 118) nur unzureichend verdauen – dadurch gelangen die nicht zerlegten Zuckermoleküle in den Dickdarm und müssen dort von den Darmbakterien unter Bildung von Gas zerlegt werden. Daher sind Blähungen ein häufiges Symptom bei Patienten mit Nahrungsmittelunverträglichkeiten. Auch Zuckeraustauschstoffe (zum Beispiel Sorbit oder Xylit), die in vielen Diätprodukten enthalten sind, und Medikamente wie zum Beispiel Antibiotika oder bestimmte Diabetesmedikamente können den Bauch wie einen Luftballon aufgehen lassen. Bei manchen Patienten findet sich

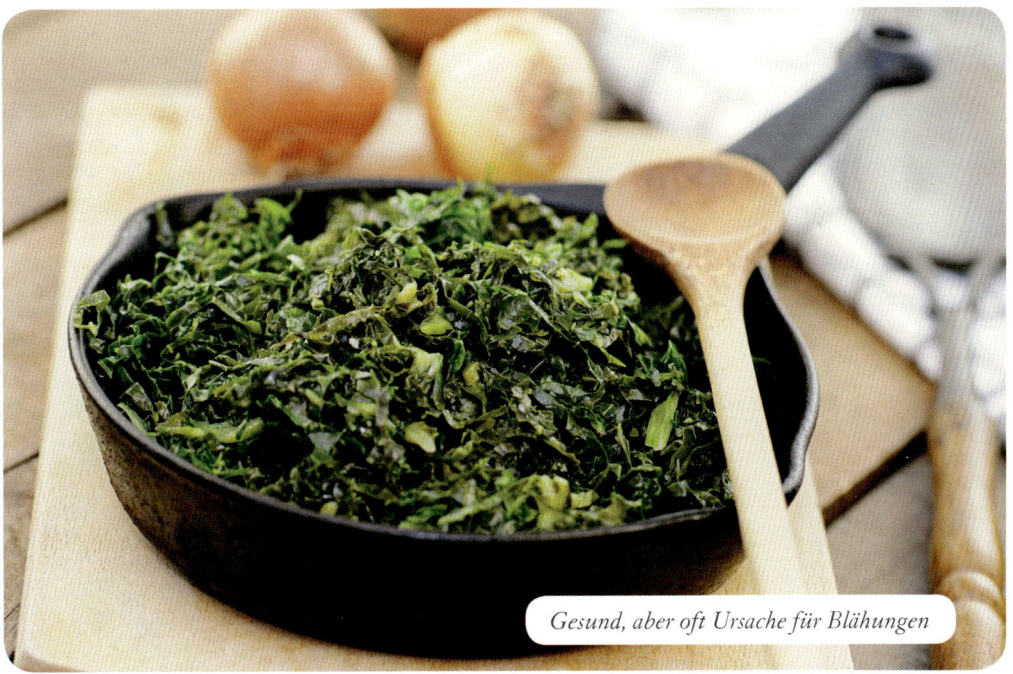

*Gesund, aber oft Ursache für Blähungen*

auch eine sogenannte *bakterielle Überwucherung des Dünndarms* als Ursache für starke Blähungen – hierbei besiedeln Bakterien aus dem Dickdarm fälschlicherweise den Dünndarm und stören dadurch den Abbau von Fetten und Eiweißen. Die Folge hiervon kann ebenfalls eine vermehrte Darmgasbildung sein. Zu guter Letzt spielt auch die Bewegung des Darms (die sogenannte *Peristaltik*) eine wichtige Rolle: Ist der Mensch und damit auch der Darm träge, so verbleiben die Darmgase aufgrund der geringen Bewegungen der Darmmuskulatur zu lange im Darm und führen zu Beschwerden.

Insgesamt sind die Ursachen von Blähungen zahlreich. Meist sind die Ursachen harmlos und lassen sich in unserer Ernährungs- und Lebensweise finden. Manchmal sind Blähungen aber auch ein Symptom von ernst zu nehmenden Erkrankungen des Verdauungssystems oder anderer Organe und daher Anlass für einen Arztbesuch.

**Wann sollte bei Blähungen ein Arzt aufgesucht werden?**
- ✔ Bei akut auftretenden Blähungen, die mit anderen Symptomen wie starken Bauchschmerzen, Fieber, Erbrechen oder Blut im Stuhl einhergehen
- ✔ Bei anhaltenden Blähungen, die trotz Umstellung von Ernährung und Lebensweise nicht besser werden
- ✔ Bei Blähungen, die nach Infektionen oder Antibiotikaeinnahme auftreten – hier ist oftmals die Darmflora nachhaltig beeinträchtigt

## MEDIKAMENTE BEI BLÄHUNGEN

In der Schulmedizin stehen eine Reihe von Wirkstoffen für die Behandlung von Blähungen zur Verfügung, die in Form von Tabletten, Kapseln oder Tropfen in erster Linie krampflösend oder entschäumend wirken und die Verdauung in Gang bringen sollen. Zu den sogenannten *Entschäumern* gehören Wirkstoffe wie Simeticon oder Dimeticon. Diese Wirkstoffe sollen die Gasbläschen, die im Nahrungsbrei im Darm enthalten sind, auflösen. Sind die Gasblasen zerplatzt, so kann die Luft auf natürlichem Wege nach draußen entweichen und der unangenehme Druck im Darm nimmt ab. Medikamente mit den Wirkstoffen Butylscopolamin oder Mebeverin beispielsweise wirken dagegen stark krampflösend und können bei akuten Schmerzzuständen helfen, die Muskulatur des Darms zu entspannen. Ist eine gestörte Darmflora (zum Beispiel nach einer Antibiotikatherapie) die Ursache der Beschwerden, kann die Einnahme von Probiotika wieder zur Herstellung des nötigen Gleichgewichtes führen.

# SANFTE HILFE BEI BLÄHUNGEN

## Ernährung und Lebensstil

### Entschleunigung und Achtsamkeit – bewusstes Essen und Trinken ohne Zeitdruck

Der Durchschnittsdeutsche verbringt exakt 105 Minuten pro Tag mit Essen – und das für alle Mahlzeiten. Oftmals muss es aber schneller gehen, vor allem dann, wenn wir unterwegs essen, verschlafen haben oder uns nur kurz einen Snack einwerfen. Hektik und Zeitdruck beim Essen sind aber die Hauptursache dafür, dass wir vermehrt Luft schlucken und es zu Blähungen kommt. Im Kampf gegen die lästigen Darmgase ist also Entschleunigung angesagt.

Versuchen Sie, mindestens drei feste Mahlzeiten pro Tag in Ruhe und ohne Zeitdruck einzunehmen. Langsames und bewusstes Essen reduziert nicht nur das Luftschlucken, sondern erhöht auch den Genuss. Ihre Aufmerksamkeit gehört Ihrer Nahrung und nicht der Morgenzeitung, dem Handy oder dem Fernseher. Zudem gilt: Gut gekaut ist halb verdaut! Diesen Spruch unserer Großmütter können wir heute auch naturwissenschaftlich belegen: Je gründlicher wir unsere Nahrung im Mund kauen, desto weniger Verdauungsarbeit muten wir unserem Darm zu. Je besser die Nahrung zerkleinert ist und je mehr sie mit unserem Speichel und den darin enthaltenen Verdauungsenzymen durchmischt ist, desto weniger Arbeit muss später im Darm geleistet werden und desto weniger Gärungsprozesse mit Gasbildung finden statt. Gründliches Kauen heißt übrigens etwa 30-mal pro Bissen – da ist Geduld gefragt.

Oft kann es auch helfen, die Abendmahlzeit nicht später als 18 Uhr einzunehmen und beim Abendessen auf Salat, Rohkost, Obst oder Gemüse zu verzichten – dies liegt ansonsten über Nacht im Verdauungstrakt und erhöht die Gasbildung.

### Ernährungsumstellung bei Blähungen

Die Ursachen für Blähungen liegen häufig in der Ernährung – auch wenn wir blähende Lebensmittel wie Kohl und Zwiebeln meiden, lassen sich individuell oft andere Nahrungsmittel finden, die uns zum Luftballon werden lassen (siehe Checkliste Seite 52). In einem ersten Schritt sollte zunächst versucht werden, blähende Lebensmittel und Getränke zu meiden und die Gesamtmenge an Ballaststoffen in Form von Vollkornprodukten, Gemüse und Salat einzuschränken. Falls dies keine Linderung schafft, kann ein Darmtagebuch (siehe Seite 131) helfen herauszufinden, welche Nahrungsmittel im wahrsten Sinne des Wortes besonders viel Wind in unserem Körper machen.

Besteht der Verdacht auf eine Unverträglichkeit von Milchzucker, Fruchtzucker oder glutenhaltigen Produkten, kann eine ärztliche Untersuchung weiterhelfen.

### Körperliche Bewegung

Je länger der Nahrungsbrei in unserem Darm liegt, desto mehr Darmgase werden gebildet und blähen unseren Darm auf – um Blähungen zu vermeiden, muss der Darm also in Schwung kommen. Sportmuffel und Couch-Potatoes haben daher ein höheres Risiko für Blähungen als körperlich aktive Menschen. Körperliche Bewegung regt auf mechanische Weise die Muskeln in unserer Darmwand an und fördert damit den schnelleren Abtransport des Nahrungsbreis. Versuchen Sie daher, nach den Hauptmahlzeiten einen kurzen, aber zügigen Spaziergang einzulegen – das fördert nicht nur die Darmperistaltik, sondern ist auch eine sehr gute Gelegenheit, Dampf aus dem System zu lassen …

## Bewährte Hausmittel

### Wärme

Wärme entspannt den Darm und hilft damit auch die unangenehmen Schmerzen bei Blähungen zu vertreiben. Die von außen zugeführte trockene oder feuchte Wärme fördert nicht nur die Durchblutung, sondern beruhigt auch das Nervensystem des Darms und hilft somit bei der Entspannung der Darmmuskulatur. Hilfreich können dabei eine Wärmflasche, ein warmes Kirschkernkissen oder ein warmer Heublumensack auf dem Bauch sein. Gönnen Sie sich bei akut auftretenden Beschwerden etwa 20 Minuten Bettruhe und Wärme – und anschließend leichte Bewegung an der frischen Luft.

### Bauchmassage

Eine sanfte Massage des Bauchs kann helfen, die Darmtätigkeit zu unterstützen und die überschüssigen Darmgase schneller an die frische Luft zu befördern. Die Bauchmassage kann dabei auch mit der Anwendung von Ölen kombiniert werden: So erhöhen beispielsweise wenige Tropfen Anisöl oder Kümmelöl (aus der Apotheke) auf die Bauchhaut die Wirkung der Massage bei Blähungen.

## PRAXISTIPP

### Bauchwickel

Auch feuchte Wärme in Form eines sogenannten *Bauch- oder Leibwickels* ist bei Blähungen sehr beliebt, da die Wärme noch intensiver in den Bauchraum fortgeleitet wird.

So geht`s: Nehmen Sie ein Baumwoll- oder Leinentuch (zum Beispiel ein großes Küchenhandtuch) und tauchen Sie dieses in warmes (nicht heißes!) Wasser, drücken Sie es gut aus und legen Sie es faltenfrei um Ihren Bauch. Über dieses Innentuch kommt nun ein dickes Handtuch aus Frottee als Außentuch und darüber die Bettdecke. Lassen Sie diesen Wickel etwa 15 bis 30 Minuten liegen und gönnen Sie sich dabei Bettruhe. Falls Sie den Geruch vertragen, können Sie die Wirkung des Bauchwickels verstärken, indem Sie die Bauchhaut vorher mit einigen Tropfen Kümmelöl einmassieren.

### Gutes aus der Natur

Eine große Rolle spielen pflanzliche Präparate in Tee- oder Tropfenform, die Kümmel, Anis, Fenchel oder Pfefferminze enthalten und die natürliche Beweglichkeit des Darms unterstützen. Diese pflanzlichen und blähungstreibenden Mittel werden in der Fachsprache der Pharmazeuten unter dem Begriff *Carminativa* zusammengefasst. Insbesondere die Pfefferminze kann bei Blähungen sehr gute Hilfe leisten. Der Hauptwirkstoff der Pflanze – das Menthol – besitzt eine sehr stark krampflösende Wirkung auf die Darmmuskulatur und entspannt so den schmerzgeplagten Darm. Dadurch können Darmgase leichter entweichen und das Spannungsgefühl im Bauch wird reduziert. Pfefferminze ist in Form von Teezubereitungen, Öl, Tropfen oder Kapseln in der Apotheke erhältlich. Andere pflanzliche Stoffe mit krampflösender Wirkung finden sich oft unter den Gewürzen.

### Gewürze – eine jahrtausendealte Waffe gegen Blähungen

Blähungen sind keine moderne Zivilisationskrankheit, sondern haben schon die alten Griechen, Römer und Germanen um so manche Nacht gebracht. Diese suchten schon früh Hilfe in Gewürzen und Heilpflanzen, die sie ihrer Nahrung zufügten und deren Wirkung bis heute ungebrochen ist. Für Hobbyköche mit Blähungen gilt also: Mut zum Gewürz! Dabei muss man nicht unbedingt zu exotischen Gewürzen greifen –

auch vor unserer Haustüre finden sich bewährte heimische Hausmittel, die unserem Darm den Wind aus den Segeln nehmen können. Einige Anregungen und sanfte Rezepte für ein gutes Bauchgefühl finden sie ab Seite 191 dieses Buches.

### Kümmel *(Carum carvi)*

Der Kümmel gilt nicht nur als eines der ältesten bekannten Gewürze auf dem europäischen Kontinent, sondern ist auch schon seit über 2000 Jahren als Geheimwaffe gegen Verdauungsbeschwerden bekannt. Insbesondere bei Blähungen können die sichelförmigen Früchte der Kümmelpflanze schnell und effektiv Abhilfe schaffen. Das Gewürz erhöht die Durchblutung der Darmschleimhaut, sodass schwer verdauliche und blähende Speisen schneller durch den Darm transportiert werden.

Die Anwendung kann dabei sehr vielfältig sein: als Gewürz in Speisen wie zum Beispiel Kohl, Kraut oder Gemüse kann es diese Nahrungsmittel besser bekömmlich machen. Kleiner Trick: Ein Päckchen mit Kümmelsamen ins Kochwasser. Falls man den starken Geschmack oder das Gefühl von Kümmelfrüchten im Mund gar nicht mag, ist Kümmel sowohl in Form von Kümmeltee wie auch Kümmelöl erhältlich.

### Anis *(Pimpinella anisum)*

Auch Anis ist ein sehr altes Gewürz mit heilenden Eigenschaften, das ursprünglich aus Asien und den östlichen Mittelmeerländern stammt und sich nicht nur dort bei Blähungen bewährt hat. Heute kennen wir Anis meist als süßliches Gewürz in Backwaren (vor allem in der Weihnachtszeit) oder aus dem Urlaub in Griechenland – Ouzo, also der Anisschnaps, wird dort nach üppigen Mahlzeiten gerne und viel getrunken. Für die Anwendung bei Blähungen steht Anis als Gewürz oder auch in Form von Teezubereitungen zur Verfügung.

### Fenchel *(Foeniculum vulgare)*

Fenchel ist eine einheimische Heilpflanze, der ebenfalls „windlösende" Eigenschaften zugeschrieben werden. Fenchel als Heilpflanze wird meist in Teezubereitungen verwendet. Die Knolle kann man jedoch auch als Gemüse oder Salat essen und damit raffinierte Beilagen mit Heilwirkung zaubern. Berühmt ist das Lob des Fenchels durch Mönch Walahfrid Strabo aus dem Jahr 840 nach Christus: „Auch die Ehre des Fenchels sei hier nicht verschwiegen; er hebt sich kräftig im Spross und er streckt zur Seite die Arme der Zweige, sowohl sehr süßen Geschmacks als auch süßen Geruches. Nützen

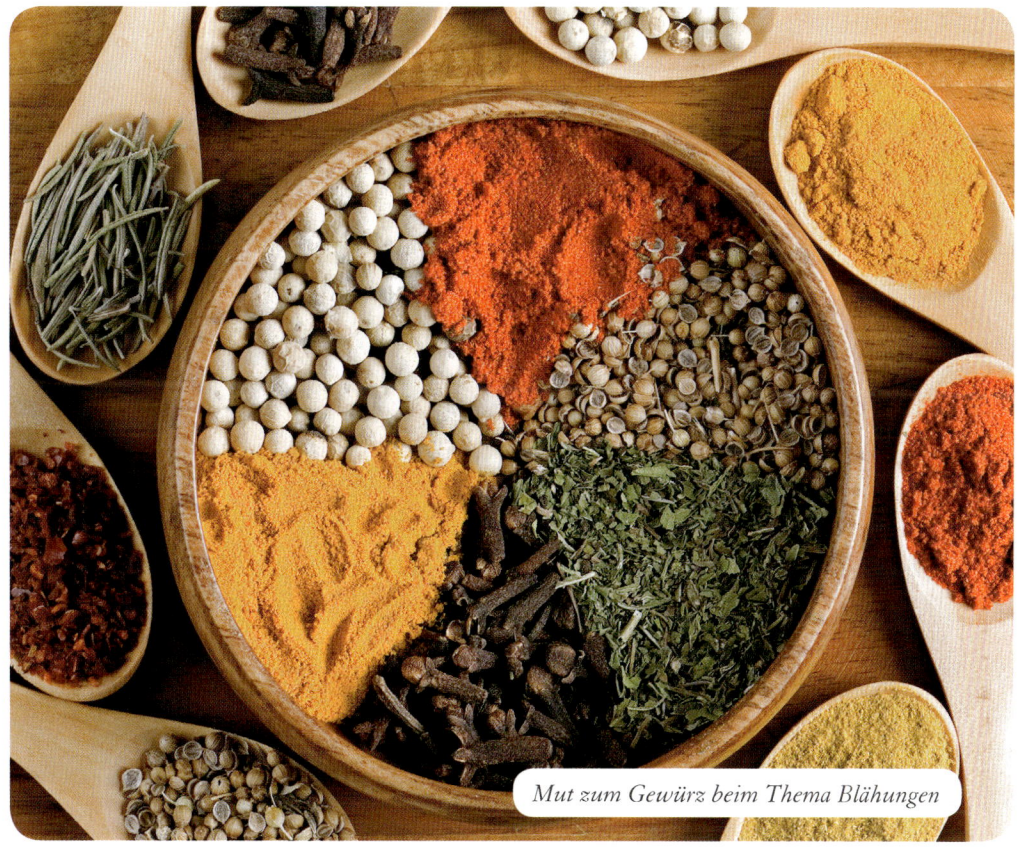
*Mut zum Gewürz beim Thema Blähungen*

soll er den Augen, wenn sie Schatten trügend befallen, und sein Same, mit Milch einer Ziege getrunken, lockere, so sagt man, die Blähung des Magens und fördere lösend alsbald den zaudernden Gang der lange verstopften Verdauung. […]"

### Koriander *(Coriandrum sativum)*
Koriander ist ebenfalls eine in der Geschichte der heilenden Gewürze schon sehr lange bekannte Pflanze – so finden sich beispielsweise in einem Kochbuch der Römers Apicius aus der Zeit des römischen Kaiser Augustus 70 Rezepte, die auf der Verwendung von Koriander beruhen. Teezubereitungen aus den Samen der Korianderpflanze können insbesondere bei Blähungen krampflösend wirken. Die Wirkung ist allerdings nicht ganz so stark wie bei Kümmel oder Fenchel. Wer aber gerne asiatisch kocht, kann mit Koriander im Curry Blähungen vorbeugen.

## Homöopathie bei Blähungen

Häufige Verwendung (Dosierung D12, 3-mal 5 Globuli pro Tag) finden beispielsweise:

| MITTEL | CHARAKTERISTISCH FÜR DIE MITTELWAHL |
|---|---|
| Lycopodium | → Starke Blähungen mit aufgetriebenem Bauch, oft unmittelbar nach dem Essen, lebhafte Darmgeräusche<br>→ Bauch druckempfindlich (Patient verträgt engen Gürtel oder Hosenbund nicht)<br>→ Warme Getränke und Speisen werden besser vertragen |
| Carbo vegetabilis | → Geblähter Bauch, viel Abgang von Darmgas (stinkend)<br>→ Kolikartige Bauchschmerzen, die sich nach Aufstoßen oder Abgang von Darmgas bessern<br>→ Patient fröstelt |
| Argentum nitricum | → Stechende Bauchschmerzen bei stark aufgeblähtem Bauch<br>→ Geräuschvoller Stuhlgang, oft wässrig und grünlich<br>→ Starkes Verlangen nach Süßigkeiten, häufiges Aufstoßen |
| China | → Starke Blähungskolik mit häufigem Aufstoßen (erleichtert nicht)<br>→ Blähungen vor allem im Oberbauch |

# BAUCHSCHMERZEN

Bauchschmerzen gehören mit zu den häufigsten Symptomen in der Medizin und können nicht nur Anzeichen für die unterschiedlichsten Erkrankungen des Verdauungstraktes sein, sondern haben ihren Ursprung oftmals auch in Störungen anderer Organe (zum Beispiel Niere und Harnblase, Gebärmutter). Bei jedem zweiten Patienten mit Bauchschmerzen lässt sich beim Arztbesuch gar keine körperliche Ursache der Schmerzen feststellen – häufig sind es also auch emotionale Belastungen, Stress oder seelische Probleme, die unserem Bauch Schmerzen bereiten.

Bauchschmerzen durch körperliche Ursachen entstehen dann, wenn Organe entzündet sind (zum Beispiel Blinddarmentzündung) oder zu wenig durchblutet werden, wenn es zu inneren Blutungen kommt oder wichtige Abflusswege verstopft sind – zum Beispiel wenn ein Gallenstein im Gallengang stecken bleibt oder ein Nierenstein im Harnleiter den Abtransport des Urins zur Blase blockiert.

## WISSEN

### Der Blinddarm

Der Blinddarm ist der erste Abschnitt des Dickdarms, der in der Fachsprache *Coecum* genannt wird. Dieser Blinddarm hat ein bis zu 15 Zentimeter langes Anhängsel, welches Wurmfortsatz oder auch *Appendix vermiformis* genannt wird. Eine Entzündung dieses Wurmfortsatzes wird daher *Appendizitis* genannt und ist umgangssprachlich als Blinddarmentzündung bekannt. Die Blinddarmentzündung ist ein ernst zu nehmendes Krankheitsbild, das umgehend ärztlich abgeklärt werden sollte. Typischerweise kommt es zu rasch zunehmenden Schmerzen im rechten Unterbauch, starkem Krankheitsgefühl, Fieber, Übelkeit und Erbrechen. Oft beginnen die Schmerzen zunächst im Bereich des Bauchnabels und verlagern sich dann in den rechten Unterbauch. Die Therapie besteht aus der Entfernung des entzündeten Wurmfortsatzes durch eine Operation. Wird die Entzündung früh genug erkannt und behandelt, ist der Verlauf meist unkompliziert. Wird eine Blinddarmentzündung allerdings zu spät erkannt und verschleppt, kann der Wurmfortsatz durchbrechen und zu einer eitrigen Entzündung der gesamten Bauchhöhle führen.

Alle inneren Organe haben Schmerzrezeptoren, die solche Entzündungs- oder Dehnungsreize wahrnehmen und an das zentrale Nervensystem als Schmerzsignal weiterleiten. Das gilt auch für Bauchschmerzen, deren Ursachen im Darm liegen: Eine entzündete Darmwand (zum Beispiel bei einer Blinddarmentzündung) sendet ebenso Schmerzsignale wie ein Darmabschnitt, durch den aufgrund einer Engstelle der Nahrungsbrei nicht mehr durchpasst (zum Beispiel beim Darmverschluss durch einen Tumor). Meist sind die Ursachen von Schmerzen aus dem Darm jedoch harmloser: Blähungen führen zu einer starken Reizung der Dehnungsrezeptoren in der Darmwand, ein schweres Essen liegt uns im Bauch, scharfe Nahrungsmittel haben die Schleimhaut der Darms verärgert oder eine tagelange Verstopfung drückt und zwickt in unserer Mitte. Meist helfen Ruhe, lokale Wärme und sanfte Hausmittel dem gereizten Bauch wieder auf die Sprünge. Manche Bauchschmerzen haben jedoch eine sehr ernsthafte und gefährliche Ursache, sodass umgehend ein Arzt aufgesucht werden sollte.

### Wann sollte bei Bauchschmerzen ein Arzt aufgesucht werden?
✔ Bei allen akut einsetzenden heftigen Bauchschmerzen
✔ Bei einer gespannten, harten Bauchdecke
✔ Bei Begleitsymptomen wie Fieber, Erbrechen, Blut im Erbrochenen oder im Stuhlgang sowie bei Veränderungen der Stuhlfarbe
✔ Bei Bauchschmerzen, die länger als 24 Stunden anhalten
✔ Bei Bauchschmerzen in der Schwangerschaft

Für die Suche nach den Ursachen der Bauchschmerzen ist für den Arzt zunächst der Ort des Schmerzes wichtig. Typisch sind beispielsweise Schmerzen bei der Gallenkolik im rechten Oberbauch und Schmerzen im rechten Unterbauch bei einer Blinddarmentzündung. Aber auch die Art des Schmerzes (zum Beispiel kolikartig oder stechend) sowie das zeitliche Auftreten (zum Beispiel immer nach dem Essen) können wichtige Hinweise liefern.

Oftmals kommt es auch zu weiteren Beschwerden wie Erbrechen, Durchfall, Verstopfung oder Fieber, die weitere Anhaltspunkte sein können. Durch die körperliche Untersuchung des Bauches, Laboruntersuchungen des Blutes und bildgebende Verfahren wie Ultraschall, Computertomografie oder Magnetresonanztomografie kann die genaue Ursache der Schmerzen dann genauer bestimmt werden.

## CHECKLISTE

### Ernst zu nehmende Ursachen von akut auftretenden Bauchschmerzen

| URSACHE | MEDIZINISCHER FACHBEGRIFF | TYPISCHE BESCHWERDEN |
|---|---|---|
| Entzündung der Bauchspeicheldrüse | Pankreatitis | Schmerzen im Oberbauch, die oft bis in den Rücken ziehen |
| Entzündung der Gallenblase | Cholecystitis | Schmerzen im rechten Oberbauch, oft mit Fieber |
| Gallenkolik durch Gallensteine | Choledocholithiasis | Kolikartige Schmerzen im rechten Oberbauch, Stuhl hell und Urin dunkel |
| Entzündung des Blinddarms | Appendizitis | Typischerweise Schmerzen im rechten Unterbauch, oft mit Fieber |
| Entzündung von Ausstülpungen der Darmwand (Divertikel) | Divertikulitis | Schmerzen im linken Unterbauch, oft mit Fieber |
| Darmverschluss | Ileus | Starke Schmerzen, kein Abgang von Stuhlgang oder Luft |
| Geschwüre des Magens oder des Zwölffingerdarms | Ulcus ventriculi/duodeni | Schmerzen im Oberbauch |
| Entzündung der Magenschleimhaut | Gastritis | Schmerzen im Oberbauch |

# DURCHFALL

Dünnpfiff, flotter Otto, Durchmarsch … der Darm läuft auf Turbo und der Patient auf das stille Örtchen. Statistisch gesehen ist in Deutschland jeder Dritte mindestens einmal im Jahr von einer akuten Durchfallerkrankung betroffen.

Aus medizinischer Sicht sprechen wir bei Erwachsenen von Durchfall, wenn es mehr als dreimal täglich zum Absetzen dünneren Stuhlgangs oder vermehrter Stuhlmengen kommt. In der Fachsprache wird der Durchfall mit dem Begriff *Diarrhö* bezeichnet. Durchfall ist keine eigenständige Erkrankung, sondern Anzeichen für eine Störung im Verdauungstrakt – zum Beispiel bei Infektionen mit Bakterien oder Unverträglichkeiten von Nahrungsmitteln. Durchfall kann aber auch durch erhöhte Stresshormone bei Nervosität oder Prüfungsangst auftreten oder eine Nebenwirkung nach der Gabe von Antibiotika sein – viele Ursachen also, die man unterscheiden muss.

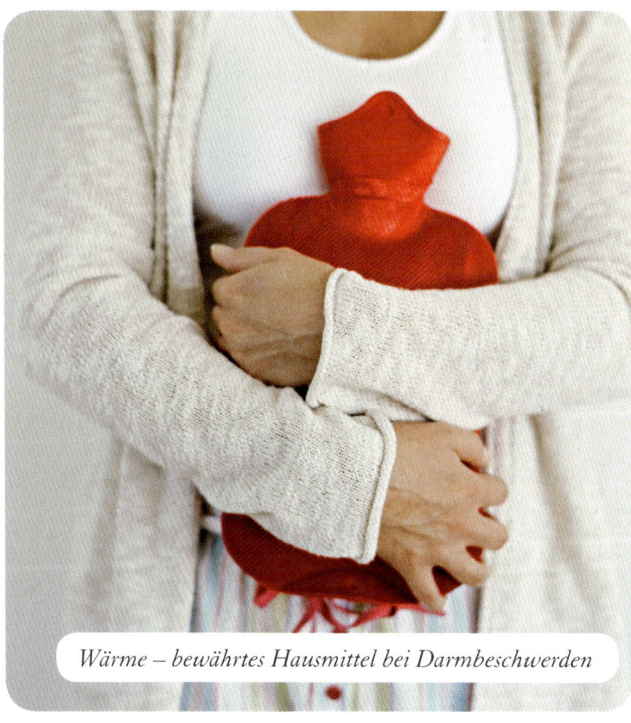
*Wärme – bewährtes Hausmittel bei Darmbeschwerden*

Tritt der Durchfall nur über einen kurzen Zeitraum (weniger als zwei Wochen) auf, so spricht man von einer akuten Diarrhoe. Meist sind akute Durchfälle durch Infektionen mit Bakterien oder Viren (umgangssprachlich auch *Magen-Darm-Grippe* genannt) oder eine Lebensmittelvergiftung verursacht (siehe Seite 144). Oftmals kommt es neben dem Durchfall auch zu Bauchkrämpfen, Übelkeit und Erbrechen. Der Körper versucht, die krank

## CHECKLISTE

### Häufige Ursachen von akut auftretendem Durchfall

| | |
|---|---|
| Infektionen | Viren, Bakterien, Parasiten, Reisediarrhö (siehe Seite 146) |
| Medikamente | Zum Beispiel: Antibiotika, Abführmittel, Schilddrüsenmedikamente, Diabetesmedikamente |
| Nahrungsmittel | Zum Beispiel: Koffein, Alkohol, frisches rohes Obst oder Fruchtsäfte in großen Mengen, scharfe Speisen, Süßstoffe |
| Psyche | Nervosität, Prüfungsangst |

machenden Erreger und Giftstoffe so schnell wie möglich wieder aus dem Darm hinauszubefördern und nicht in die Blutbahn aufzunehmen. Dazu wird das Wasser aus dem Nahrungsbrei nicht über die Schleimhaut aufgenommen und verbleibt im Darminneren. Zusätzlich werden Wasser und Mineralsalze aus dem Körper in den Darm abgegeben, sodass der Stuhl immer flüssiger und schnell nach draußen abtransportiert wird. Akuter Durchfall ist also meist ein körpereigener Schutzmechanismus, um gefährliche Erreger oder verdorbene Nahrung schnell wieder aus dem Körper zu entfernen.

Akute Durchfallerkrankungen in unseren Breitengraden verlaufen meist leicht und heilen ohne weitere Maßnahmen oder Medikamente innerhalb weniger Tage wieder aus. Anders sieht es bei Säuglingen und älteren Menschen aus: Hier kann der Verlust an Flüssigkeit und Mineralsalzen (auch *Elektrolyte* genannt) schnell gefährlich werden und erfordert oftmals medizinische Hilfe.

Dauert der Durchfall dagegen länger als zwei Wochen, so spricht man von einer chronischen Diarrhoe, deren Ursache genauer untersucht werden muss. Neben einem ausführlichen Gespräch mit dem Arzt zur Ursachenforschung sowie einer körperlichen Untersuchung sind hier meist weitere diagnostische Untersuchungen erforderlich, um der genauen Ursache auf den Grund zu gehen. Zu den häufigsten Ursachen von chronischen Durchfällen gehören unter anderem Nahrungsmittelunverträglichkeiten wie Laktoseintoleranz und Fruktoseintoleranz, die Zöliakie sowie das Reizdarmsyndrom und die chronisch-entzündlichen Darmerkrankungen. Aber auch Medikamente und Erkrankungen anderer Organe wie zum Beispiel der Schilddrüse oder der Bauchspeicheldrüse *(Pankreas)* können Auslöser sein (siehe Checkliste).

## CHECKLISTE

### Häufige Ursachen von chronisch anhaltendem Durchfall

- Reizdarmsyndrom
- Chronisch-entzündliche Darmerkrankungen
- Zöliakie
- Zustand nach Darmoperationen
- Störungen der Bauchspeicheldrüse (Pankreasinsuffizienz)
- Nahrungsmittelunverträglichkeiten, z. B. Laktoseintoleranz
- Ernährung, z. B. Koffein, Süßstoffe
- Andere Erkrankungen, z. B. Schilddrüsenüberfunktion, Tumore
- Stress, psychische Belastungen
- Infektionen

## Wann sollte bei Durchfall ein Arzt aufgesucht werden?

✔ Bei Säuglingen und Kleinkindern
✔ Bei alten Menschen und Patienten, die durch andere Erkrankungen bereits geschwächt sind
✔ Wenn der Durchfall mehr als drei Tage andauert
✔ Wenn starke Schmerzen oder hohes Fieber auftreten
✔ Wenn der Durchfall Blut, Schleim oder Eiter enthält
✔ Bei Gelbfärbung der Haut oder Augen
✔ Bei Schwäche und Kreislaufproblemen
✔ Wenn starke Durchfälle nach einer Fernreise auftreten

## MEDIKAMENTE BEI DURCHFALLERKRANKUNGEN

→ **Medikamente zur Hemmung der Darmbewegungen:** Diese sogenannten *Motilitätshemmer* (zum Beispiel mit dem Wirkstoff Loperamid) bremsen die vermehrten Darmbewegungen und können den flüssigen Stuhl relativ schnell stoppen. Allerdings ist das bei infektiösen Ursachen des Durchfalls gar nicht so sinnvoll – der Körper möchte die Gifte und Krankheitserreger eigentlich so schnell wie möglich loswerden und nicht im Darm behalten. Motilitätshemmer können also dazu führen, dass die Giftstoffe nicht vollständig ausgeschieden werden und den Organismus schädigen. Diese Präparate sollten nicht länger als zwei Tage eingenommen werden, da es ansonsten leicht zu einer Verstopfung kommen kann.

→ **Medikamente zum Binden von Giftstoffen:** Substanzen wie medizinische Kohle besitzen die Eigenschaft, von Bakterien produzierte Giftstoffe im Darm zu binden und dadurch die Darmfunktion zu normalisieren. **Vorsicht:** bei der Einnahme von Kohletabletten kann die Aufnahme anderer Medikamente deutlich reduziert sein!

→ **Medikamente zur Wiederherstellung der Darmflora:** Bei Durchfallerkrankungen kann es zu Störungen der natürlichen Darmflora kommen. *Laktobazillen* oder Hefen wie *Saccharomyces cerevisiae* können helfen, den mikrobiellen Schutzfilm auf der Darmschleimhaut wieder zu regenerieren (vgl. Probiotika, siehe Seite 38).

**Wichtig:** Die meisten akuten Durchfallerkrankungen klingen nach wenigen Tagen von selbst ab und benötigen keine medikamentöse Behandlung.

## SANFTE HILFE BEI DURCHFALL

### Allgemeine Maßnahmen

→ Der Durchfall schwächt Ihren Körper durch den Verlust an Flüssigkeit und Blutsalzen (Elektrolyten). Also keine sportlichen Höchstleistungen – **körperliche Schonung** ist angesagt.

→ Die größte Gefahr beim akuten Durchfall ist die Austrocknung durch den Flüssigkeitsverlust. Wichtig ist daher eine ausreichende **Zufuhr von Flüssigkeit** in Form von Tee, stillem Mineralwasser oder klarer Brühe – mindestens 2 bis 3 Liter pro Tag. Den Elektrolytverlust gleicht man durch Elektrolytlösungen aus der Apotheke, klare Brühen oder selbst gemachte Hausmittel aus (siehe Kasten unten). Das alte Hausmittel „Cola und Salzstangen" ist aus der Mode, da Cola durch den hohen Zuckergehalt viel Wasser entzieht und den Durchfall noch verstärken kann. Im akuten Stadium sollten Sie Kaffee, Alkohol und Milch als Getränk vermeiden.

→ Im akuten Stadium sind meist nur Flüssigkeiten angesagt; wenn der Durchfall nachlässt, sollte langsam wieder mit dem Essen begonnen werden: Bananen, geriebener Apfel, Zwieback, Salzstangen, trockenes Weißbrot oder Reis werden nach einer akuten Durchfallerkrankung zum Kostaufbau empfohlen.

## PRAXISTIPP

### Elektrolytlösung bei Durchfall selber herstellen

Diese im richtigen Verhältnis gemischte Zucker-Salz-Lösung gibt dem Körper schnell die nötige Flüssigkeit mit den Mineralstoffen zurück, die er für wichtige Stoffwechselvorgänge im Organismus braucht:

→ 0,5 Liter stilles Mineralwasser (oder abgekochtes Leitungswasser)
→ 0,5 Liter Orangensaft (enthält viel Kalium)
→ 7 Teelöffel Traubenzucker (oder Haushaltszucker)
→ 1 Teelöffel Kochsalz

## Hygienische Maßnahmen

Achten Sie verstärkt auf hygienische Maßnahmen, um andere Personen nicht anzustecken – dazu gehört vor allem regelmäßiges Händewaschen und die Desinfektion der Toilette. Wenn Sie selbst Durchfall haben, sollten Sie für die Dauer der Erkrankung darauf verzichten, für andere Nahrungsmittel zuzubereiten, da die Infektionsgefahr erhöht ist. Waschen Sie Handtücher und Bettwäsche bei 95 Grad Celsius, um Erreger sicher abzutöten.

## Gutes aus der Natur

Durchfall hatten auch schon die alten Germanen. Aus der Naturheilkunde kennen wir einige altbewährte pflanzliche Stoffe, die die Beschwerden lindern können:

**Heidelbeeren** enthalten natürliche Gerbstoffe, die die gereizte Darmschleimhaut bei Durchfallerkrankungen beruhigen. Medizinisch verwendet werden die getrockneten Früchte, die zu einem Tee verarbeitet oder gekaut werden (10 Gramm getrocknete Beeren pro Tag).

**Apfelpektin** kann durch den Schutz der Darmwand und die Bindung von Bakteriengiften die Beschwerden bei Durchfall reduzieren. Pektin ist in der Apotheke oder im Reformhaus erhältlich – ein geriebener Apfel hat sich als Aufbaukost bei Durchfallerkrankungen bewährt.

**Uzarawurzel-Extrakt** stammt aus der Heilpflanze Afrikas, deren Wurzel Durchfall-Beschwerden lindern kann. Als fertiger Extrakt in der Apotheke erhältlich.

**Blutwurz** enthält ebenfalls Gerbstoffe, die den Darm beruhigen, und wird meist als Tee oder Tropfen aus der Apotheke verabreicht.

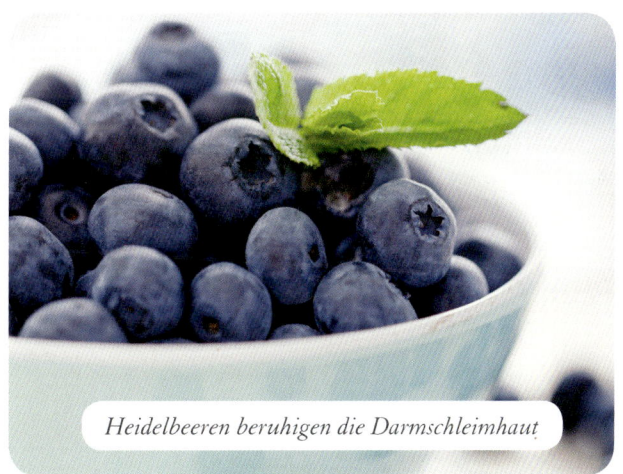
*Heidelbeeren beruhigen die Darmschleimhaut*

## Homöopathie bei Durchfall

Häufige Verwendung (Dosierung D12, 3-mal 5 Globuli pro Tag) finden beispielsweise:

| MITTEL | CHARAKTERISTISCH FÜR DIE MITTELWAHL |
| --- | --- |
| Arsenicum album | → Akuter Magen-Darm-Infekt mit Erbrechen, großem Durst und brennenden Schmerzen<br>→ Meist begleitet von großer Schwäche und Unruhe<br>→ Auslöser sind oft kalte Getränke, verdorbenes Essen |
| Okoubaka | → Durchfälle mit Bauchkrämpfen, Übelkeit, Aufstoßen<br>→ Akuter Durchfall auf Reisen, Lebensmittelvergiftung |
| Podophyllum | → Akuter Magen-Darm-Infekt, schmerzloser wässriger Durchfall mit starker Übelkeit<br>→ Durchfall vor allem morgens |
| Veratrum album | → Wässrige Durchfälle mit Erbrechen<br>→ Erschöpfung, Patient ist kalt und blass, starkes Schwitzen |
| China | → Durchfälle mit großer Erschöpfung durch Flüssigkeitsverlust, oft mit Fieber und starken Blähungen |
| Gelsemium | → Durchfall bei Aufregung oder Lampenfieber |

# VERSTOPFUNG

Etwa 20 Prozent der Deutschen leiden regelmäßig unter einem trägen Darm und Verstopfung – vor allem Frauen und ältere Menschen kennen den Stau im Darm nur zu gut. Der Nahrungsbrei liegt schwer im Darm und führt zu einem unangenehmen Völlegefühl und zu vergeblichen und schmerzhaften Versuchen, sich auf dem stillen Örtchen von dieser Last zu befreien. In der medizinischen Fachsprache wird die Verstopfung dabei als *Obstipation* bezeichnet. Verstopfung ist nicht nur lästig und beeinträchtigt das tägliche Wohlbefinden, sondern kann langfristig auch zu Folgeerkrankungen führen.

## Wie oft ist normal?

Wie schnell unsere Nahrung vollständig verdaut ist und den Darm passiert hat, unterliegt je nach Ernährungsgewohnheit und Darmbewegungen starken zeitlichen Schwankungen: Von wenigen Stunden bis zu drei Tagen kann die Reise durch den menschlichen Verdauungstrakt andauern.

Die normale Häufigkeit des Stuhlgangs ist daher von Mensch zu Mensch unterschiedlich – während die einen nur dreimal die Woche das stille Örtchen aufsuchen müssen, ist es für andere völlig normal, dreimal täglich ihren Darm zu entleeren. Der Darm ist dabei ein Gewohnheitstier, der seinen eigenen Rhythmus entwickelt. Der Speisebrei gelangt in den Dickdarm, wird dort von den Bakterien zersetzt und durch Wasserentzug so eingedickt, dass der Stuhlgang die richtige Konsistenz erhält und durch die wellenförmigen Bewegungen der Darmwand in den Enddarm transportiert wird. Dort drückt der Stuhlgang an Rezeptoren der Darmwand, die dem Gehirn dann den Wunsch nach einer möglichst baldigen Entleerung melden. Wird diesem Stuhldrang nachgegeben und die Toilette aufgesucht, so stellt sich bald Erleichterung ein.

Wird dieser eingespielte Rhythmus jedoch gestört und der Stuhldrang ignoriert – zum Beispiel auf Reisen, durch lange Sitzungen, im Stress –, so kann der Darm beleidigt reagieren und träge werden. Die Folge ist eine akute Verstopfung, die wir gerade in den ersten Tagen einer Urlaubsreise gut kennen. Völlegefühl im Bauch, das Gefühl zu müssen, aber nicht zu können, Unwohlsein und Appetitlosigkeit sind die Folge. Eine solche akute Verstopfung ist meist harmlos und regelt sich nach ein paar Tagen wieder von selbst oder mit sanfter Hilfe durch erprobte Hausmittel (siehe Seite 80).

## Chronische Verstopfung – chronischer Leidensdruck

Kritisch wird es dann, wenn eine Verstopfung chronisch ist und zu einem dauerhaften Begleiter des Patienten wird. Von einer chronischen Verstopfung spricht man, wenn über einen Zeitraum von mehr als drei Monaten der Darm weniger als dreimal pro Woche entleert wird, der Stuhl selbst sehr hart ist oder die Entleerung des Darmes starkes Pressen erfordert und schmerzhaft oder unvollständig ist. Eine chronische Verstopfung bedeutet für die Betroffenen oft nicht nur einen sehr hohen persönlichen Leidensdruck, sondern kann die Darmgesundheit durchaus nachhaltig schädigen: So kommt es häufiger zur Ausbildung von Hämorrhoiden (siehe Seite 183) oder Einrissen im Analbereich (sogenannte *Analfissuren*) durch den harten Stuhl und das vermehrte Pressen; ebenso entstehen häufiger Ausstülpungen der Darmwand (Divertikel, siehe Seite 165), die sich dann entzünden können.

## CHECKLISTE
### Diese Lebensmittel können zu Verstopfungen führen

| LEBENSMITTEL | BEISPIELE |
| --- | --- |
| Obst | Bananen, geriebene Äpfel, Rosinen, Nüsse |
| Gemüse | Gekochte Kartoffeln, Mais, gekochte Karotten, Sellerie |
| Getreide | Weißbrot, Dinkelbrot, Zwieback, Teigwaren, Haferflocken, geschälter Reis |
| Getränke | Schwarzer Tee, grüner Tee, Kakao, Heidelbeersaft, Cola |
| Süßigkeiten | Schokolade, Kokosflocken |
| Milchprodukte | Hartkäse |
| Eier | Gekochte Eier |

Verstopfung heißt auch, dass die Transportzeit des Nahrungsbreis durch den Darm deutlich verlangsamt ist – und der Stuhl deutlich länger im Darm liegen bleibt, inklusive aller Gift- und Schadstoffe (Toxine) und aller Abfallprodukte aus Gärungsprozessen. In der ganzheitlichen Medizin werden die chronische Verstopfung und die damit verbundene längere Belastung des Darms mit Gift- und Schadstoffen daher oftmals als Ursache für chronische Kopfschmerzen, Hautprobleme, Erschöpfungszustände und Schlafstörungen angesehen.

## URSACHEN DER VERSTOPFUNG

Die Ursachen einer Verstopfung können sehr vielfältig sein – manchmal ist auch eine ernsthafte Erkrankung Grund für die Obstipation. Daher empfiehlt sich in jedem Falle ein Arztbesuch, um mögliche Störfaktoren im Organismus rechtzeitig zu entdecken. Häufig sind aber unsere Ernährung und unser Lebensstil die Hauptgründe für einen streikenden Darm:

### Hauptfeind Nummer eins – Stress und Hektik

So simpel es klingt – der Darm ist ein sensibles Organ, das Beachtung braucht. Sobald der Enddarm mit Stuhl gefüllt ist, kommt es zur Reizung von Dehnungsrezeptoren in der Darmwand. Diese Rezeptoren senden Signale zum Rückenmark, die das vegetative Nervensystem unseres Körpers aktivieren. Durch diese Nervenaktivierung kann eine Erschlaffung des Schließmuskels ausgelöst werden und der Stuhlgang gelangt nach draußen. Allerdings kann man diese Signale der Dehnungsrezeptoren auch unterdrücken – und der Stuhldrang verschwindet wieder. Der Enddarm lernt dadurch, keine weiteren Signale an das Nervensystem zu senden. Auch wenn wir Nahrung über den Mund aufnehmen, geben Dehnungsrezeptoren aus dem Magen diese Information an den Dickdarm weiter – die Darmwand wird verstärkt aktiviert und schiebt den Speisebrei vom Dickdarm in den Enddarm. Dieser sogenannte *Gastrokolische Reflex* ist auch der Grund dafür, warum der Stuhldrang meist etwa 30 Minuten nach dem Essen einsetzt.

Menschen unter Stress und Hektik nehmen diese Signale an das körpereigene Nervensystem oft nicht wahr oder unterdrücken den natürlichen Rhythmus der Stuhlentleerung, da gerade keine Zeit für einen Toilettengang ist. Die Folge: Das darmeigene Nervensystem stellt seine Signale ein, die Aktivierung der Darmmuskulatur wird reduziert und die Darmbewegungen werden träge. Der Speisebrei bleibt also länger im Darm liegen und wird nicht mehr weitertransportiert und trocknet weiter ein. Dies führt zu hartem Stuhlgang und Verstopfung. So verwundert es auch nicht, dass insbesondere Menschen mit wechselnden Tag-Nacht-Rhythmen (zum Beispiel durch Schichtarbeit) besonders häufig von Obstipation betroffen sind.

Unser Darm möchte also beachtet werden – für einen regelmäßigen Stuhlgang müssen wir daher lernen, die Signale unseres Körpers wieder wahrzunehmen und uns Zeit für den Toilettengang zu nehmen. Sobald Signale von Stuhldrang gesendet werden, sollte die Toilette aufgesucht werden. Meist spielt sich nach mehreren Wochen ein Rhythmus ein, zu welcher Tageszeit der Darm seine Signale sendet. Ideal ist dann ein fester täglicher Zeitpunkt, an dem Sie sich 10 Minuten ohne Zeitdruck und Hektik in ihrem Terminkalender für Ihren Darm reservieren.

**Ernährungsgewohnheiten**

Ein entscheidender Faktor für die lästige Verstopfung sind unsere Ernährungsgewohnheiten – und vor allem der Mangel an Ballaststoffen. Ballaststoffe sind weitgehend unverdauliche Nahrungsbestandteile, die fast ausschließlich in pflanzlichen Nahrungsmitteln wie Getreide und Getreideprodukten (Vollkornbrot, Naturreis, Müsli, Teigwaren aus Vollkornmehl), Obst, Gemüse und Hülsenfrüchten vorkommen. Unser Darm braucht etwa 30 bis 40 Gramm Ballaststoffe pro Tag, um auf Trab zu bleiben und den Nahrungsbrei rasch wieder nach draußen zu befördern. Nahrungsmittel wie Schokolade, Weißbrot, Bananen oder auch schwarzer Tee wirken dagegen eher stopfend und können den Stau im Darm verstärken (siehe die Checkliste auf Seite 72).

Doch nicht nur unsere Essgewohnheiten, sondern auch die Trinkmenge ist ein entscheidender Faktor, um den Darm in Bewegung zu bringen. Meistens trinken wir deutlich weniger, als gesund wäre – für die Verdauung eines Erwachsenen wäre eine Trinkmenge von täglich mindestens 2 Litern ideal. Wasser und verdünnte Fruchtsäfte sind dabei besonders empfehlenswert. Vorsicht dagegen bei Kaffee oder schwarzem und grünem Tee: In größeren Mengen können diese eher stopfend wirken. Nehmen wir zu wenig Flüssigkeit auf, so wird der Speisebrei stark eingedickt und trocken. Auch brauchen die Ballaststoffe in unserer Nahrung genügend Flüssigkeit, um im Darm aufquellen zu können und die Darmmuskulatur zu aktivieren. Fehlt diese Flüssigkeit, so kann der Speisebrei nur schwer transportiert werden.

## WISSEN

### Ballaststoffe – Ballast oder Hilfe?

Ballaststoffe galten früher wirklich als Ballast – als unverdauliche Bestandteile unserer Nahrung, die der Körper nicht verwerten kann und daher wieder ausscheidet. Heute wissen wir aber, dass Ballaststoffe in unserem Organismus eine wichtige Rolle spielen.

Ballaststoffe sind weitgehend unverdauliche Nahrungsbestandteile, die fast ausschließlich in pflanzlichen Nahrungsmitteln wie Getreide und Getreideprodukten (Vollkornbrot, Naturreis, Müsli, Teigwaren aus Vollkornmehl), Obst, Gemüse und Hülsenfrüchten vorkommen. Lebensmittel aus tierischer Herkunft enthalten dagegen keine Ballaststoffe. Grundsätzlich werden wasserlösliche Ballaststoffe (Quellstoffe wie zum Beispiel Pektin und Inulin) und wasserunlösliche Ballaststoffe (Faserstoffe wie zum Beispiel Cellulose) unterschieden.

Die unverdaulichen Ballaststoffe können durch die Verdauungssäfte (Enzyme) im Dünndarm nicht zerlegt werden und gelangen daher unverdaut in den Dickdarm. Zum einen dienen sie dabei als natürlicher Füllstoff, der auf die Darmwände Druck ausübt und vermehrt Wasser bindet und dadurch die Verdauungstätigkeit (Peristaltik) des Darms anregt. Dadurch wird die Verweildauer des Stuhls im Darm verkürzt und Giftstoffe werden schneller aus dem Darm ausgeschieden. Durch einen vermehrten Gehalt an Ballaststoffen in der Nahrung kann man also der Darmträgheit – und damit auch der lästigen Verstopfung – vorbeugen. Dann entstehen auch seltener Hämorrhoiden oder Divertikel.

Zudem werden die Ballaststoffe durch die Bakterien (Bifido- und Laktobakterien) des Dickdarms abgebaut, wodurch kurzkettige Fettsäuren entstehen. Dies hat unter anderem eine Senkung des Blutzuckerspiegels und damit ein vermindertes Diabetesrisiko zur Folge. Auch können die Ballaststoffe den Cholesterinspiegel senken. Da die Bifido- und Laktobakterien durch die Ballaststoffe in ihrer Vermehrung angeregt werden, entsteht zudem eine gesündere Darmflora mit einer stärkeren Immunabwehr im Darm.

*Die Deutsche Gesellschaft für Ernährung (DGE) empfiehlt einen täglichen Verzehr von 30 Gramm Ballaststoffen – das wären umgerechnet zum Beispiel 3 Scheiben Vollkornbrot, 1 Portion Früchtemüsli, 2 Kartoffeln, 2 Karotten, 2 Äpfel und 1 mittelgroßer Salat als Beilage. Dabei ist jedoch unbedingt auf eine ausreichende Flüssigkeitszufuhr (1,5 bis 2 Liter täglich) zu achten.*

## PRAXISTIPP

> ### Die Darmmassage
>
> Eine Massage des Darms kann helfen, die Darmmuskulatur wieder in Bewegung zu bringen. Legen Sie sich dazu entspannt auf den Rücken und stellen Sie die Beine angewinkelt auf, sodass die Bauchdecke ganz locker ist. Massieren Sie Ihren Bauch mit der rechten Hand mit sanftem Druck im Uhrzeigersinn rund um den Nabel. Die Richtung ist wichtig, da diese dem natürlichen Weg des Nahrungsbreis durch den Darm Richtung Enddarm entspricht. Durch den sanften Druck helfen Sie, die Bewegung der Darmwand (Peristaltik) zu aktivieren. Massieren Sie täglich zweimal für jeweils 7 Minuten, am besten morgens vor dem Aufstehen, um den Darm in Bewegung zu bringen, und abends etwa 2 Stunden vor dem Schlafengehen. Unmittelbar nach einer Mahlzeit sollte die Darmmassage nicht durchgeführt werden, da dies bei gefülltem Magen und Darm als unangenehm empfunden werden kann.

### Körperliche Bewegung

Unser Darm braucht Bewegung – sobald wir körperlich aktiv sind, wird die Darmwand besser durchblutet und die Darmbewegungen kommen in Gang. Bei einem trägen Darm kann körperliche Aktivität also helfen, die Verdauung in Schwung zu bringen. Aus Studien wissen wir, dass sportlich aktive Menschen weniger Probleme mit Verstopfung haben als Personen, die den Großteil des Tages sitzend hinter ihrem Schreibtisch verbringen. Eine altmodische Tradition kann dabei helfen: der Verdauungsspaziergang. Schon 10 Minuten zügiges Gehen nach dem Essen können ausreichen, um die Darmmuskulatur in Bewegung zu bringen und den Nahrungsbrei besser durch das Verdauungssystem transportieren zu können.

### Erkrankungen und Medikamente

Es gibt jedoch auch Erkrankungen anderer Organe, die zur Verstopfung führen können – hierzu gehören zum Beispiel Diabetes, eine Unterfunktion der Schilddrüse, Depressionen, Morbus Parkinson, multiple Sklerose oder Krebserkrankungen. Bei Patienten mit einer chronischen Verstopfung ist es daher wichtig, Störungen in anderen Organen des Körpers als Ursache auszuschließen. Auch nach Operationen im

Bauchraum kann der Darm eine ganze Weile brauchen, bis sich die Bewegungen der Darmwand und damit auch der Stuhlgang wieder normalisiert haben.

Ist der Darm nach einer Operation sehr träge, müssen oft auch Medikamente eingesetzt werden, um der Verdauung wieder Schwung zu verleihen. In seltenen Fällen gibt es auch Fehlbildungen im Bereich des Darmes, die die Darmentleerung erschweren. Hierzu gehören beispielsweise Engstellen im Darm oder Verwachsungen. Häufig können auch Medikamente zu Darmträgheit führen, insbesondere Eisentabletten, Schmerzmittel, Entwässerungstabletten oder Psychopharmaka können eine Verstopfung hervorrufen oder verstärken. Daher ist bei einer chronischen Obstipation immer eine Abklärung durch einen Arzt wichtig.

### Wann sollte bei Verstopfung ein Arzt aufgesucht werden?
✔ Wenn zugleich starke Bauchschmerzen, Übelkeit, Erbrechen oder Fieber auftreten
✔ Wenn zugleich Gewichtsverlust auftritt
✔ Wenn die Verstopfung länger anhält und sich mit normalen Hausmitteln oder einer Umstellung der Ernährungsgewohnheiten nicht beheben lässt

## TEUFELSKREIS ABFÜHRMITTEL

Verstopfung ist ein in der Menschheitsgeschichte schon sehr lange bekanntes Problem. Schon 2500 vor Christus haben von Verstopfung geplagte Menschen im alten Ägypten versucht, dieses Problem mit Rizinusöl zu lösen. Abführmittel haben also eine lange Tradition – aber auch Risiken, die gerade bei längerer Einnahme einen Teufelskreis auslösen können. Heutzutage werden in Deutschland pro Jahr etwa 35 Millionen Packungen von sogenannten *Laxantien* verkauft – die meisten davon ohne ärztliches Rezept. Unter dem Begriff *Laxantien* werden verschiedene Formen von Abführmittel zusammengefasst, die die Stuhlentleerung beschleunigen und bei einer Verstopfung helfen können. Hierbei werden verschiedene Arten von Abführmitteln unterschieden:

### Chemische Abführmittel
Diese Präparate in Form von Tropfen, Zäpfchen oder Tabletten enthalten als Wirkstoff beispielsweise die Stoffe Bisacodyl und Natriumpicosulfat und führen innerhalb weniger Stunden zu dem gewünschten Effekt der Darmentleerung. Die meisten dieser Präparate wirken stimulierend auf den Dickdarm, indem sie die Rückgewinnung

von Wasser und Blutsalzen (Elektrolyte) wie Natrium, Kalium und Magnesium aus dem Dam behindern. Die im Darm verbleibendenden Salze erzeugen einen zusätzlichen Einstrom von Wasser aus dem Körper in den Darm und somit eine Art künstlichen Durchfall. Allerdings verlassen diese für den Körper sehr wichtigen Elektrolyte auch mit dem Durchfall den Darm und stehen unserem Organismus dann nicht mehr zur Verfügung. Beim regelmäßigen Gebrauch von Abführmittel über einen längeren Zeitraum entsteht daher oftmals ein Mangel an Blutsalzen. Ein solcher Mangel an Elektrolyten kann wiederum eine akute Verstopfung auslösen und der Teufelskreis ist perfekt – und man braucht immer größere Mengen an Abführmitteln, um den Darm in Gang zu halten.

Zudem gewöhnt sich der Darm ziemlich schnell daran, dass der Reiz für die Darmentleerung von außen kommt, und sendet bei Stuhldrang keine eigenen Signale mehr. Der Darm wird immer träger und ein Leben ohne Abführmittel erscheint nicht mehr vorstellbar.

### Pflanzliche Abführmittel

Auch die Natur bietet einige Substanzen, die abführende Wirkung haben können. Aber Vorsicht: Selbst wenn auf der Verpackung „pflanzlich" steht, bedeutet dies nicht, dass das Produkt harmlos und sanft ist. Auch die meisten pflanzlichen Abführmittel mit Extrakten aus Senna, Aloe, Rhabarberwurzel oder Faulbaumrinde wirken über das Prinzip der reduzierten Rückgewinnung von Blutsalzen und Wasser über die Darmwand und können daher bei langfristigem Gebrauch zu ähnlichen Problemen führen wie die chemischen Abführmittel.

### Osmotische Abführmittel

Zu den sogenannten *osmotischen Abführmitteln* gehören zum Beispiel Produkte mit den Wirkstoffen Glauber- oder Bittersalz oder die Gruppe der Macrogole. Die Bezeichnung osmotisch kommt daher, dass diese Substanzen vermehrt Wasser im Darminneren halten und damit das Flüssigkeitsverhältnis zwischen Darmwand und Darminnerem verändern. Die Folge ist eine verstärkte Darmtätigkeit, die den Nahrungsbrei dann schneller abtransportiert. Da diese Wirkstoffe zu großen Flüssigkeitsverlusten führen können, sind sie auf keinen Fall für den täglichen Gebrauch geeignet. Auch Zuckerstoffe wie beispielsweise Milchzucker (Laktose) können die Darmtätigkeit anregen und werden daher als Abführmittel eingesetzt.

## Gleitmittel

Eine andere Gruppe von Abführmittel sind die sogenannten *Gleitmittel*, die aufgrund ihrer öligen Konsistenz wie ein Schmiermittel für den Nahrungsbrei im Darm wirken. Hierzu gehören Wirkstoffe wir Paraffin oder Glycerin, die in Form von Zäpfchen oder Klistieren in den Enddarm eingebracht werden. Dort bilden sie einen schmierigen Film auf der Darmwand und bewirken, dass der Stuhl besser nach außen gleiten kann.

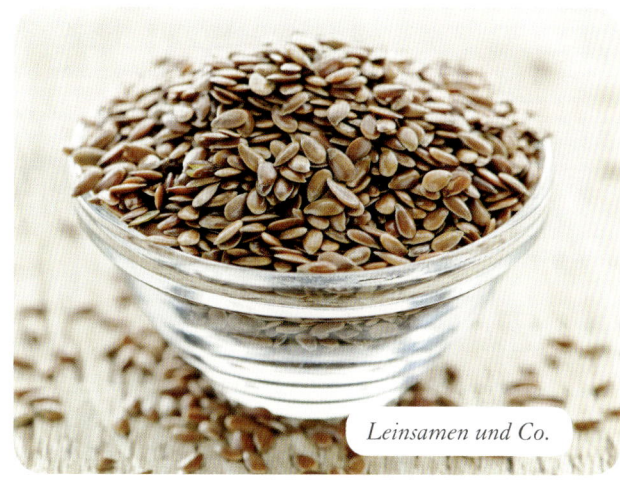

*Leinsamen und Co.*

## Quellmittel

Zu den sogenannten *Quellmitteln* gehören zum Beispiel Flohsamen, Kleie oder Leinsamen. Das Prinzip ihrer Wirkung im Darm beruht auf einer Erhöhung des Stuhlvolumens. Die Quellmittel binden Wasser und quellen im Darm auf (daher auch der Name). Hierdurch wird die Darmwand gedehnt und die Dehnungsrezeptoren sorgen dafür, dass die Darmbewegungen in Gang kommen und den Nahrungsbrei weiter Richtung Darmausgang transportieren. Sie sind daher eine relativ nebenwirkungsarme Möglichkeit, den Darm in Bewegung zu halten. Oft helfen schon einige Teelöffel Leinsamen im morgendlichen Müsli, um diesen Effekt zu erzielen.

**Doch Vorsicht:** Damit Quellmittel richtig wirken und aufquellen können, benötigen sie viel Flüssigkeit – mehr als die übliche Trinkmenge. Werden Quellmittel ohne diese zusätzliche Flüssigkeit eingenommen, verklumpen sie im Darm und führen zu starker Verstopfung bis hin zum vollständigen Darmverschluss.

**FAZIT:** Abführmittel sind nicht harmlos und können eine chronische Verstopfung langfristig verschlimmern – auch wenn es sich um pflanzliche Präparate handelt. Abführmittel sollten daher nicht über einen längeren Zeitraum ohne ärztliche Rücksprache eingenommen werden!

## SANFTE HILFE BEI VERSTOPFUNG

**Ernährung und Lebensstil**

Eine optimale Ernährung ist das A und O, um der Verstopfung langfristig entgegenzuwirken. Oft können ganz einfache Maßnahmen oder Umstellungen alter Gewohnheiten zu deutlich mehr Schwung im Darm führen:

Ballaststoffe, also Nahrungsbestandteile pflanzlicher Herkunft, die einen hohen Faseranteil haben, regen die Darmtätigkeit an und sind der beste Schutz gegen Verstopfung. Bekannteste Beispiele für Lebensmittel mit hohem Faseranteil sind Vollkornprodukte sowie Obst und Gemüse, die auf keinem Speiseplan fehlen sollten.

Die Deutsche Gesellschaft für Ernährung empfiehlt einen Ballaststoffanteil von 30 bis 40 Gramm täglich. Dabei sind aber nicht alle ballaststoffreichen Nahrungsmittel gleich gut verträglich – Vollkornprodukte und Hülsenfrüchte liegen oft schwerer im Verdauungstrakt als Obst und Gemüse. Als Faustregel gilt: Mit etwa 600 Gramm Obst und Gemüse täglich auf dem Speiseplan lässt sich der Ballaststoffanteil gut abdecken. Diese Menge ist gar nicht so unerreichbar, wie Sie denken:

→ 1 Glas Fruchtsaft zum Frühstück
→ 100 Gramm Brokkoli und eine große Kartoffel als Beilage zum Mittagessen
→ 1 großer Apfel am Nachmittag
→ 1 Tomate und ein großes Stück Gurke zum Abendessen

Stellen Sie Ihre Ernährungsgewohnheiten langsam um und gewöhnen Sie Ihren Darm schrittweise an einen höheren Anteil an Ballaststoffen – zu schnell zu viel faserreiche Kost kann den Darm schnell überfordern und zu starken Blähungen führen. Versuchen Sie zudem, den Ballaststoffanteil über mehrere Mahlzeiten pro Tag gleichmäßig zu verteilen.

Stopfende Nahrungsmittel wie Weißbrot, Schokolade oder bestimmte Obstsorten sollten reduziert werden – also weniger Semmel mit Nutella und dafür mehr Vollkornbrot mit Fruchtaufstrich.

**Milchsäurehaltige Nahrungsmittel** bringen den Darm in Bewegung: Joghurt, Quark, Kefir, aber auch Sauerkraut enthalten viel Milchsäure und können daher dem Stau im Darm entgegenwirken. Ein Glas Sauerkrautsaft vor dem Mittagessen zeigt meist durchschlagenden Erfolg.

**Trockenfrüchte** wie Pflaumen oder Feigen über Nacht einweichen und morgens in Joghurt mit Müsli servieren hilft dem Darm, in Aktion zu treten.

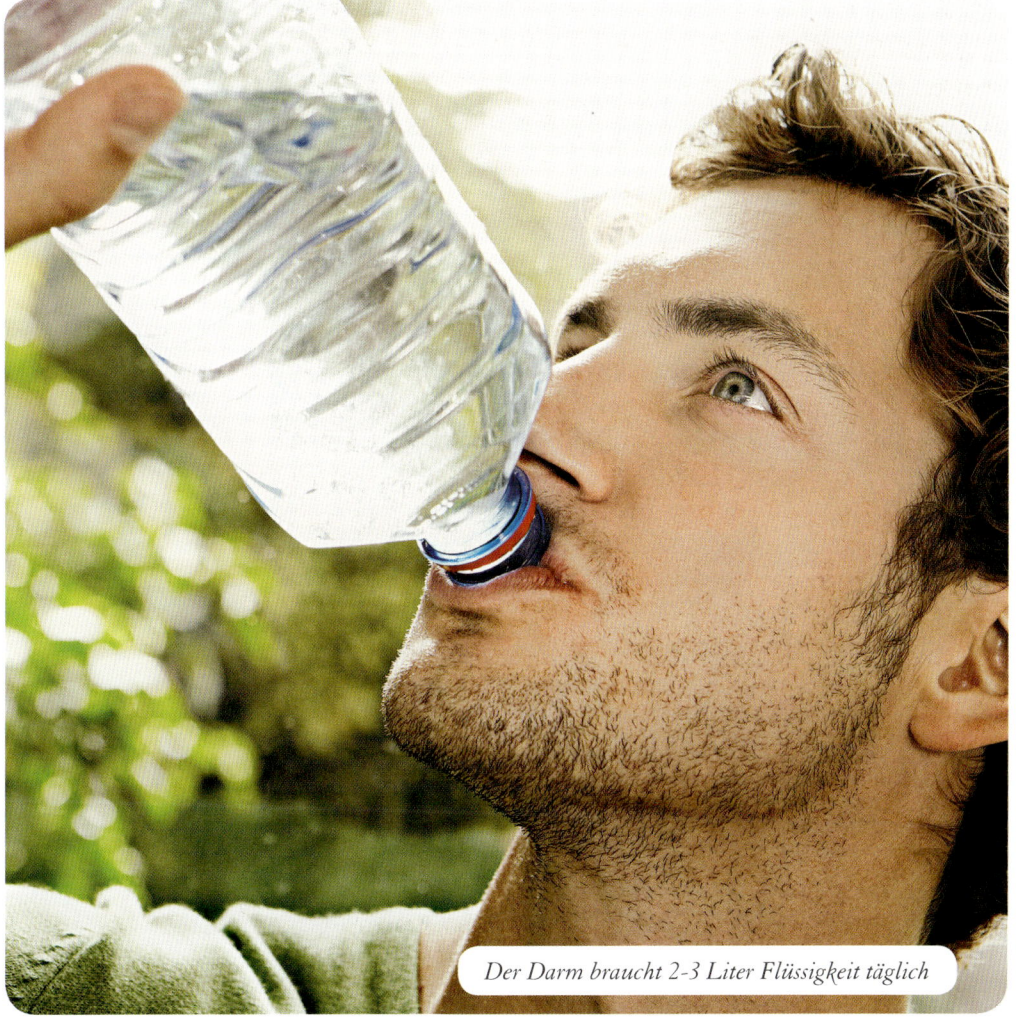

*Der Darm braucht 2-3 Liter Flüssigkeit täglich*

**Leinsamen, Flohsamen** und **Kleie** sind Quellmittel und können bereits in kleinen Mengen (zum Beispiel 2 Teelöffel morgens im Joghurt) den Darm anregen.

**Vorsicht:** Wichtig ist dann eine Erhöhung der Trinkmenge, da ansonsten akute Verstopfung droht! Falls Sie Laktose gut vertragen, können Sie auch 1 bis 2 Esslöffel Milchzucker täglich zusätzlich in Ihren Joghurt oder in Ihr Müsli geben, um die Darmtätigkeit anzuregen.

## WISSEN

### Wenn der Darm ein Wörtchen mitzureden hat – oder: Woher kommt eigentlich das Gluckern und Knurren in meinem Bauch?

Geräusche aus dem Bauch sind eigentlich etwas völlig Normales – Magen und Darm sind in Bewegung, die Darmmuskulatur sorgt durch rhythmische Bewegungen (Peristaltik) für den Transport des Nahrungsbreis in Richtung Darmausgang und auch andere Verdauungsorgane wie Leber, Galle und Bauchspeicheldrüse geben ihre jeweiligen Säuren und Enzyme in den Verdauungstrakt. Dies alles läuft nicht ganz lautlos ab – und macht daher manchmal auch Geräusche, die von außen als „Gluckern" hörbar sind.

Einige dieser Geräusche entstehen im Magen – dieser hat die Aufgabe, das im Mageninneren befindliche Gemisch aus Essen, Wasser und Luft durch den engen Magenausgang Richtung Darm zu pressen. Und das macht Lärm …

Ein Teil des hörbaren Gluckerns kommt aber auch direkt aus dem Darm – bei den Verdauungsvorgängen entstehen Gase wie zum Beispiel Kohlendioxid, Wasserstoff oder Methan. Diese Gasblasen mischen sich mit dem flüssigen Nahrungsbrei – und dieses Gemisch wird mehr oder weniger geräuschvoll durch die Darmperistaltik durch die verschlungenen Darmschlingen transportiert und verdaut.

Sehr intensive Geräusche aus dem Bauch können manchmal ein Zeichen dafür sein, dass der Darm stark in Bewegung ist – das kann beispielsweise bei einer akuten Infektion des Darms mit Bakterien der Fall sein. Aber auch bei verstärkter Darmgasbildung können mitunter mehr Darmgeräusche hörbar sein.

### Trinkmenge

Lassen Sie Ihren Darm nicht verdursten. 2 bis 3 Liter Flüssigkeit pro Tag (am besten Wasser und verdünnte Fruchtsäfte) sind nötig, damit sich der Nahrungsbrei im Darm in Bewegung versetzen lässt.

### Bringen Sie Ihren Darm in Schwung

Unser Darm braucht Bewegung, um in Schwung zu kommen und den Nahrungsbrei transportieren zu können. Versuchen Sie also, das Nickerchen nach dem Mittagessen durch einen sportlichen Spaziergang an der frischen Luft zu ersetzen.

### Nehmen Sie sich Zeit – Stuhltraining

Ihr Darm ist ein nachtragendes Organ, dem Sie genügend Zeit widmen sollten. Sobald der Stuhldrang auftritt, sollten Sie diesem auch nachgeben und umgehend eine Toilette aufsuchen. Nehmen Sie sich Zeit für den Toilettengang und vermeiden Sie Hektik oder Eile.

## Homöopathie bei Verstopfung

Häufige Verwendung (Dosierung D12, 3-mal 5 Globuli pro Tag) finden beispielsweise:

| MITTEL | CHARAKTERISTISCH FÜR DIE MITTELWAHL |
|---|---|
| Opium | → Hartnäckige Verstopfung, fehlender Stuhldrang, der Darm ist träge<br>→ Stuhl sehr hart, schwarz, kleine Kugeln<br>→ Hilfreich auch bei Darmträgheit nach Operationen und Narkosen |
| Alumina | → Harter, trockener Stuhlgang, fehlender Stuhldrang<br>→ Starkes Pressen erforderlich, Stuhlgang sehr schmerzhaft |
| Nux vomica | → Häufiger vergeblicher Stuhldrang<br>→ Unvollständige Entleerung, kleine Mengen bei jedem Versuch |

# VERÄNDERUNG DER STUHLFARBE

Die Farbe unseres Stuhlgangs ist normalerweise hell- bis dunkelbraun. Diese Farbgebung kommt durch den Farbstoff Sterkobilin, der ein Abbauprodukt des roten Blutfarbstoffes Hämoglobin in unseren roten Blutkörperchen ist und über die Galle in unseren Darm gelangt.

Doch unser Stuhlgang ist nicht jeden Tag schokobraun – oftmals verändert sich die Stuhlfarbe durch die Art der Nahrungsmittel, die wir aufgenommen haben. Wird viel grünes Gemüse oder Spinat gegessen, zeigt der Stuhlgang Grüntöne, während dagegen die Rote Beete für rötliche Farbtöne sorgt.

Bei Menschen, die viel Fleisch konsumieren, findet sich eine dunklere Stuhlfarbe als bei Vegetariern oder Veganern. Auch Medikamente können die Stuhlfarbe erheblich verändern: So kann beispielsweise eine schwarze Farbe des Stuhlgangs nach der Einnahme von Eisentabletten oder Kohletabletten auftreten.

Es gibt allerdings Veränderungen in der Stuhlfarbe, die nicht durch Nahrungsmittel oder Medikamente verursacht sind und beim Erwachsenen ein Alarmsignal für das Vorliegen einer ernsthaften Erkrankung sein können. Bei diesen Veränderungen ist daher eine rasche ärztliche Abklärung erforderlich:

### Blut im Stuhl oder auf dem Toilettenpapier
Hellrotes Blut entstammt in der Regel dem untersten Darmabschnitt – tritt also zum Beispiel bei Hämorrhoiden oder Einrissen in der Darmschleimhaut des Afters auf. Ist das Blut dagegen bereits geronnen und hat daher eine dunkelrote Farbe, kann dies Zeichen einer Blutung in oberen Darmabschnitten sein.

### Schwarze Stuhlfarbe
Verfärbt sich der Stuhl schwarz wie Teer und ist als Ursache eine Medikamenteneinnahme (z. B. Eisentabletten oder Kohletabletten) ausgeschlossen, so ist dies ein Warnsignal für eine Blutung im oberen Verdauungstrakt. Als Ursachen kommen hier beispielsweise Blutungen aus Magengeschwüren oder Speiseröhrenveränderungen infrage.

### Weißgelbliche oder graue Stuhlfarbe

Verliert der Stuhlgang seine dunkelbraune Farbe und entfärbt sich, so kann dies Anzeichen für eine Störung des Gallenabflusses sein. Ursache können beispielsweise Gallensteine oder Veränderungen in der Leber und Bauchspeicheldrüse (Pankreas) sein.

### Grüne Stuhlfarbe

Verfärbt sich der Stuhl ohne Einfluss durch die Nahrung grünlich, so kann dies – meist bei gleichzeitigem Auftreten von Durchfall – auch eine bakterielle Infektion sein.

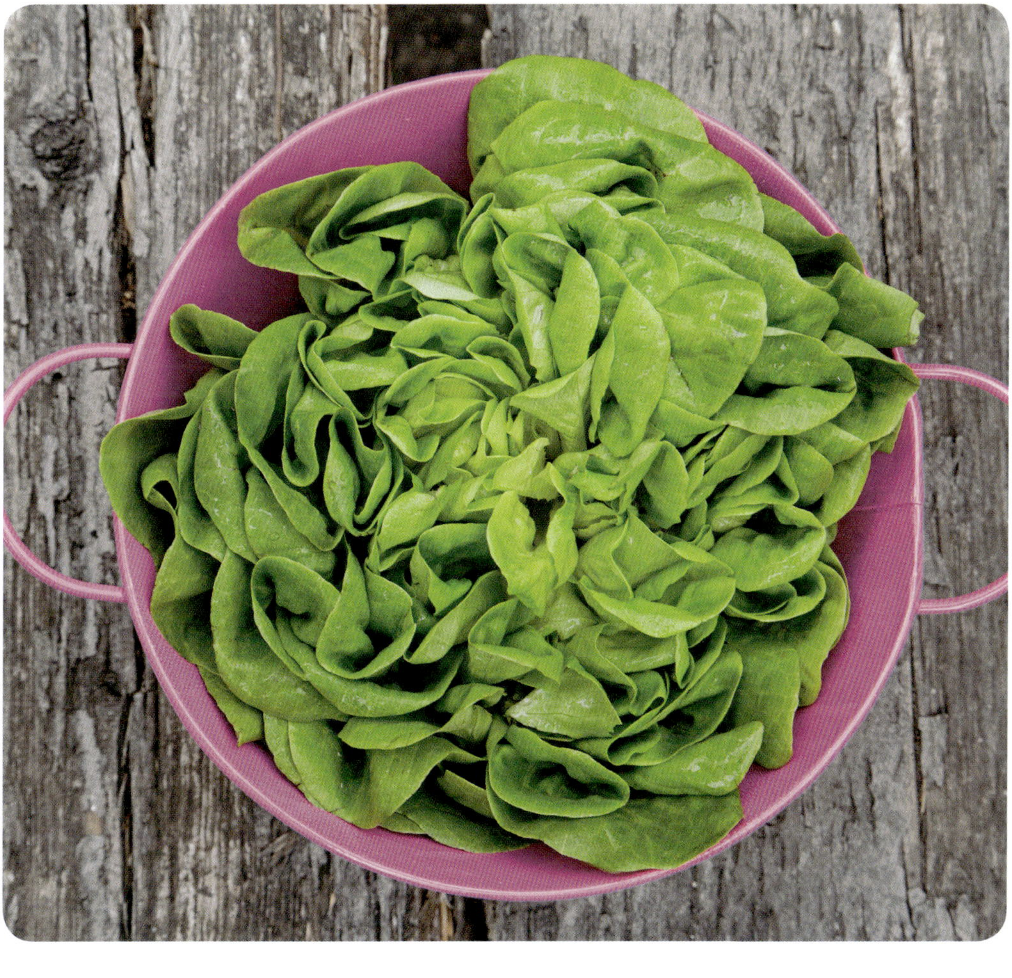

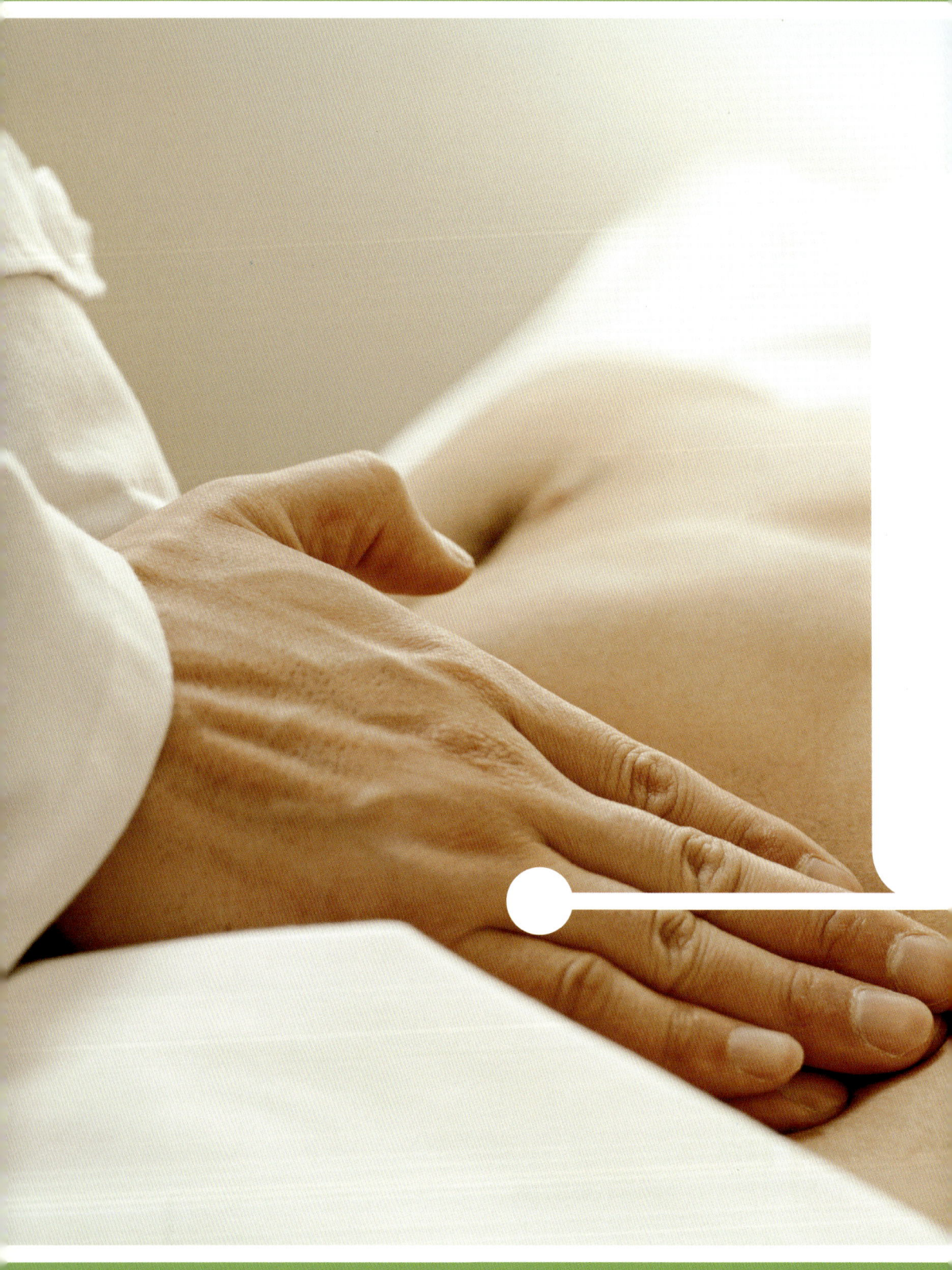

# DIAGNOSTIK – WELCHE UNTERSUCHUNGEN BEI DER ABKLÄRUNG VON DARMBESCHWERDEN HELFEN

Bei Beschwerden des Darms stehen verschiedene Untersuchungsmethoden zur weiteren Abklärung zur Verfügung. Auch wenn Darmbeschwerden nicht zu den beliebtesten Gesprächsthemen gehören, so sollten Sie bei länger andauernden Problemen einen Arzt aufsuchen und ihre Symptome besprechen. Ausgehend von Ihren persönlichen Beschwerden erhalten Sie eine Beratung, mit welchen Untersuchungsmethoden man mögliche Ursachen ausschließen oder feststellen kann. Diese Analyse von Beschwerden mit verschiedenen Untersuchungsmethoden nennt man in der Fachsprache *Diagnostik*.

# DER ARZTBESUCH – ANAMNESE UND KÖRPERLICHE UNTERSUCHUNG

Auch wenn uns im modernen Gesundheitswesen noch so viele neue Apparate und Methoden zur Verfügung stehen – wichtigster Baustein in der Abklärung von Beschwerden ist und bleibt das Gespräch zwischen Arzt und Patient und die körperliche Untersuchung. Zunächst wird Sie Ihr Arzt ausführlich zu Ihren Beschwerden befragen. Diese Fragen zur Krankengeschichte werden in der Fachsprache auch *Anamnese* genannt. Dabei ist es wichtig, wie lange die Beschwerden schon vorhanden sind, welche Faktoren sie verschlimmern oder bessern und welche Behandlungen bereits versucht wurden. Erzählen Sie Ihrem Arzt auch von Beschwerden, die für Sie auf den ersten Blick nicht unbedingt etwas mit dem Darm zu tun haben – zum Beispiel Schweiß in der Nacht, Atemprobleme oder Hautbeschwerden. Auch interessiert sich der Arzt für Ihre Krankengeschichte, also andere Erkrankungen oder Operationen in Ihrem Leben sowie die Einnahme von Medikamenten oder das Vorhandensein von Allergien. Zudem werden Sie auch zu Erkrankungen in der Familie befragt – das ist insbesondere bei Darmkrebs, aber auch bei anderen Darmerkrankungen wie zum Beispiel Morbus Crohn wichtig.

Im Rahmen der körperlichen Untersuchung bei Darmbeschwerden wird sich der Arzt neben dem Herz-Kreislauf-System und den Atemwegen vor allem für Ihren Bauch interessieren. Dazu wird er mit dem Stethoskop (dem Abhörschlauch) auf der Bauchwand nach Darmgeräuschen hören und Ihren Bauch mit den Händen abtasten. Wichtig ist dabei, ob und wo es schmerzhafte Stellen oder tastbare Verdickungen in Ihrem Bauch gibt, wie groß die Organe Leber und Milz sind oder ob sonstige Auffälligkeiten bestehen. Zur vollständigen Untersuchung des Darms gehört auch die sogenannte *rektale Untersuchung* des Enddarms. Dabei führt der Arzt seinen Finger durch den After in den Enddarm ein und tastet diesen ab. Dies ist gerade bei der Früherkennung von Krebs im Enddarm wichtig – also keine falsche Scheu.

# BLUTUNTERSUCHUNGEN

Bei manchen Beschwerden wird auch Blut abgenommen und im Labor untersucht. Dabei können zum Beispiel Entzündungen des Darms festgestellt werden, wenn die weißen Blutkörperchen (Leukozyten) oder das sogenannte *C-reaktive Protein* (CRP) erhöht sind. Bei schweren Durchfällen findet man oftmals einen Mangel an Blutsalzen (Elektrolyten) wie etwa Kalium. Auch lassen sich Störungen von Leber, Bauchspeicheldrüse oder Niere anhand spezieller Parameter in einer Blutuntersuchung erkennen.

# STUHLUNTERSUCHUNGEN

Eine *mikrobiologische* Untersuchung des Stuhls im Labor wird meist bei Verdacht auf eine Infektion des Darms durchgeführt – also beispielsweise bei unklaren Durchfallerkrankungen. Dabei werden die Stuhlproben über einige Tage auf das Wachstum von Bakterien, Pilzen, Viren und Parasiten hin untersucht.

Aus der Untersuchung von Stuhlproben können durch spezielle Verfahren auch Rückschlüsse auf die Funktion der Bauchspeicheldrüse (Pankreas) geschlossen werden. Hierzu wird häufig das Enzym *Pankreas-Elastase-1* im Stuhl untersucht – ist der Wert erniedrigt, besteht der Verdacht auf eine reduzierte Produktion von Verdauungsenzymen durch die Bauchspeicheldrüse (sogenannte *Pankreasinsuffizienz*). Die Folge können beispielsweise Durchfälle und Gewichtsabnahme sein.

In den letzten Jahren wurden zunehmend auch Stuhluntersuchungen entwickelt, die bei der spezifischeren Diagnose von entzündlichen Erkrankungen des Darms helfen sollen. Ein Beispiel hierfür ist das sogenannte *Calprotectin*. Hierbei handelt es sich um einen Stuhlmarker, der bei akuten Entzündungen des Darms erhöht ist – also zum Beispiel bei einem akuten Schub von Morbus Crohn. Dies kann beispielsweise helfen, eine entzündliche Darmerkrankung von einem Reizdarmsyndrom (siehe ab Seite 148) zu unterscheiden.

Eine besondere Stuhluntersuchung ist der sogenannte *Hämoccult-Test*. Er dient durch den Nachweis von verstecktem Blut im Stuhl zur Früherkennung von Darmkrebs und wird im Rahmen von Vorsorgeuntersuchungen angeboten (siehe Seite 176).

# DIE DARMSPIEGELUNG – EINBLICK IN DAS INNERE UNSERES VERDAUUNGSTRAKTES

Die wichtigste Untersuchung zur Diagnostik einer Darmerkrankung ist die Darmspiegelung, die in der Fachsprache *Koloskopie* (von lat. *colon* = Dickdarm) genannt wird. Diese Untersuchung wird meist ambulant bei einem Facharzt für Magen- und Darmerkrankungen (einem sogenannten *Gastroenterologen*) durchgeführt und erfordert nur selten einen Aufenthalt im Krankenhaus. Eine Darmspiegelung wird zur Abklärung von unklaren Beschwerden wie chronischer Durchfall, Blutungen oder Schmerzen sowie im Rahmen der Krebsfrüherkennung durchgeführt.

Bei der Koloskopie liegt der Patient auf einer Untersuchungsliege auf der Seite und der Arzt führt mithilfe von Gleitmittel ein circa 1 Zentimeter dickes schlauchförmiges und biegsames Gerät – das sogenannte *Endoskop* – durch den After in den Darm ein. Dieses Endoskop hat am vorderen Ende eine Minikamera, die Bilder aus dem Inneren des Darms auf einen Monitor nach außen überträgt (siehe Abbildung Seite 91).

Dazu wird das Endoskop vom Arzt vorsichtig vom Darmausgang durch den Dickdarm geschoben, bis der Übergang zum Dünndarm erreicht wird. Um die aneinanderliegenden Darmwände zu entfalten, wird über das Endoskop dazu etwas Luft in den Darm geblasen. Dadurch kann das schlauchförmige Gerät besser durch das Darminnere geschoben werden.

# DIE DARMSPIEGELUNG – EINBLICK IN DAS INNERE UNSERES VERDAUUNGSTRAKTES

Das Vorschieben des Endoskops ist bei manchen Patienten schmerzhaft – daher bekommt der Patient vor einer Darmspiegelung auf Wunsch ein leichtes Narkosemittel über die Vene verabreicht. Durch diesen schlafähnlichen Dämmerzustand bekommt man von der Untersuchung nur sehr wenig mit. Allerdings darf man danach 24 Stunden lang nicht selbst am Straßenverkehr teilnehmen und muss sich nach der Untersuchung abholen lassen. Während der Arzt das Endoskop wieder vorsichtig zurückzieht, kann er mithilfe der Kamera die Schleimhaut des Darmes betrachten und Veränderungen wie zum Beispiel entzündete Stellen, Schleimhautverdickungen (Polypen) oder Ausstülpungen (Divertikel) erkennen. Werden auffällige Gewebeareale entdeckt, kann der Arzt bei dieser Untersuchung sofort Gewebeproben entnehmen, die dann weiteruntersucht werden. Dazu besitzt das Endoskop einen Kanal, durch den eine kleine Zange geführt werden kann, mit deren Hilfe millimetergroße Gewebeproben aus der

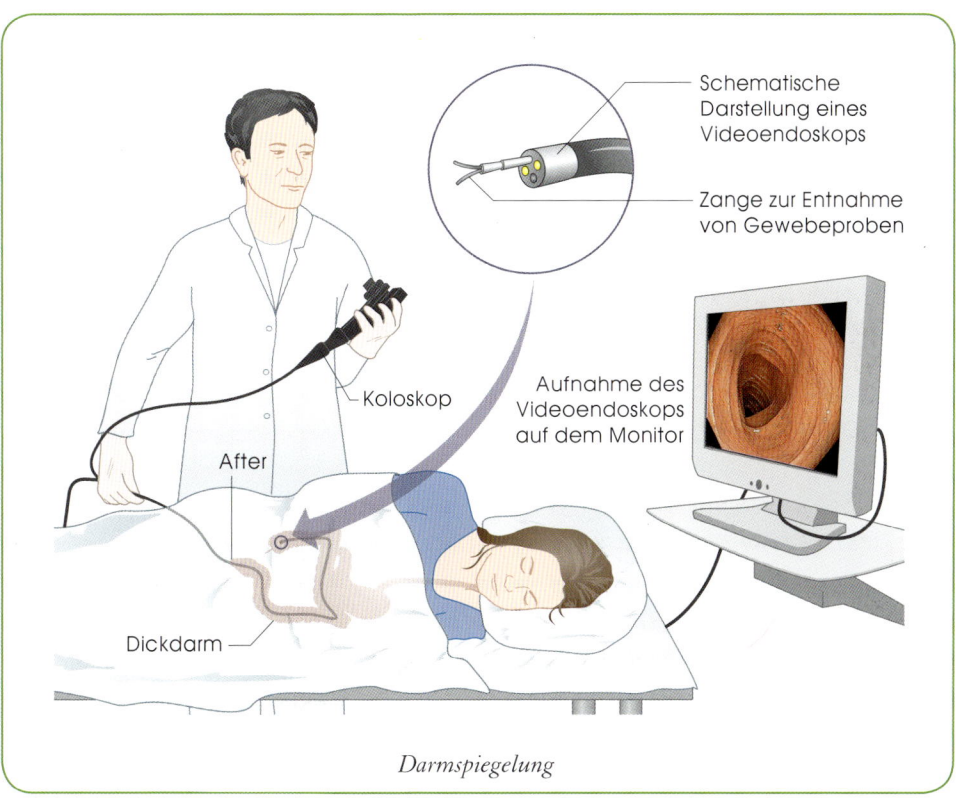

*Darmspiegelung*

Schleimhaut entnommen werden können. Auch kleinere Polypen können direkt im Rahmen der Koloskopie entfernt werden. Diese Eingriffe sind für den Patienten nicht schmerzhaft. Die Untersuchung selbst dauert je nach Befund etwa 20 bis 30 Minuten.

Damit der untersuchende Arzt das Darminnere gut untersuchen kann, ist eine intensive Vorbereitung auf die Darmspiegelung wichtig. Der Darm muss durch abführende

## CHECKLISTE

### Darmspiegelung

**Information:** Lassen Sie sich von Ihrem behandelnden Arzt ausführlich über Grund und Ablauf der Untersuchung aufklären und teilen Sie ihm mit, wenn Sie unter Allergien oder Störungen der Blutgerinnung leiden oder blutverdünnende Medikamente einnehmen.

**Vorbereitung:** Vermeiden Sie in den drei Tagen vor der Untersuchung schwer verdauliche Kost wie Vollkornprodukte, kernreiches Obst oder Nüsse. Falls Sie eine leichte Narkose wünschen, organisieren Sie eine Person, die Sie nach der Untersuchung abholen kann.

**Am Tag vor der Untersuchung:** Abführmittel einnehmen und ab mittags nur noch Flüssigkeit wie Tee, Brühe, Saft trinken; keine festen Speisen mehr zu sich nehmen.

**Am Tag der Untersuchung:** Trinken der Spüllösung – zur Verbesserung des Geschmacks kann diese auch mit Tee gemischt werden.

**Nach der Untersuchung:** Die Luft im Darm kann drücken – keine falschen Hemmungen, oft hilft ein Spaziergang an der frischen Luft. Bei starken Schmerzen oder Blutungen nach der Darmspiegelung suchen Sie bitte umgehend einen Arzt auf.

**Eine Woche nach der Untersuchung:** Lassen Sie sich ausführlich die Befunde der Darmspiegelung und der Gewebeuntersuchung erklären.

Maßnahmen nämlich vollständig leer und von Stuhlresten gereinigt sein. Dies erfolgt durch Einnahme von abführenden Medikamenten am Vortag der Untersuchung sowie das Trinken einer mineralhaltigen Lösung, bis nur noch klare Flüssigkeit aus dem Darm ausgeschieden wird. Hilfreich ist auch, bereits in den letzten drei Tagen vor der Darmspiegelung auf Vollkornprodukte und Obst mit Kernen (zum Beispiel Weintrauben, Kiwi) zu verzichten.

Die Darmspiegelung ist eine sehr wichtige Untersuchung für die Früherkennung von Krebsvorstufen und wird daher im Rahmen der Darmkrebsvorsorge von den Krankenkassen angeboten (siehe Seite 176). Im Normalfall ist diese Untersuchung sehr risikoarm – nur selten kommt es zum Beispiel bei der Entfernung von großen Polypen zu Komplikationen wie Blutungen oder Verletzungen des Darmgewebes.

**Wichtig:** Mit der normalen Darmspiegelung (Koloskopie) kann nur der Dickdarm bis zum Übergang zum Dünndarm (terminales Ileum) beurteilt werden. Technisch ist es aufgrund der anatomischen Lage nicht möglich, bei der Koloskopie in höher gelegene Abschnitte des Dünndarms zu gelangen. Werden daher Erkrankungen im Bereich des Dünndarms vermutet, so müssen andere Verfahren (zum Beispiel Kapselendoskopie, bildgebende Verfahren) oder die sogenannte *Dünndarmspiegelung* angewandt werden, die allerdings zeitlich und technisch recht aufwendig ist und meist in Narkose durchgeführt wird. Hierzu wird entweder von Mund oder After ausgehend ein dünnes und langes flexibles Endoskop eingeführt, das Stück für Stück in den Dünndarm „hineinkriechen" kann. Durch diese Methode sind die endoskopische Betrachtung des gesamten Dünndarms sowie die Entnahme von Gewebeproben (Biopsie) möglich.

Manchmal entstehen Darmbeschwerden durch Störungen im oberen Abschnitt des Dünndarms, den man folglich besser „von oben" – also mit einer *Magenspiegelung (Gastroskopie)* – erreicht. Das Prinzip ist das Gleiche wie bei der Darmspiegelung: Man verwendet ein schlauchförmiges und biegsames Endoskop, das durch Mund und Speiseröhre in den Magen vorgeschoben wird. Durch den Magenausgang geht es dann in den oberen Abschnitt des Dünndarms (Zwölffingerdarm und Jejunum). Hier lassen sich zum Beispiel Geschwüre im Zwölffingerdarm feststellen (in der Fachsprache *Ulcus duodeni*) oder Gewebeproben entnehmen, die bei der Diagnose einer Zöliakie helfen können. Die Magenspiegelung dauert meist 5 bis 10 Minuten und ist nicht schmerzhaft.

Allerdings wird von vielen Patienten der entstehende Würgereiz im Hals als sehr unangenehm empfunden, sodass diese Untersuchung meist unter einer leichten Narkose durchgeführt wird. Für die Magenspiegelung muss der Patient vorher keine Abführmittel nehmen, jedoch nüchtern mit leerem Magen zur Untersuchung erscheinen.

**WISSEN**

### Virtuelle Koloskopie

Als Alternative zur normalen Darmspiegelung wird heutzutage auch die sogenannte *virtuelle Koloskopie* angeboten. Dabei wird der Darm des Patienten mithilfe der Computertomografie (CT) als radiologisches Verfahren dreidimensional dargestellt und anhand der Bilder auf Schleimhautveränderungen untersucht. Dies ist für den Patienten auf den ersten Blick komfortabler und erfordert weniger Zeit und keine Narkosemittel. Nachteil ist jedoch, dass bei diesen virtuellen Verfahren keine Gewebeproben aus der Darmschleimhaut entnommen werden können. Auch muss man wie bei der normalen Darmspiegelung den Darm durch Abführmittel reinigen. Die Kosten einer virtuellen Koloskopie werden von den gesetzlichen Krankenkassen in der Regel nicht übernommen.

# KAPSELENDOSKOPIE – DIE REISE MIT DER MINIKAMERA

Eine sehr spannende Methode, um einen Blick in den Dünndarm zu werfen, ist die Kapselendoskopie. Im Gegensatz zur normalen Endoskopie wird der Patient bei der Kapselendoskopie nicht mithilfe eines schlauchförmigen Endoskops untersucht, sondern er schluckt eine Kapsel mit einer winzigen Videokamera, die während ihrer circa achtstündigen Reise durch den Verdauungstrakt etwa 60.000 einzelne Bilder aus dem Darm aufnimmt und diese drahtlos an ein externes Aufzeichnungsgerät sendet. Zur Datenübertragung werden dem Patienten an Oberkörper und Bauch Elektroden auf der Haut angeklebt, die die Signale der Kamera im Inneren des Körpers empfangen. Mithilfe entsprechender Software werden diese Bilder anschließend zu einem Film zusammengesetzt. So entsteht also ein richtiger Oscar-verdächtiger Film mit dem Titel „Die Reise durch meinen Verdauungstrakt". Der Film kommt allerdings nicht im Kino, sondern wird von einem erfahrenen Untersucher anschließend ausgewertet. Dieser achtet dabei auf mögliche Blutungen, Entzündungsstellen oder andere Auffälligkeiten – gerade bei dem schwer zugänglichen Dünndarm kann diese Methode Bilder von Darmabschnitten liefern, die man mit der normalen Darmspiegelung nicht erreichen könnte.

Die Kapsel selbst hat etwa die Größe eines großen Gummibärchens (circa 26 x 11 Millimeter) und enthält auf engstem Raum eine Lichtquelle, eine Minikamera, einen Sender und eine Batterie. Sie wird vom Patienten wie eine Tablette geschluckt. Die Reise beginnt mit einer Rutschpartie durch die Speiseröhre in den Magen. Von dort aus wird sie durch die Eigenbewegungen des Darmes durch den gesamten Dünndarm

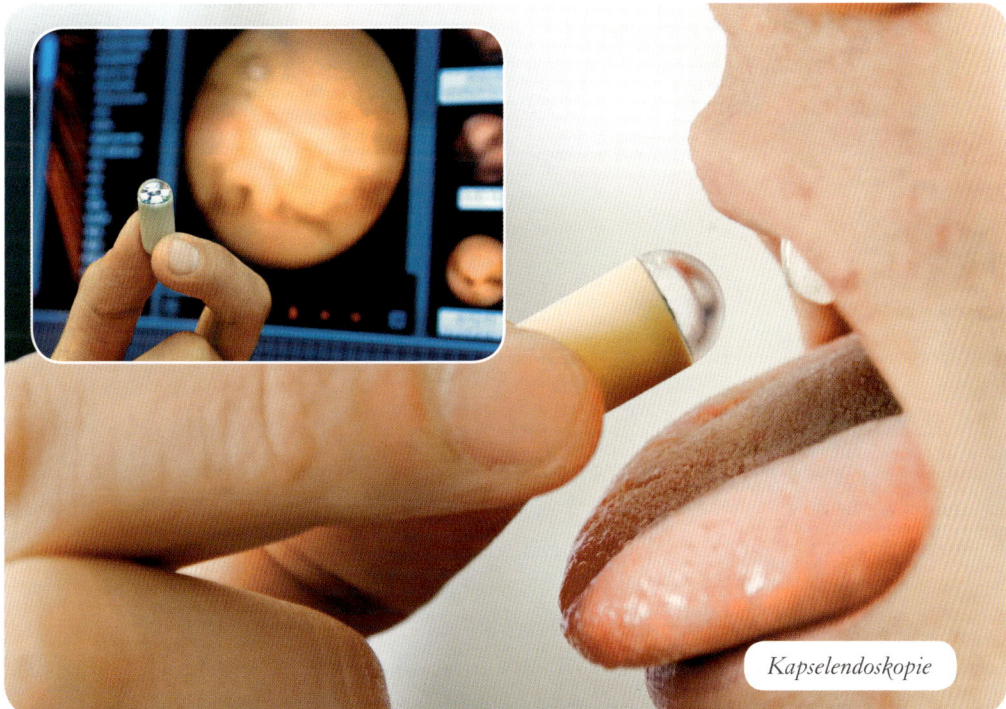

*Kapselendoskopie*

und Dickdarm transportiert, bis sie am Ende über den natürlichen Weg durch den Darmausgang wieder rauskommt. Die Kapselendoskopie selbst ist nicht schmerzhaft. Es wird empfohlen, den Darm am Tag vor der Untersuchung durch Einnahme eines Abführmittels zu reinigen.

**Wichtig:** Die Kapselendoskopie kann bei Beschwerden des Verdauungstraktes die Diagnostik mittels normaler Magen- und Darmspiegelung nicht ersetzen sondern nur ergänzen. Die Kapselendoskopie ist ein rein diagnostisches Verfahren, das heißt: Im Gegensatz zur normalen Magen- und Darmspiegelung können bei diesem Untersuchungsverfahren keine Gewebeproben entnommen und keine therapeutischen Eingriffe durchgeführt werden. Meist wird die Kapselendoskopie dann eingesetzt, wenn trotz vorangegangener Spiegelung und bildgebender Verfahren weiterer Abklärungsbedarf besteht – zum Beispiel bei Blutungen im Bereich des Dünndarms, deren genaue Ursache und Lokalisation nicht festgestellt werden konnte.

Die Kapselendoskopie sollte bei Patienten mit bekannten Verwachsungen im Bauchraum durch vorangegangene Operationen, bei Ausstülpungen der Darmwand *(Divertikeln)* sowie Engstellen im Darm *(Stenosen)* nicht angewandt werden, da in diesen Fällen die Gefahr besteht, dass die Kapsel stecken bleibt. Vorsicht gilt auch bei Patienten mit Herzschrittmachern und Schwangeren. Die Kosten für eine Kapselendoskopie werden von den gesetzlichen Krankenkassen nur auf Antrag bei medizinisch begründeten Fällen übernommen.

# BILDGEBENDE VERFAHREN – ULTRASCHALL, COMPUTERTOMOGRAFIE UND MAGNETRESONANZTOMOGRAFIE

Unter bildgebenden Verfahren versteht man Methoden aus dem Bereich der Radiologie, mit denen sich durch verschiedene Techniken Bilder aus dem Inneren des Bauches erzeugen lassen. Hierzu gehören vor allem die Ultraschalluntersuchung (Sonografie), die Computertomografie (CT) und die Magnetresonanztomografie (MRT).

## ULTRASCHALLUNTERSUCHUNG (SONOGRAFIE)

Die Ultraschalluntersuchung ist eine recht einfache diagnostische Methode, die meist überall zur Verfügung steht und für den Patienten keine Strahlenbelastung bedeutet. Hierzu verwendet der untersuchende Arzt einen Schallkopf, mit dem er über den Bauch des Patienten fährt. Dieser Schallkopf sendet Ultraschallwellen aus, die im Körper des Patienten je nach Gewebeart absorbiert oder reflektiert werden und dadurch auf dem angeschlossenen Gerät ein Bild erzeugen. Mit dieser Methode lassen sich im Bauchraum (Abdomen) Veränderungen der inneren Organe wie Leber, Gallenblase, Bauchspeicheldrüse, Niere und Harnwege feststellen.

Auch können mittels Ultraschall oft mehr Veränderungen der Darmwand (zum Beispiel Divertikel, Engstellen) erkannt werden. Manchmal wird hierzu auch ein Kontrastmittel verwendet, das dem Patienten über die Vene gespritzt wird und der besseren Unterscheidung der einzelnen Gewebeveränderungen dient. Nachteil der Sonografie ist, dass manchmal die Bildqualität durch Überlagerung von Luft im Bauch oder aufgrund eines relativ großen Bauchumfangs gemindert sein kann und somit nicht alle Organe eindeutig beurteilt werden können.

## COMPUTERTOMOGRAFIE (CT)

Die Computertomografie ist ein bildgebendes Verfahren, mit dessen Hilfe der gesamte Bauchraum mit Verdauungstrakt sichtbar gemacht werden kann. Im Gegensatz zur normalen Röntgenuntersuchung ist für diese Methode ein Computer erforderlich, der aus den aus verschiedenen Richtungen erstellten Aufnahmen Schnittbilder erstellt. Der Patient liegt dazu in einer offenen Röntgenröhre, die sich senkrecht zur Körperachse des Patienten dreht und in relativ kurzer Zeit viele einzelne Bilder erstellt, die dann mithilfe des Computers zu dreidimensionalen Bildern zusammengesetzt werden.

Die Computertomografie eignet sich daher sehr gut, um beispielsweise eine akute Eiteransammlung (Abszess) oder einen Tumor im Bauchraum zu erkennen.

Allerdings kommt es bei dieser Untersuchung für den Patienten zu einer Strahlenbelastung, die um ein Vielfaches höher ist als bei der normalen Röntgenuntersuchung. Eine Computertomografie sollte daher nur in Notfällen bzw. bei begründetem Verdacht durchgeführt werden.

## MAGNETRESONANZTOMOGRAFIE (MRT)

Die Magnetresonanztomografie – auch Kernspinuntersuchung genannt – kommt im Gegensatz zur Computertomografie ohne Röntgenstrahlen aus und ist daher für den Patienten nebenwirkungsärmer. Diese Technik erzeugt mithilfe von starken Magnetfeldern in einer Röhre ebenfalls Schnittbilder. Hierzu werden die kleinsten Bausteine des Körpers – die Wasserstoffatome – durch Magnetfelder und Radiowellen angeregt und geben Energie in Form von elektromagnetischen Wellen ab. Je nach Gewebe ergeben sich Unterschiede, wie lange sich die Wasserstoffatome durch das Magnetfeld ablenken lassen und wie viel Energie sie dabei abgeben. Anhand dieser Unterschiede kann der Computer die verschiedenen Gewebeschichten im Inneren des Körpers in dreidimensionalen Schnittbildern abbilden.

Die MRT-Untersuchung eignet sich besonders gut zur Darstellung von Weichteilen und Organen, dauert allerdings deutlich länger als die Computertomografie. Bei Patienten mit Herzschrittmachern kann es im Magnetfeld zu Störungen kommen, sodass diese Patienten keine Magnetresonanztomografie erhalten sollten.

Eine spezielle MRT-Untersuchungstechnik für die Darstellung des Dünndarms ist das sogenannte *MRT-Enteroklysma* (oder Hydro-MRT). Diese Technik eignet sich sehr gut, um die gesamte Schleimhaut des Dünndarms darzustellen und hinsichtlich Entzündungen, Engstellen *(Stenosen),* Abszessen und Schleimhautwucherungen zu beurteilen. Vor der Durchführung eines MRT-Enteroklysmas muss der Darm gereinigt werden, das heißt, der Patient sollte ähnlich wie vor einer Darmspiegelung vorgehen und den Darm vor der Untersuchung vollständig mit den beschriebenen Abführhilfen entleeren. Zudem erhält der Patient Kontrastmittel zum Trinken und über die Vene. Nachteilig kann für den Patienten der hohe Zeitaufwand für die Untersuchung sein (circa 40 Minuten) sowie bei Platzangst die Untersuchung in einer engen Röhre.

## WASSERSTOFF-ATEMTEST ($H_2$-ATEMTEST)

Bei Patienten mit unklaren Bauchschmerzen oder Durchfällen werden oftmals Atemtests durchgeführt, bei denen die Konzentration von Wasserstoff ($H_2$) in der Ausatemluft gemessen wird – daher der Name $H_2$-Atemtest. Dieser Test dient vor allem dazu, mögliche Unverträglichkeiten von Nahrungsmittel wie die *Laktoseintoleranz* und die *Fruktoseintoleranz* festzustellen oder auch den Verdacht auf eine bakterielle

Überwucherung des Dünndarms zu untersuchen. Kann ein Patient Milchzucker oder Fruchtzucker im Darm nicht gut in die einzelnen Zuckermolcküle zerlegen oder nur eingeschränkt über die Darmschleimhaut aufnehmen, so gelangen diese Zuckerstoffe unverdaut in den Dickdarm. Dort dienen sie den Darmbakterien als Nahrung, und bei dieser bakteriellen Zersetzung entsteht Wasserstoff, der dann über die Darmschleimhaut in das Blut aufgenommen und über die Lunge ausgeatmet wird. Dieser ausgeatmete Wasserstoff kann durch spezielle Messgeräte gemessen werden. Hierzu bläst der Patient in ein kleines Gerät, das den Alkohol-Testgeräten der Polizei ähnelt. Der Test wird ambulant durchgeführt und dauert etwa 90 Minuten. Die Einnahme von einem Abführmittel ist nicht notwendig, allerdings sollte der Patient nüchtern sein.

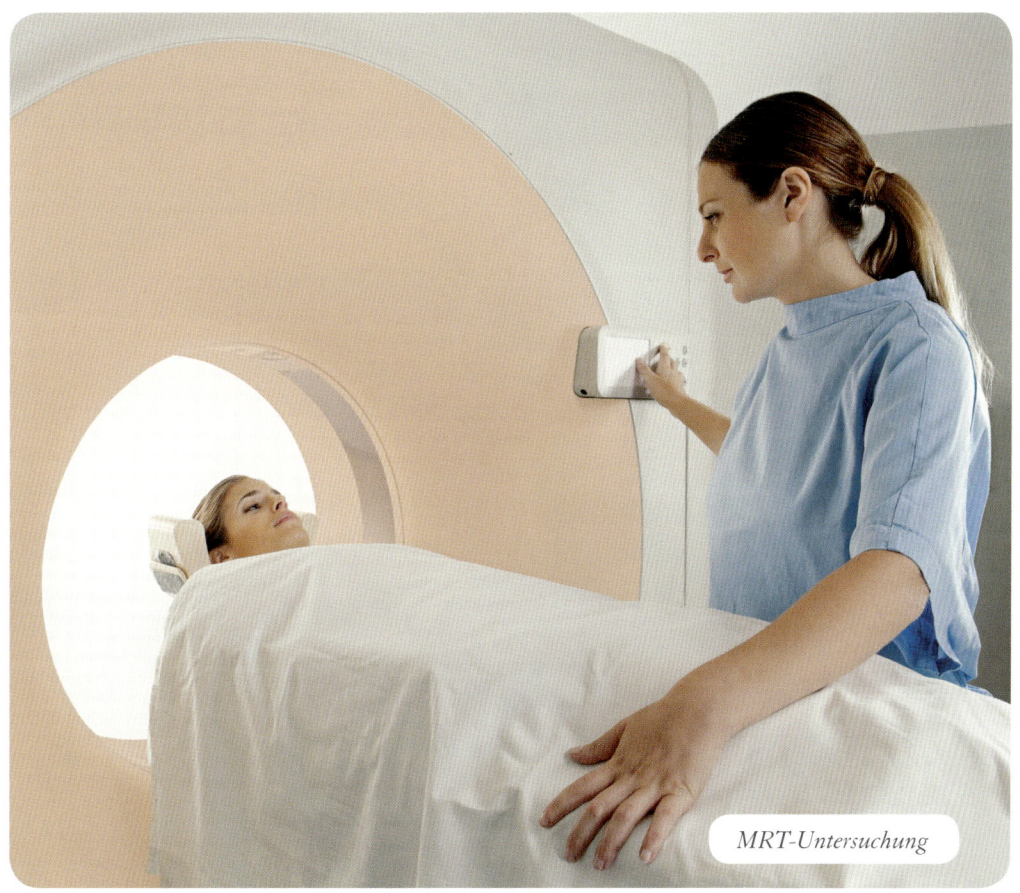

*MRT-Untersuchung*

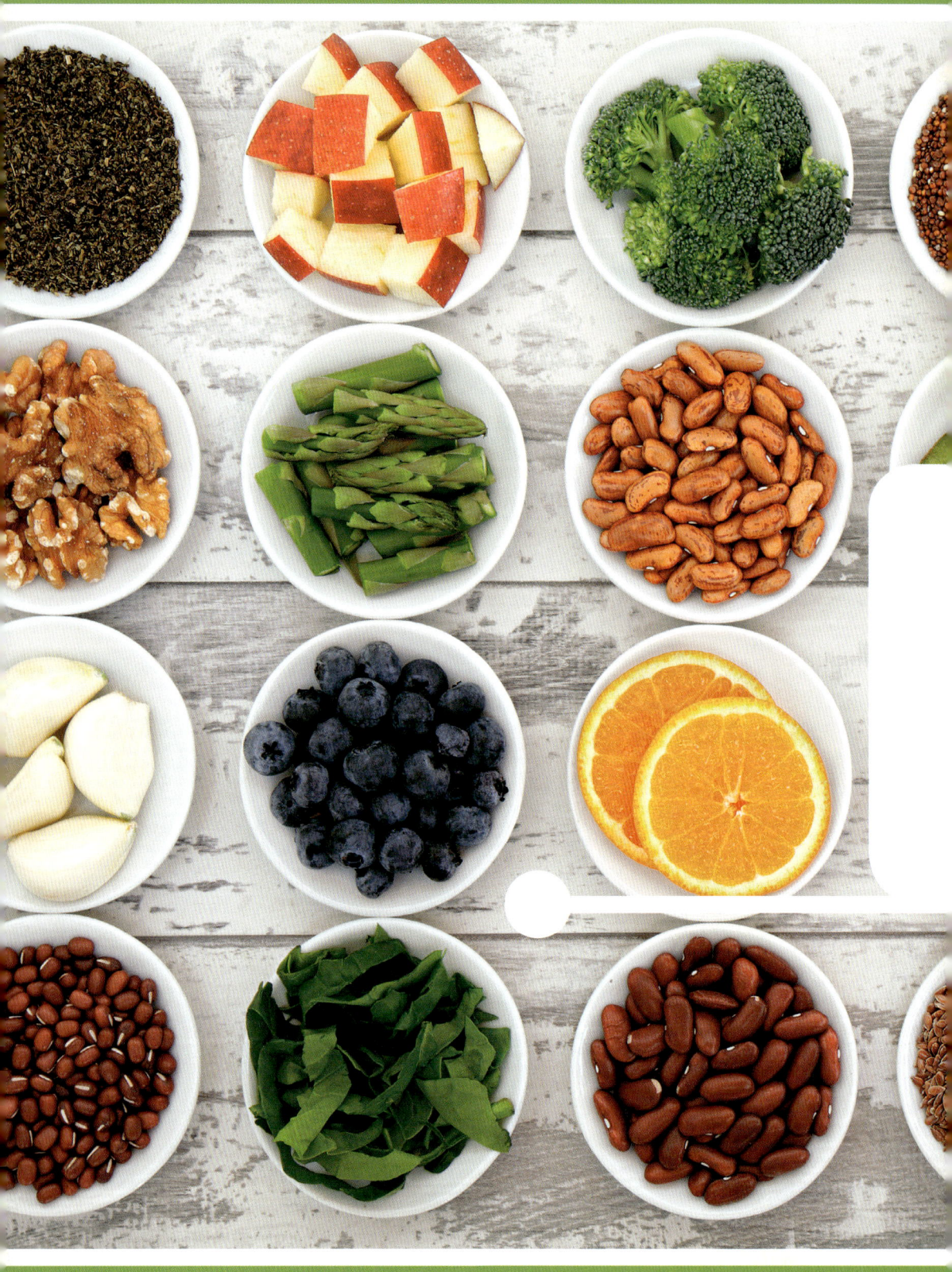

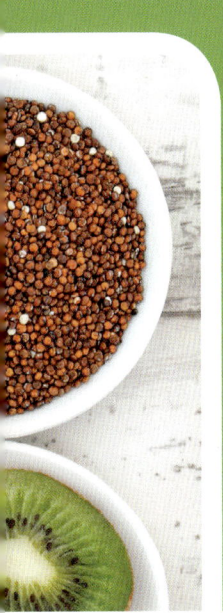

# DU BIST, WAS DU ISST – WENN NAHRUNG KRANK MACHT

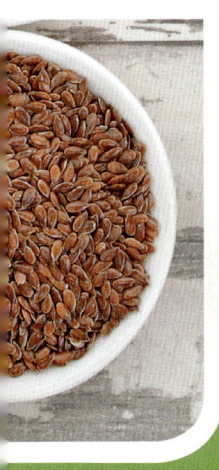

Was für ein Kaffeeklatsch! – Anne trinkt den Latte macchiato nur noch mit Reismilch, Berta bekommt bei Nusskuchen einen Asthmaanfall, Christa verzichtet auf die Sahnetorte und Doris kaut auf den Croissants aus Buchweizen. Alles nur Hysterie? Oder kann Nahrung wirklich krank machen und Essen zum Verdruss statt Genuss führen?

„Du bist, was du isst" – dieses alte Sprichwort hat in Bezug auf die Nahrung und deren Auswirkung auf unser Wohlbefinden durchaus seinen Sinn. Unser Darm ist eine ausgesprochen wichtige Schnittstelle zwischen Ernährung und Gesundheit, an der wichtige Entscheidungen über Verträglichkeit und Aufnahme von Nahrungsbestandteilen unter den strengen Augen unseres Immunsystems gefällt werden. Keine leichte Aufgabe in der heutigen Zeit, in der sich unsere Nahrung nicht nur aus Kohlenhydraten, Fetten, Eiweiß und Vitaminen zusammensetzt, sondern von der Lebensmittelindustrie mit mehr als 300 zugelassenen Lebensmittelzusatzstoffen angereichert wird. Jeder fünfte Erwachsene in Deutschland reagiert mittlerweile empfindlich auf bestimmte Nahrungsmittel und entwickelt durch deren Verzehr Symptome wie beispielsweise Bauchschmerzen, Durchfall, Hautrötungen oder Kopfschmerzen.

Nahrungsmittel können auf sehr unterschiedliche Art und Weise zu Störungen unserer Gesundheit führen. Bei der *Nahrungsmittelallergie* kommt es durch den Genuss eines speziellen Nahrungsmittels zu einer klassischen allergischen Reaktion durch die Aktivierung unseres Immunsystems mit zum Teil lebensbedrohlichen Symptomen wie Atemnot, Hautirritationen und Kreislaufversagen (allergischer Schock). Allerdings sind echte Nahrungsmittelallergien selten – nur etwa 1 bis 2 Prozent der erwachsenen Bevölkerung ist davon betroffen. Auch von einigen Zusatzstoffen in unserer Nahrung wie zum Beispiel Histamin wissen wir, dass sie zu körperlichen Beschwerden wie Hautausschlägen führen können. Hierbei kommt es allerdings nicht zu einer vorherigen Aktivierung des Immunsystems, sodass man dies als *pseudoallergische Reaktionen* bezeichnet.

Die häufigsten Ursachen einer Unverträglichkeit von Nahrungsmitteln sind jedoch die sogenannten *Nahrungsmittelintoleranzen*. Hierbei handelt es sich nicht um allergische Reaktionen, sondern meist um einen Mangel an Enzymen, die für die Aufspaltung und den Transport von Nahrungsbestandteilen durch die Darmwand notwendig sind. Zu den häufigsten Intoleranzen gehört die Unverträglichkeit von Kohlenhydraten. Unter Kohlenhydraten versteht man Zuckerverbindungen wie Laktose (Milchzucker), Fruktose (Fruchtzucker), Glukose (Traubenzucker), Maltose (Malzzucker) oder Stärke. Diese Zuckerverbindungen sind die wichtigsten Energielieferanten unserer Nahrung und für den menschlichen Stoffwechsel lebensnotwendig. Kohlenhydrate kommen zum Beispiel in Brot und Teigwaren, Kartoffeln, Reis, Milchprodukten sowie Obst und Gemüse vor. Um in unseren Stoffwechsel zu gelangen, müssen sie im Dünndarm aus dem Nahrungsbrei aufgenommen und ins Blut weitertransportiert werden. Man unterscheidet dabei in Bezug auf den chemischen Aufbau Einfachzucker (zum Beispiel Fruktose und Glukose) und Mehrfachzucker (zum Beispiel Laktose). Die Einfachzucker gelangen direkt in die Blutbahn; die Mehrfachzucker müssen vorab erst in Einfachzucker zerlegt werden, um die Darmwand passieren zu können.

Fehlen in der Darmwand nun diese speziellen Enzyme, können bestimmte Kohlenhydrate nicht vollständig zerlegt bzw. über die Darmwand aufgenommen werden. Dies ist zum Beispiel bei der Laktoseintoleranz, also der Unverträglichkeit von Milchzucker, oder der Fruktoseintoleranz, der Unverträglichkeit von Fruchtzucker, der Fall. Die Zuckermoleküle gelangen unverdaut in den Dickdarm und werden dort von Bakterien zersetzt. Dabei entstehen vermehrt Gase und Fettsäuren im Darm, die zu Blähungen und Durchfall führen.

# FEHLALARM IM DARM – NAHRUNGSMITTEL-ALLERGIEN AUF DEM VORMARSCH

Bei manchen Menschen entstehen körperliche Beschwerden durch Nahrungsmittel in Form von Allergien. Dabei reagiert das Immunsystem allergisch auf einen eigentlich harmlosen Bestandteil unserer Nahrung und führt durch die Freisetzung von Signalstoffen zu Symptomen, die teilweise lebensbedrohlich sein können. Die häufigsten Auslöser – in der Fachsprache *Allergene* – in unserer Nahrung sind Nüsse, Eier, Milch, Fische und Schalentiere, spezielle Gewürze, Obst- oder Gemüsesorten sowie Getreide. Bereits eine kleine Erdnuss kann ausreichen, um das Immunsystem mancher Menschen sichtbar aus der Fassung zu bringen – die Haut rötet sich, schwillt an und bildet Quaddeln, der Betroffene hört nicht mehr auf zu niesen, Lippen und Zunge schwellen an, die Atemwege verengen sich und es juckt überall. Eine klassische allergische Reaktion, bei der sich ein Erdnussteil im Körper auf passende Antikörper der Klasse E (sogenannte IgE-Antikörper) anheftet und vom körpereigenen Immunsystem als gefährlich erkannt wird. Dadurch beginnen die Zellen des Immunsystems unmittelbar nach dem Erdnussgenuss massenhaft Signalstoffe wie Histamin, Leukotriene und Prostaglandine freizusetzen. Diese führen zu Symptomen an Haut und Schleimhäuten; selten sind lebensbedrohliche Verengungen der Atemwege und ein allergischer Schock möglich.

Schätzungsweise 1 bis 2 Prozent der Erwachsenen in Deutschland leiden an einer Nahrungsmittelallergie, Tendenz steigend. Studien konnten zeigen, dass sich beispielsweise die Häufigkeit von Erdnussallergien in den USA zwischen 1997 und 2002 verdoppelte. Auch sind bereits 8 Prozent der Kinder von Nahrungsmittelallergien betroffen. Allerdings verschwinden viele dieser kindlichen Nahrungsmittelallergien bis zum sechsten Lebensjahr wieder von selbst. So bestehen bei etwa 80 Prozent der Kinder, die als Baby und Kleinkind allergisch gegen Kuhmilch waren, bei Schulbeginn keine Probleme mehr mit der Milch. Das kindliche Immunsystem besitzt also durchaus die Fähigkeit, im Verlauf der Zeit eine Toleranz gegenüber fremden Nahrungsbestandteilen zu entwickeln.

Die Symptome bei einer Nahrungsmittelallergie können sehr unterschiedlich sein. Allergische Reaktionen machen sich oftmals an Haut und Schleimhaut bemerkbar. Die Haut juckt und ist gerötet und geschwollen, es kribbelt im Mund, es kommt zu Heuschnupfen und Asthma. Manche Patienten klagen dabei über Übelkeit, Blähungen, Durchfälle oder Bauchschmerzen. Sehr selten kann es auch zu einem lebensbedrohlichen Kreislaufzusammenbruch, dem sogenannten *allergischen Schock,* kommen.

## DIAGNOSE

Besteht der Verdacht auf eine Nahrungsmittelallergie, so muss die auslösende Substanz möglichst bald gefunden werden. Dabei spielt die persönliche Beobachtung des Patienten hinsichtlich eines Zusammenhangs zwischen seinen Ernährungs- und Lebensgewohnheiten und dem Auftreten der Beschwerden eine wichtige Rolle. Oftmals kann auch ein Ernährungstagebuch helfen, den Übeltäter unter den Allergenen näher zu bestimmen.

In der ärztlichen Praxis spielen verschiedene *Hauttestungen* eine wichtige Rolle für die Diagnose einer Nahrungsmittelallergie. Dabei werden Proben unterschiedlicher allergener Substanzen auf die Haut aufgebracht und beobachtet, ob an dieser Stelle eine Rötung oder Schwellung als Zeichen einer allergischen Reaktion auftritt (zum Beispiel der sogenannte Prick-Test oder Intrakutantest). Zudem kann ein sogenannter *RAST (Radio-Allergo-Sorbent-Test)* im Rahmen einer Laboruntersuchung weiterhelfen. Bei diesem Test werden die Reaktionsbereitschaft des Immunsystems und das Vorhandensein von spezifischen IgE-Antikörpern gegen ein bestimmtes Allergen im Blut untersucht (also zum Beispiel spezifisches IgE gegen Milcheiweiß). Diese Testverfahren beweisen jedoch nur eine Sensibilisierung gegenüber einem bestimmten Allergen, müssen also noch nicht unbedingt das Vorliegen einer Nahrungsmittelallergie bedeuten. In einer sogenannten *Eliminationsdiät* werden daher schrittweise die verdächtigten Nahrungsmittel aus dem Speiseplan weggelassen – kommt es dabei zu einer deutlichen Besserung der Symptome, liegt der Verdacht auf eine Nahrungsmittelallergie sehr nahe. Eindeutig nachweisen lässt sich eine Nahrungsmittelallergie jedoch erst durch einen ärztlich überwachten *Provokationstest*. Dabei nimmt der Patient stufenweise immer größere Mengen des verdächtigen Nahrungsmittels zu sich, während die auftretenden Symptome beobachtet werden.

## THERAPIE

Die wirksamste Therapie bei Nahrungsmittelallergien ist die Meidung der allergieauslösenden Nahrungsbestandteile. Wie strikt diese Diät eingehalten werden muss, hängt dabei sehr von der Schwere der Nahrungsmittelallergie ab. Dabei ist es gerade bei einer Allergie gegen Lebensmittel wie Ei, Milch oder Soja nicht gerade einfach, diese konsequent zu meiden, da sie einer Vielzahl von Nahrungsmitteln im Produktionsprozess zugesetzt und nicht immer eindeutig deklariert werden. Seit dem Jahr 2005 müssen die zwölf wichtigsten Lebensmittelallergene entsprechend einer neuen EU-Richtlinie unabhängig von der enthaltenen Menge auf der Zutatenliste der Lebensmittelverpackungen gekennzeichnet werden: Fisch, Schalentiere, Eier, Erdnüsse, Soja, Milch und Milchprodukte, Nüsse, Sellerie, Senf, Sesam, Sulfite sowie glutenhaltige Getreideprodukte wie Weizen und Hafer. Für den betroffenen Patienten bedeutet dies, sich im Detail über die Bestandteile seiner Nahrungsmittel zu informieren – und oftmals lauert die Gefahr im Kleingedruckten. So lassen sich Allergenspuren in versteckter Form (zum Beispiel Spuren von Eiweiß oder Nüssen in Fertignahrungsmitteln, Milchpulver

## WISSEN

> **Wichtig:**
> Nahrungsmittelunverträglichkeiten sind nicht gleichbedeutend mit Nahrungsmittelallergien. Bei einer Nahrungsmittelunverträglichkeit muss nicht vollständig auf ein Nahrungsmittel verzichtet werden. Vielmehr ist der Schweregrad der Symptome abhängig von der Menge des aufgenommenen Nahrungsmittels und meist individuell verschieden.

in Wursterzeugnissen, Selleriegewürzsalz) nur bei genauem Lesen erkennen – und Kontaminationen, die während der Lebensmittelherstellung auftreten, müssen nicht deklariert werden. Betroffene sollten sich daher eingehend von einem allergologischen Facharzt und einer Ernährungsfachkraft beraten lassen. Manche Patienten mit einer Nahrungsmittelallergie profitieren auch von einer medikamentösen Behandlung zur Vermeidung oder Linderung ihrer Krankheitssymptome. Das Prinzip der Hyposensibilisierung, das sich bei Pollenallergikern gut etabliert hat, steckt in der Behandlung von Nahrungsmittelallergien dagegen derzeit noch in den Kinderschuhen und spielt im klinischen Alltag bislang kaum eine Rolle.

## ACHTUNG, KREUZALLERGIEN!

Viele Pollenallergiker – also beispielsweise Menschen mit Heuschnupfen oder Asthma durch Gräser oder Pollen – sind gleichzeitig von einer durch Nahrungsmittel ausgelösten Allergie betroffen, ohne dies zu wissen. Der Grund dafür sind sogenannte *Kreuzallergien*, die durch eine Verwechslung im Immunsystem ausgelöst werden. Solche immunologische Kreuzreaktionen sind bei Jugendlichen und Erwachsenen die häufigste Ursache für Nahrungsmittelallergien. In der Fachsprache wird dies auch als *pollenassoziierte Nahrungsmittelallergie* bezeichnet.

Was hat nun der Heuschnupfen mit einer Nahrungsmittelallergie zu tun? Bei der Pollenallergie produziert das Immunsystem eines Heuschnupfenpatienten zunächst spezifische IgE-Antikörper gegen ein Allergen (zum Beispiel gegen Birkenpollen). Kommt der Patient mit Pollen in Kontakt, bindet sich der IgE-Antikörper an die Polle und löst dadurch eine immunologische Reaktion mit der Ausschüttung von Botenstoffen wie Histamin aus. Der Patient fängt an zu niesen, die Augen jucken, die Nase läuft. Dann findet im Immunsystem jedoch eine Verwechslung statt: Die IgE-Antikörper binden sich nicht nur an Pollen, sondern auch an eine strukturell sehr ähnliche Substanz wie zum Beispiel Apfel. Die Allergene werden also vertauscht und es kommt zu einer Kreuzreaktion. Das hat beispielsweise zur Folge, dass ein Patient mit einer Birkenpollenallergie auf einmal nach dem Essen eines Apfels Juckreiz an den Lippen oder ein pelziges Gefühl im Mund spürt oder ein Heuschnupfenpatient durch das Essen eines Nusskuchens Durchfälle bekommt. Schätzungen nach sind bis zu 60 Prozent der Pollenallergiker von solchen Kreuzallergien betroffen. Betroffene, die auf Birke, Hasel oder Erle reagieren, vertragen beispielsweise meist auch Nüsse oder Obstsorten wie Apfel, Kirsche, Pflaume oder Birne nicht. Typische Beispiele für Nahrungsmittelallergien durch Kreuzreaktionen finden sich in der folgenden Checkliste:

## CHECKLISTE

### Nahrungsmittelallergie durch Kreuzreaktionen

| ALLERGEN | MÖGLICHE KREUZALLERGIE GEGEN |
|---|---|
| Baumpollen (Birke, Erle, Hasel) | z. B. Apfel, Birne, Haselnuss, Walnuss, Aprikose, Sellerie, Karotte, Kartoffel, Kiwi, Kirsche, Pfirsich, Zwetschge, Nektarine, Soja, Zimt |
| Gräser | z. B. Tomate, Erdnuss, Roggen, Weizen, Erbse, Linse, Sojabohne, Banane |
| Beifuß | z. B. Sellerie, Mango, Karotte, Weintrauben, Paprika, Fenchel, Anis, Kümmel, Petersilie, Pfeffer, Koriander, Pfefferminz, Kamille |
| Latex | z. B. Banane, Avocado, Kartoffel, Tomate, Ananas |

# ZÖLIAKIE – WENN GETREIDE KRANK MACHT

Die Deutschen sind Brotweltmeister! Nirgendwo sonst auf der Welt werden so viele Brote und Backwaren konsumiert wie bei uns – allein im Jahr 2011 wurde in Deutschland eine durchschnittliche Brot- und Backwarenmenge von 82,9 Kilogramm pro Person verzehrt. Doch die Liebe zu Brötchen, Stulle oder Semmel kann für manche Menschen ernsthafte Folgen für Ihre Darmgesundheit haben, wenn das Immunsystem gegen die Bestandteile von Getreide zu rebellieren beginnt und es zur sogenannten *Zöliakie* kommt.

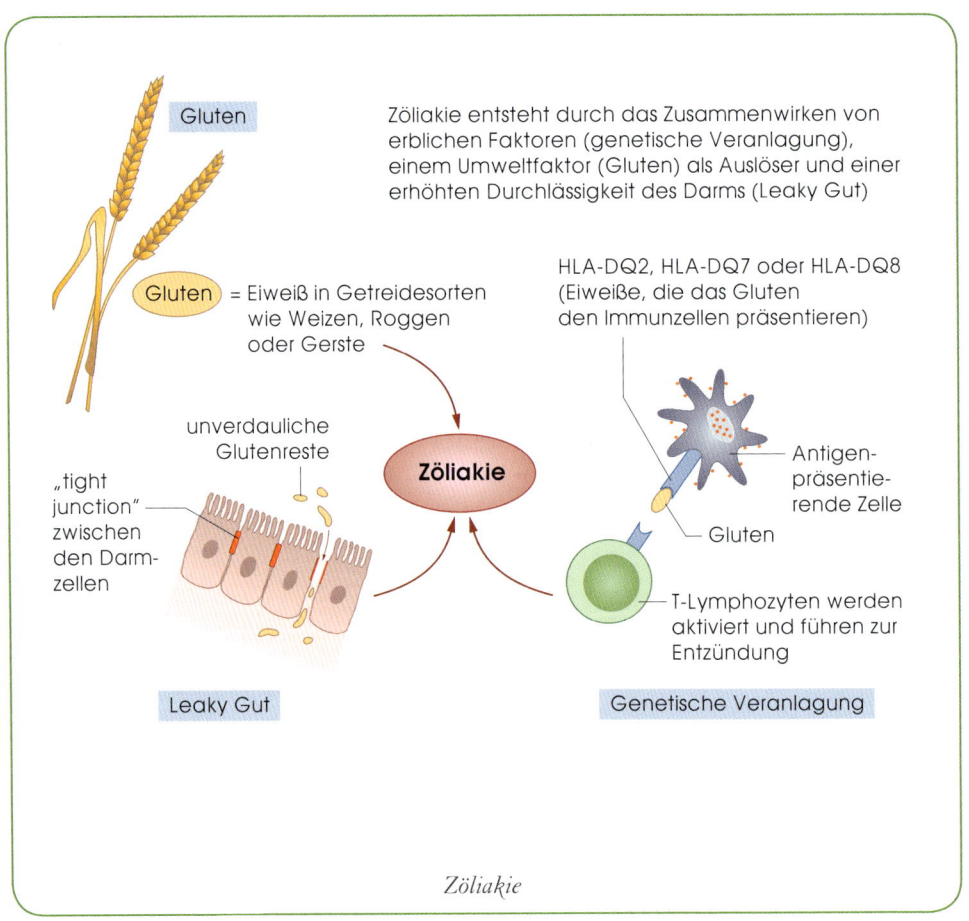

*Zöliakie*

Als unsere Vorfahren in der Jungsteinzeit vor etwa 10.000 Jahren beschlossen, ihr Dasein als Jäger und Sammler aufzugeben und als Bauern sesshaft zu werden, änderte sich auch die Ernährungsweise des Menschen dramatisch. Die Geburtsstunde des Ackerbaus kann nicht nur aus archäologischer Sicht als Revolution bezeichnet werden – dieser Fortschritt hat auch für den modernen Menschen von heute immer noch seinen Preis. Unsere Kohlenhydrate kommen nun nicht mehr aus gesammelten Wurzeln und Knollen, sondern aus gezüchteten Getreidesorten mit einem hohen Anteil an Stärke und Gluten.

Gluten ist eine Sammelbezeichnung für die sogenannten *Klebereiweiße*, die vor allem in den Getreidesorten Weizen, Roggen, Gerste, Dinkel und Hafer vorkommen. Diese Klebereiweiße sorgen bei der Herstellung von Brot- und Teigwaren dafür, dass aus Mehl und Wasser eine gummiartige elastische Masse – also ein richtiger Teig – wird.

Gluten kann jedoch bei dafür anfälligen Menschen den Darm schwer schädigen – und es kommt zu dem Krankheitsbild *Zöliakie* (auch oftmals *einheimische Sprue* genannt), das meistens bei Kindern oder im frühen Erwachsenenalter auftritt. Noch vor wenigen Jahren galt Zöliakie als seltene Krankheit – neuere Studien legen aber nahe, dass einer von 200 Menschen betroffen ist (Häufigkeit 1 : 200) und die Krankheit damit viel häufiger ist als bisher angenommen. Jedoch haben etwa 80 Prozent der Patienten nur wenige oder unspezifische Symptome, sodass die Diagnose nicht oder erst spät gestellt wird und die Betroffenen lange nichts von ihrer Erkrankung wissen.

## CHECKLISTE

### Glutenhaltige Nahrungsmittel (Beispiele)

Weizen, Dinkel, Roggen, Dinkel, Grünkern, Hafer, Gerste, Stärke, Grieß, Müsli, Mehl, Brot und Backwaren, Kuchen, Kekse, Chips, Paniermehl, paniertes Fleisch oder Fisch, Nudeln, Pizza, Pommes, Kartoffelpuffer, Wurst, Chips, Ketchup, Senf, Schokolade sowie Bier

Zöliakie ist eine *chronische Autoimmunkrankheit* des Darms – das bedeutet, dass das eigene Immunsystem des Körpers die Schleimhaut des Dünndarms angreift und die Zotten auf der Oberfläche zerstört. Ausgelöst wird diese abnorme Immunreaktion durch die Verdauungsreste des Kleberproteins Gluten. Gluten ist jedoch nicht alleine für die Entstehung einer Zöliakie verantwortlich – als weitere Faktoren müssen eine genetische Veranlagung und eine vermehrte Durchlässigkeit der Darmschleimhaut (Leaky Gut, siehe Seite 35) vorliegen. So konnten Studien zeigen, dass 95 Prozent der Zöliakiepatienten spezielle Genvarianten (HLA-DQ2, HLA-DQ7 oder HLA-DQ8) tragen, die jedoch nur bei 30 bis 40 Prozent der Normalbevölkerung auftreten. Diese Genvarianten kodieren Bauanleitungen für Eiweiße (Proteine), die das Gluten den Abwehrzellen des Immunsystems präsentieren, wodurch dann ein Angriff auf das eigene Schleimhautgewebe ausgelöst wird.

Durch den Angriff des körpereigenen Immunsystems und die Zerstörung der Darmschleimhaut können nicht mehr genügend Nährstoffe aufgenommen werden. Bei einigen Patienten kommt es zu starkem Gewichtsverlust und Durchfall. Andere Betroffene zeigen jedoch nur wenige und unspezifische Symptome wie Müdigkeit, Leistungsminderung, eine Blutarmut (Anämie) oder Hauterscheinungen. Zunehmend wird jedoch diskutiert, ob nicht auch Krankheiten wie Demenz, Diabetes oder Rheuma durch

## WISSEN

### Glutensensitivität – ein neues Krankheitsbild?

Britische Ärzte berichteten im *British Medical Journal* 2012 über Patienten, bei denen typische körperliche Symptome wie Bauchschmerzen, Durchfall oder Kopfschmerzen nach dem Konsum von Gluten auftreten, die aber völlig normale Laborwerte und Gewebeproben aus dem Darm aufweisen. Dies legt den Verdacht nahe, dass Menschen sehr sensibel auf Gluten reagieren können, ohne dabei die Kriterien für das Krankheitsbild der Zöliakie zu erfüllen. Man spricht dabei von einer *Glutensensitivität*, die nicht nur Ursache vieler Darmbeschwerden sein kann, sondern auch in anderen Organsystemen zu Störungen führen kann. Gerade für Patienten mit chronischer Müdigkeit, Migräne oder auch einem Reizdarmsyndrom kann daher der probeweise Versuch einer glutenfreien Ernährung durchaus interessant sein.

diesen Mechanismus ausgelöst werden können.

Zöliakie kann durch die endoskopische Entnahme von Gewebeproben (Biopsie) aus dem oberen Dünndarm (bei einer Magenspiegelung) und einen Bluttest im Labor diagnostiziert werden. Dieser Bluttest weist spezielle Antikörper gegen die sogenannte *Gewebstransglutaminase* im Blut nach.

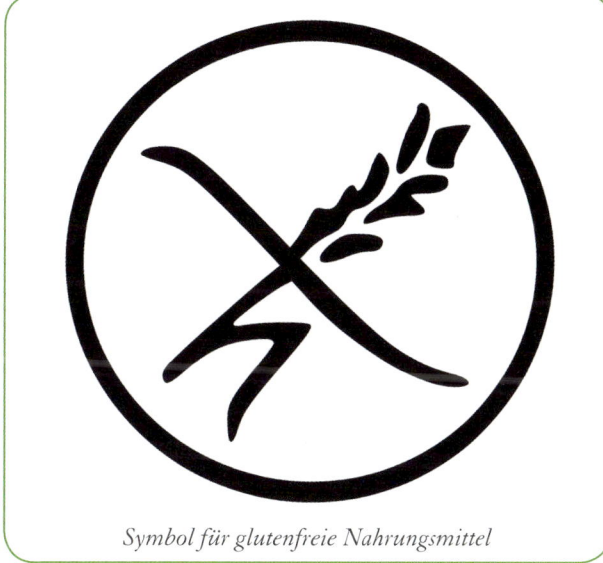

*Symbol für glutenfreie Nahrungsmittel*

Die einzige wirksame Therapie bei Zöliakie ist eine lebenslange streng glutenfreie Ernährung, durch die sich die entzündete Darmschleimhaut wieder erholen kann. Das ist insbesondere deshalb wichtig, weil die dauerhafte Entzündung der Darmschleimhaut auch ein höheres Risiko für die Entstehung von Krebserkrankungen im Dünndarm bei Zöliakiepatienten ist.

Diese Ernährungsumstellung kann im Alltag allerdings eine große Herausforderung darstellen, da Gluten in den Getreidesorten Weizen, Dinkel, Roggen, Hafer und Gerste und somit in sehr vielen Nahrungsmitteln enthalten ist. So lässt sich Gluten auch in Fertigprodukten, Suppen, gebundenen Soßen oder panierten Gerichten finden.

Glutenfrei sind dagegen die Getreidearten Reis, Mais, Hirse, Buchweizen, Amaranth und Quinoa. Seit 2005 müssen glutenhaltige Bestandteile auf der Zutatenliste verpackter Produkte angegeben werden. Das oben stehende Symbol zeigt an, wenn es sich um ein glutenfreies Nahrungsmittel handelt.

Eine intensive Ernährungsberatung und Schulung ist für Zöliakatiepatienten daher essenziell. Bei der Deutschen Zöliakie Gesellschaft (DZG) können Betroffene Hilfe und weiterführende Informationen zu Nahrungsmitteln erhalten.

# LAKTOSEINTOLERANZ – ODER: WARUM DER NEANDERTALER KEINE MILCH MAG

Einen großen Latte macchiato und dazu Sahnetorte – was für den einen der Tortenhimmel ist, bedeutet für den anderen die Hölle im Verdauungstrakt mit Bauchschmerzen, Blähungen und Durchfällen. Dazu rumort es lautstark im Darm, ganz wie bei einer Tortenschlacht. Der Grund für diese Beschwerden nennt sich *Laktoseintoleranz* und bedeutet nichts anderes als die Unverträglichkeit von Milchzucker, die schon so manchen Neandertaler plagte.

Ein wesentlicher Bestandteil der Milch ist der Milchzucker – 1 Liter normale Vollmilch von der Kuh enthält etwa 50 Gramm Milchzucker. Der Fachbegriff für Milchzucker ist *Laktose*. Diese ist ein Mehrfachzucker und aus zwei verschiedenen Zuckermolekülen – der Glukose und der Galaktose – zusammengesetzt. Der Milchzucker muss daher zunächst in seine einzelnen Bestandteile Glukose und Galaktose aufgespalten werden, bevor er von der Darmwand in den Körper aufgenommen werden kann. Daher gibt es im Dünndarm ein spezielles Enzym, das *Laktase* genannt wird. Aufgabe des Enzyms Laktase ist die Aufspaltung des Milchzuckers (Laktose) in die zwei Zuckermoleküle Glukose und Galaktose.

*75 Prozent der Weltbevölkerung haben eine Laktoseintoleranz.*

Bei etwa 15 bis 20 Prozent der Menschen in Deutschland fehlt jedoch dieses Enzym oder arbeitet nur mit geringer Aktivität. Fehlt dieses Enzym Laktose, so kann der Milchzucker im Dünndarm nicht aufgespalten werden und gelangt daher weiter in den Dickdarm. Dort wird er dann von den Darmbakterien zersetzt – dieser bakterielle Abbauprozess führt durch Gärung zu vermehrter Bildung von Gasen wie $CO_2$, Methan und Wasserstoff. Diese Gase führen bei den Betroffenen zu starken Blähungen, Bauchschmerzen, lauten gurgelnden Darmgeräuschen und Durchfall. Meist treten die Symptome circa 30 Minuten nach der Nahrungsaufnahme ein. Dieses Beschwerdebild wird *Laktoseintoleranz* genannt und bedeutet übersetzt Milchzuckerunverträglichkeit. Bei manchen Patienten mit einer ausgeprägten Laktoseintoleranz kann es auch zu Kopfschmerzen, Erschöpfungszuständen, chronischer Müdigkeit oder Hautproblemen kommen.

Die Ursache für eine Laktoseintoleranz liegt meistens in den Genen – und in der Evolution, die seit der Steinzeit versucht, aus uns Milchliebhaber zu machen. Mit Beginn der Landwirtschaft und Viehzucht vor 10.000 Jahren stand dem Menschen auf einmal neben Hülsenfrüchten und Wurzeln eine neue Energiequelle voller Eiweiß, Fett und Zucker zur Verfügung: die Milch. Für die Neandertaler, die Milch vertrugen, war die neue Energiequelle ein riesiger Überlebensvorteil – nur leider hatten die wenigsten von ihnen auch die entsprechenden Gene, die zu einer hohen Enzymaktivität von Laktase und damit einen Milchgenuss ohne starke Bauchschmerzen führten. Ein paar Tausend Jahre später vertragen 80 Prozent der Europäer die Milch, da ihre Gene durch die Evolution mutiert wurden und sich unser Erbmaterial den Lebensgewohnheiten und Überlebensargumenten angepasst hat. Bei etwa 20 Prozent der Europäer sind die Gene aber „steinzeitlich" und die genetische Information zur Ausbildung des Enzyms Laktase fehlt – und damit kommt es zur Unverträglichkeit von Milchzucker. Diese genetisch bedingte Unverträglichkeit von Milchzucker ist also die häufigste Ursache für Beschwerden durch Milchgenuss und wird als *primäre Laktoseintoleranz* bezeichnet. Interessant ist auch ein Blick über den europäischen Kontinent hinaus: Für circa 75 Prozent der erwachsenen Weltbevölkerung ist die Unverträglichkeit von Milchzucker der Normalfall, in Afrika und Asien fehlt bei über 90 Prozent der Menschen das Enzym Laktase.

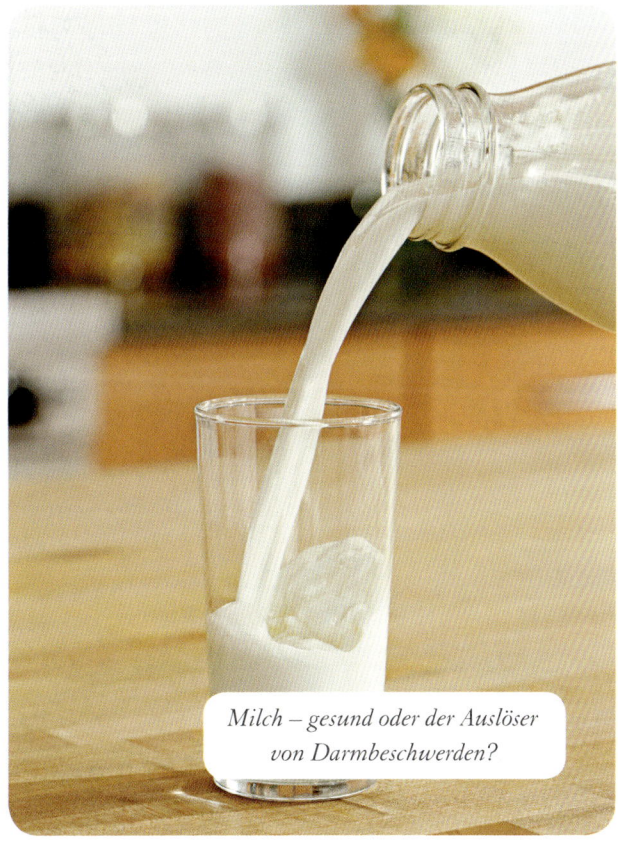

*Milch – gesund oder der Auslöser von Darmbeschwerden?*

Manchmal können aber auch andere Darmerkrankungen zu einer Unverträglichkeit von Milchzucker führen. Man spricht dann von einer *sekundären Laktoseintoleranz*. Beispiele hierfür sind vor allem Zöliakie (siehe Seite 108) oder eine entzündliche Darmerkrankung wie Morbus Crohn (siehe Seite 158), die die Dünndarmschleimhaut schädigen und die Aktivität des Enzyms Laktase daher beeinträchtigen können. Interessanterweise ist diese Form der Laktoseintoleranz meist reversibel: Regeneriert sich die Schleimhaut des Dünndarms unter der Therapie wieder, so steigt auch die Enzymaktivität der Laktase und Milchprodukte werden wieder besser vertragen.

Wichtig: Eine Laktoseintoleranz ist keine Milchallergie! Bei der Laktoseintoleranz arbeitet ein Enzym nicht vollständig und der Betroffene kann daher nur eine bestimmte Menge Milchzucker aufspalten. Bei einer Allergie gegen Milcheiweiß dagegen reagiert der Betroffene schon auf die kleinsten Mengen Milch und muss daher Milchprodukte vollständig meiden.

## WIE KANN ICH FESTSTELLEN, OB ICH EINE LAKTOSEINTOLERANZ HABE?

Eine Laktoseintoleranz kann mittels eines speziellen $H_2$-Atemtests durch einen Arzt diagnostiziert werden. Der Patient bekommt dabei eine bestimmte Menge Milchzucker in Form eines Getränks verabreicht. Dann wird die Atemluft untersucht – bei Vorliegen eines Laktasemangels kommt es durch die Zersetzung des Milchzuckers durch die Bakterien im Dickdarm zu einer vermehrten Bildung von Wasserstoff ($H_2$). Die-

### WISSEN

#### Osteoporose durch Kalziummangel

Milchprodukte sind ein Hauptlieferant für Kalzium in unserer Nahrung. Kalzium wird im Körper dringend für den Aufbau und die Stabilität unserer Knochen benötigt. Wenn daher auf Milchprodukte völlig verzichtet wird, besteht die Gefahr einer Unterversorgung mit Kalzium, die langfristig das Risiko für eine reduzierte Knochendichte (Osteoporose) erhöhen kann. Kalziumreiche Alternativen in unserer Nahrung sind beispielsweise Mineralwasser, Vollkornprodukte, Bananen, Grünkohl oder Rucolasalat.

ser wird über die Darmschleimhaut aufgenommen und über den Blutweg zur Lunge transportiert. Ein spezielles Messgerät erkennt dann in der ausgeatmeten Luft den erhöhten Wasserstoffgehalt des Atems – der Nachweis einer Milchzuckerunverträglichkeit (daher auch der Name Wasserstoff-Atemtest bzw. $H_2$-Atemtest, siehe Seite 98). Entscheidend ist auch, ob der Patient nach dem Trinken des milchzuckerhaltigen Getränks typische Beschwerden wie Bauchschmerzen, Blähungen oder Durchfall zeigt.

*Die Diagnose Laktoseintoleranz kann mithilfe eines Atemtests gestellt werden.*

Ganz pragmatisch können Betroffene auch selbst der Ursache ihrer Beschwerden auf die Spur kommen – indem sie für zwei Wochen konsequent alle Milchprodukte meiden und überprüfen, ob damit auch ihre Beschwerden verschwinden. Wird nach den zwei Wochen ein großes Glas frische Vollmilch getrunken und es kommt erneut zu Bauchschmerzen, Durchfall oder Blähungen, so liegt der Verdacht auf eine Laktoseintoleranz nahe.

## ERNÄHRUNG BEI LAKTOSEINTOLERANZ

Laktoseintoleranz ist nicht durch eine spezielle Therapie heilbar – wichtig für die Betroffenen ist die Umstellung der Ernährung. Laktoseintoleranz heißt nicht, dass nun gar keine Milchprodukte mehr vertragen werden und daher streng gemieden werden müssen – die Einschränkung der Aktivität des Enzyms Laktase ist individuell sehr verschieden. Manche Patienten bekommen bereits bei geringen Mengen Milchzucker Probleme, andere dagegen können Käse, Butter und Joghurt in normalen Mengen verzehren und bekommen nur bei größeren Mengen Rohmilch Beschwerden. Die individuelle genetische Veranlagung ist entscheidend, bis zu welcher Menge ein Mensch Milchzucker vertragen und in der Dünndarmschleimhaut zerlegen und aufnehmen kann. Daher muss jeder Betroffene für sich selbst ausprobieren, welche Mengen an Milchzucker er ohne Beschwerden tolerieren kann.

**Wichtig:** Das Ziel einer Ernährungsumstellung bei Patienten mit Laktoseintoleranz ist nicht, sich nun völlig laktosefrei zu ernähren. Maßstab ist vielmehr die eigene Verträglichkeit, das heißt, man kann so viel Laktose zu sich nehmen, wie es ohne Beschwerden möglich ist. Ein paar Grundregeln können dabei bei dieser Ernährungsumstellung helfen:

**Milch:** Welche Milchprodukte vertragen werden, hängt vom Laktosegehalt und der Verarbeitungsform sowie natürlich von der verzehrten Menge ab. Frische Kuhmilch hat einen Laktosegehalt von etwa 5,0 Gramm pro 100 Milliliter und wird von den meisten Menschen mit Laktoseintoleranz nur in kleinsten Mengen (zum Beispiel ein kleiner Schuss Milch in den Kaffee) vertragen. Der Laktosegehalt von Kuh-, Schaf- oder Ziegenmilch unterscheidet sich dabei nur unwesentlich. Dagegen werden saure

## CHECKLISTE

### Laktosegehalt verschiedener Lebensmittel (Beispiele)

| LEBENSMITTEL | LAKTOSE PRO 100 g |
|---|---|
| Kuhmilch ( 3,5 % Fett) | 5,0 g |
| Molke | 4,2 g |
| Buttermilch | 4,0 g |
| Sahne | 3,3 g |
| Speisequark (20 % Fett) | 2,7 g |
| Joghurt (3,5 % Fett) | 3,2 g |
| Körniger Frischkäse | 3,3 g |
| Doppelrahm-Frischkäse (60 %) | 2,6 g |
| Crème fraîche | 2,0 g |
| Camembert, Briekäse | 1,5 g |
| Butter | 0,6 g |
| Edamer | 0,1 g |
| Parmesan | 0,05 g |

Milchprodukte wie Joghurt, Kefir, Quark oder Buttermilch trotz ihres hohen Milchzuckergehaltes besser vertragen, da die darin enthaltenen Milchsäurebakterien die Laktose bereits gespalten haben – und diese Milchprodukte deshalb auch nicht mehr süß schmecken. Am besten werden säuerliche Naturjoghurts ohne jegliche Zusätze vertragen. Fruchtjoghurts dagegen werden in der Verarbeitung oftmals erhitzt, sodass sie kaum noch Milchsäurebakterien enthalten. Als Milchersatz bieten sich unter anderem Sojamilch, Reismilch, Mandelmilch oder laktosefreie Milch an, die mittlerweile in fast jedem Supermarkt zu erhalten sind.

Käse: Der Laktosegehalt im Käse ist abhängig vom Reifungsgrad – je länger ein Käse reift, desto geringer ist der Gehalt an Milchzucker. In der Praxis heißt das: Käsesorten wie Emmentaler, Gouda, Edamer, Tilsiter oder Parmesan werden in der Regel in normalen Mengen gut vertragen. Anders sieht es bei Frischkäse, Schmelzkäse oder Käsefondue aus – hier kann ein höherer Laktosegehalt zu Beschwerden führen.

Versteckter Milchzucker: Leider ist Milchzucker ein begehrter Zusatzstoff und daher auch in sehr vielen Nahrungsmitteln zu finden, in denen man ihn zunächst nicht vermuten würde – Beispiele hierfür sind Wurstwaren (zum Beispiel Brühwürste), Brot und Gebäck, Teigwaren, Fertiggerichte, Soßen (zum Beispiel Grillsoßen) sowie Süßigkeiten, Eiscreme oder auch Nuss-Nougat-Creme. Auch in Medikamenten kann Milchzucker versteckt sein – meist in Tabletten. Die Laktosemengen in den meisten Tabletten bewegen sich jedoch im Milligrammbereich und sind daher nur sehr selten ein gesundheitliches Problem.

### Schnelle Hilfe bei der Sahnetorte

Für alle Nachkommen des Neandertalers, die trotz Laktoseintoleranz spontane Einladungen zu Latte macchiato und Sahnetorte nicht ablehnen möchten, gibt es Hilfe: Das Enzym Laktase kann man in Form von Tabletten und Kapseln in der Apotheke kaufen und vor der Mahlzeit einnehmen.

Dieses Enzym kann helfen, die Aufspaltung des Milchzuckers zu verbessern und Blähungen und Bauchschmerzen zu reduzieren. Allerdings ist die Einnahme von Laktase-Tabletten nicht als Dauertherapie gedacht, sondern als kurzzeitige Hilfe bei besonderen Anlässen.

# FRUCHTZUCKERUNVERTRÄGLICHKEIT

Neben dem Milchzucker (Laktose) gibt es eine weitere Sorte Zucker, die den menschlichen Darm aus dem Gleichgewicht bringen kann: der Fruchtzucker, der *Fruktose* genannt wird. Bei einer Unverträglichkeit von Fruchtzucker im Darm spricht man daher auch von einer *Fruktoseintoleranz*. Bei dem Betroffenen kommt es durch den Konsum von Fruchtzucker ähnlich wie bei der Laktoseunverträglichkeit zu Bauchschmerzen, Blähungen, Übelkeit und Durchfall. Schätzungen zufolge sind bis zu 20 Prozent der westlichen Bevölkerung davon mehr oder weniger betroffen. Fruchtzucker kommt, wie der Name vermuten lässt, in Obst und Gemüse vor, aber auch in vielen anderen Nahrungsmitteln. Auch der normale Haushaltszucker besteht zu 50 Prozent aus Fruktose und zu 50 Prozent aus Glukose.

Die Fruktose wird über spezielle kleine Transportmoleküle (GLUT-5-Transporter) aus dem Dünndarm in den Körper geschleust. Der Transporter hat dabei nur eine begrenzte Kapazität, das heißt, jeder Mensch kann nur eine bestimmte Menge Fruchtzucker aufnehmen (im Normalfall etwa 30 Gramm pro Tag). Ist die Funktion dieses

## WISSEN

### Fruktoseunverträglichkeit

Die Fruktoseunverträglichkeit ist eine funktionelle Darmerkrankung, bei der es zu einer verminderten Aufnahme von Fruktose über die Darmwand kommt. Die Fruktose gelangt unverdaut in den Dickdarm und wird dort von den Darmbakterien unter Bildung von Gasen zersetzt. Dies führt zu Beschwerden wie Blähungen, Bauchschmerzen und Durchfällen. Die Therapie besteht aus einer Reduktion des Fruchtzuckerkonsums und der Vermeidung von Diätprodukten.

Davon abzugrenzen ist die angeborene, sogenannte *hereditäre Fruktoseintoleranz*. Bei diesem sehr seltenen Krankheitsbild handelt es sich um eine vererbte Störung im Fruktosestoffwechsel, bei der ein bestimmtes Enzym (Fruktose-1-Phosphat-Aldolase) fehlt. Die Erkrankung tritt bereits im Säuglingsalter auf und kann zu schweren Leber- und Nierenstörungen führen. Die Therapie besteht aus einem strengen Verzicht auf Fruktose.

Transporters eingeschränkt, so kann weniger Fruktose aus dem Darm in den Körper aufgenommen werden und alles darüber Hinausgehende verbleibt daher im Darm. Die Fruktose gelangt unverdaut in den Dickdarm und wird dort von den Darmbakterien unter Bildung von Gasen (unter anderem Wasserstoff) zersetzt. Dies kann dann zu Blähungen, Bauchschmerzen und Durchfällen führen. Die Diagnose kann ebenfalls mit einem Wasserstoff-Atemtest beim Arzt gestellt werden. Dabei erhält der Patient eine hohe Menge Fruktose (circa 20 Gramm) als Trinklösung verabreicht und nach 30 Minuten wird die Wasserstoffkonzentration in der Ausatemluft gemessen. Die Transportkapazität dieses GLUT-5-Transporters kann – angeboren oder erworben – vermindert sein. Ein Problem ist dabei beispielsweise die Zunahme der industri-

## CHECKLISTE

### Fruktosegehalt verschiedener Lebensmittel

| LEBENSMITTEL | FRUKTOSE PRO 100 g |
|---|---|
| Haushaltszucker | 50 g |
| Diabetikermarmelade | 5,0 g |
| Honig | 4,2 g |
| Nuss-Nougat-Aufstrich | 4,0 g |
| Trockenobst | 3,3 g |
| Tomatenketchup | 2,7 g |
| Ananas, Äpfel, Birnen, Mangos, Trauben | 3,2 g |
| Orangen, Pfirsiche, Nektarinen, Aprikosen, Kirschen, Beeren | 3,3 g |
| Karotten, Rote Beete, Soja, Zwiebel, Weiß- und Rotkohl, Zwiebeln, Lauchgemüse | 2,6 g |
| Frucht- und Gemüsesäfte | 2,0 g |

ell hergestellten Süßstoffe, die vor allem in Diät- und Lightprodukten oder Softdrinks Verwendung finden. Dazu gehören zum Beispiel die Süßstoffe Sorbit, Mannit oder Xylit. Vorübergehend kann der GLUT-5-Transporter durch den Süßstoff Sorbit gehemmt werden, weil Sorbit um den gleichen Transportmechanismus konkurriert wie Fruktose. Damit behindert Sorbit die Aufnahme von Fruchtzucker aus dem Darm und die Fruktose löst durch die bakterielle Zersetzung im Dickdarm Beschwerden aus. Man geht heute davon aus, dass die Zunahme der Fruktoseunverträglichkeit in den westlichen Nationen auch auf das vermehrte Vorkommen dieser Süßstoffe in unserer Nahrung zurückzuführen ist.

Anders verhält sich dabei die Glukose, also der Traubenzucker: Die gleichzeitige Aufnahme von Glukose stimuliert die Aktivität des GLUT-5-Transporters. Deswegen kann es bei einer Fruktoseunverträglichkeit auch hilfreich sein, stark fruktosehaltige Lebensmittel mit etwas Traubenzucker anzureichern. So wird das Obstkompott

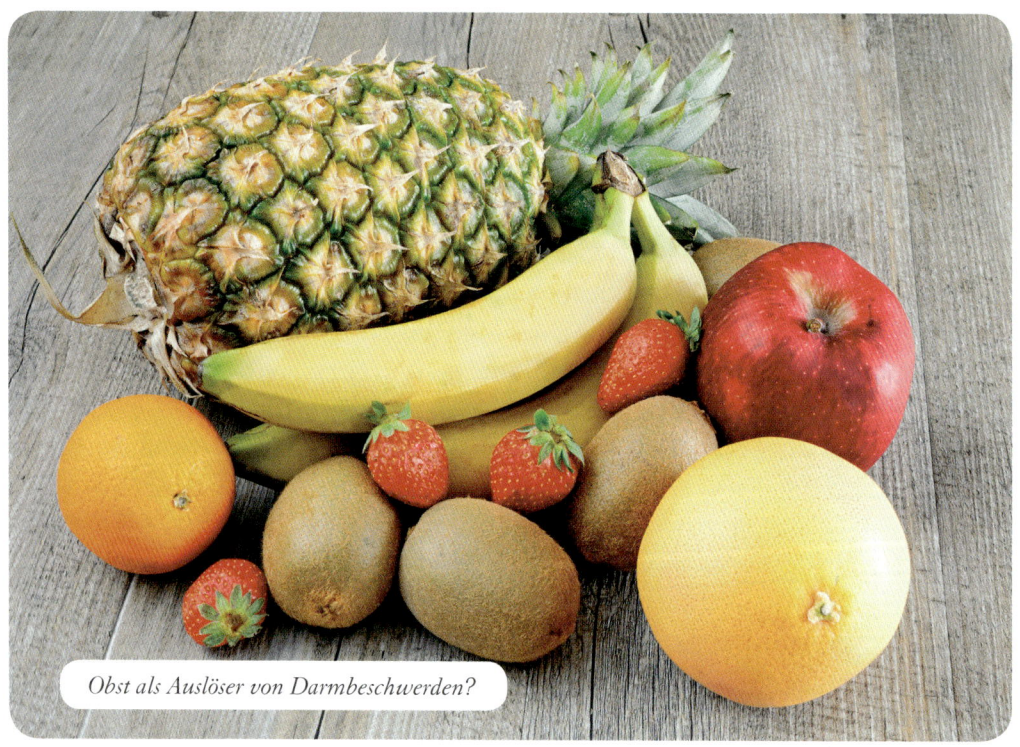

*Obst als Auslöser von Darmbeschwerden?*

aus frischen Äpfeln und Mangos deutlich besser vertragen, wenn es mit einem Löffel Traubenzucker vermischt wird, da damit die Restaktivität des GLUT-5-Transporters stimuliert wird.

Die Therapie der Fruktoseunverträglichkeit besteht in einer Umstellung der Ernährung mit Reduktion von fruktosehaltigen Lebensmitteln. Dazu gehören in erster Linie bestimmte Obstsorten und Lebensmittel wie Haushaltszucker, Honig, Trockenobst sowie Frucht- und Gemüsesäfte und Limonaden (siehe Checkliste). Da die verbliebene Aufnahmekapazität für Fruktose individuell sehr verschieden ist, müssen die Betroffenen für sich selbst ausprobieren, wie viel Fruchtzucker sie noch vertragen.

Zudem sollte der Konsum von Diät- und Lightprodukten nur mit Vorsicht erfolgen, da diese durch die enthaltenen Süßstoffe die Aufnahme von Fruktose aus dem Darm stark einschränken können.

**PRAXISTIPP**

### Ernährungsratschläge bei Fruktoseunverträglichkeit:

→ Vermeiden Sie stark fruktosehaltige Obstsorten wie Äpfel, Birnen oder Trauben. Andere Obstsorten wie Bananen, Aprikosen oder Beeren werden meist besser vertragen, da sie weniger Fruchtzucker enthalten oder gleichzeitig mehr Glukose.
→ Obst sollte zusammen mit einer Mahlzeit eingenommen werden, da Fett und Eiweiß die Passage im Dünndarm verlangsamen und der Transporter daher mehr Zeit zur Aufnahme von Fruktose hat.
→ Vermeiden Sie Honig und Trockenobst.
→ Vorsicht bei Light- und Diätprodukten sowie Softdrinks – sie enthalten oft große Mengen Süßstoffe wie Sorbit, die die Fruktoseaufnahme aus dem Darm blockieren.
→ Vermeiden Sie Süßigkeiten in großen Mengen: Schokolade, Pralinen oder Eiscreme sind stark fruchtzuckerhaltig. Dies gilt auch für Limonaden.
→ Vorsicht auch bei Zuckern wie Stachyose oder Raffinose, die in Hülsenfrüchten, Bohnen, Lauch und Zwiebeln vorkommen, sowie Inulin, das in Präbiotika enthalten ist.

# HISTAMINUNVERTRÄGLICHKEIT

Ein Glas Rotwein am Kamin, dazu etwas Käse … und schon beginnt die Nase zu laufen, der Schädel brummt und rote Flecken an Gesicht und Hals werden zum Blickfang. Grund ist nicht die Menge an Alkohol oder die Wärme des Kamins – der Übeltäter heißt Histamin.

Histamin ist ein körpereigener Signalstoff, den unser Körper für verschiedene Aufgaben wie zum Beispiel die Abwehr von Infekten, bei allergischen Reaktionen und Entzündungen oder auch für den Schlaf-Wach-Rhythmus und die Informationsübertragung im Gehirn benötigt. Biochemisch gehört es in die Substanzklasse der sogenannten *biogenen Amine* und findet sich in hoher Konzentration in speziellen Zellen des Immunsystems (zum Beispiel den Mastzellen, die bei Allergien eine große Rolle spielen) und in der Schleimhaut der Atemwege und des Verdauungstraktes. Wird zu viel Histamin aus den Zellen freigesetzt oder von außen zugeführt oder zu wenig Histamin abgebaut, entsteht eine verstärkte Histaminbelastung des Körpers, die zu körperlichen Beschwerden wie Hautrötungen, Kopfschmerzen, Fließschnupfen, Herzrasen, Hitzewallungen, Schlafstörungen, Regelschmerzen oder auch Durchfall führen kann. Schätzungen zufolge sind etwa 1 Prozent der Bevölkerung von einer solchen

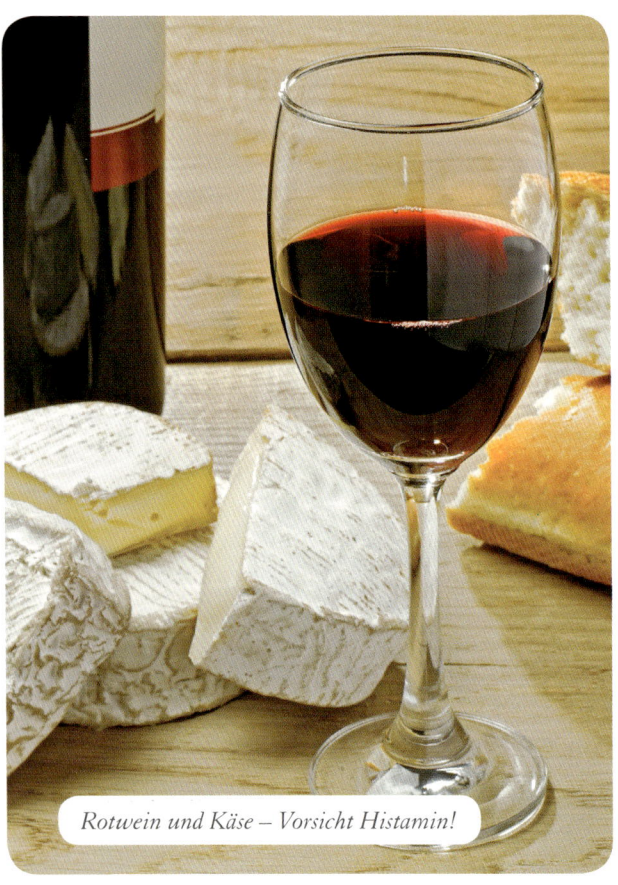

*Rotwein und Käse – Vorsicht Histamin!*

## CHECKLISTE

### Nahrungsmittel, die stark histaminhaltig sind bzw. eine Histaminausschüttung auslösen können

- Lang gereifte Käsesorten, z. B. Emmentaler
- Rohwurst (z. B. Salami), Trockenfleisch
- Rotwein, Sekt, Bier
- Sauerkraut
- Fischkonserven
- Schokolade/Kakao
- Spinat, Aubergine
- Walnüsse, Hülsenfrüchte
- Avocado
- Zitrusfrüchte, Ananas, Erdbeeren, Papaya
- Tomaten, Ketchup
- Rotweinessig

Störung im Histaminhaushalt betroffen, die als Histaminunverträglichkeit oder auch Histaminintoleranz bezeichnet wird. Am häufigsten betroffen sind dabei Frauen im mittleren Lebensalter. Das Immunsystem ist im Gegensatz zur allergischen Reaktion jedoch nicht an der Entstehung dieser Beschwerden beteiligt. Eine Histaminintoleranz ist daher trotz der ähnlichen Symptome keine echte Allergie, sondern wird als *pseudoallergische Reaktion* bezeichnet.

Die genaue Ursache dieser Störung im Histamingleichgewicht des Körpers ist bislang unklar. Für den Abbau des Histamins benötigt der menschliche Körper ein spezielles Enzym, die sogenannte *Diaminoxidase* (DAO). Bei Patienten mit einer Unverträglichkeit von Histamin wird eine verminderte Aktivität dieses Enzyms vermutet, die einerseits angeboren sein kann, aber auch von Umweltfaktoren beeinflusst wird. So können beispielsweise Alkohol und bestimmte Medikamente (zum Beispiel bestimmte Antibiotika, Antidepressiva oder Medikamente bei Herzrhythmusstörungen) die Aktivität dieses Enzyms hemmen.

Ist der Abbau des Histamins reduziert, können von außen zugeführte histaminhaltige Nahrungsmittel zu einem raschen Anstieg der Histaminmenge im Körper und damit zu körperlichen Beschwerden führen. Lebensmittel, die mithilfe von Bakterien reifen – also zum Beispiel lange gereifte Käsesorten oder Sauerkraut – enthalten besonders viel Histamin, da dieses bei den mikrobiellen Reifungsprozessen gebildet wird. Zu den klassischen Auslösern der Symptome gehören neben Käse und Sauerkraut vor allem Rotwein, Fisch (Konserven), Rohwurst und Schokolade (siehe die Checkliste Seite 123). Eine Histaminintoleranz lässt sich nicht alleine über einen Labor- oder Atemtest feststellen. Betroffene müssen mithilfe ihres Arztes und eines Ernährungstagebuches herausfinden, inwieweit histaminhaltige Nahrungsmittel Ursache ihrer Beschwerden sein können. Kommt es unter einer histaminfreien Ernährungsweise zu einer deutlichen Besserung der Beschwerden, liegt der Verdacht auf eine Histaminintoleranz nahe. Die Bestimmung der DAO-Konzentration im Blut und Methoden der molekularen Diagnostik können zudem weiterhelfen. Eine ursächliche Therapie der Histaminintoleranz existiert leider nicht. Wichtigste Maßnahme ist daher die Reduzierung der von außen zugeführten Histaminmenge durch eine konsequente histaminarme Diät.

## GLUTAMAT – GESCHMACK ODER GEFAHR?

Die Rache folgt wenige Stunden nach dem schönen chinesischen Abendessen: Starke Kopf- und Muskelschmerzen, Übelkeit, Erbrechen, Zittern, Herzklopfen und Rötungen der Haut lassen den Abend in schlechter Erinnerung bleiben. Diese auch unter dem umgangssprachlichen Begriff *Chinarestaurant-Syndrom* bekannten Beschwerden haben ihre Ursache nicht in einer Allergie gegen Frühlingsrollen, sondern werden durch eine Unverträglichkeit von Glutaminsäure (Glutamat), dem weltweit am häufigsten verwendeten Lebensmittelzusatzstoff, ausgelöst. Glutaminsäure und deren Salze – die Glutamate – kommen in der Natur in vielen Nahrungsmitteln wie zum Beispiel in Tomaten, Käse, Fleisch, Fisch oder Pilzen vor und sind ein lebenswichtiger Baustoff, der selbst in der Muttermilch zu finden ist. Auch unser eigener Körper produziert täglich selbst Glutaminsäure und benötigt diese für die Bildung körpereigener Eiweiße. Allerdings kann Glutamat auch synthetisch hergestellt werden und in seiner Eigenschaft als *Geschmacksverstärker* den Eigengeschmack von fad und langweilig schmeckenden

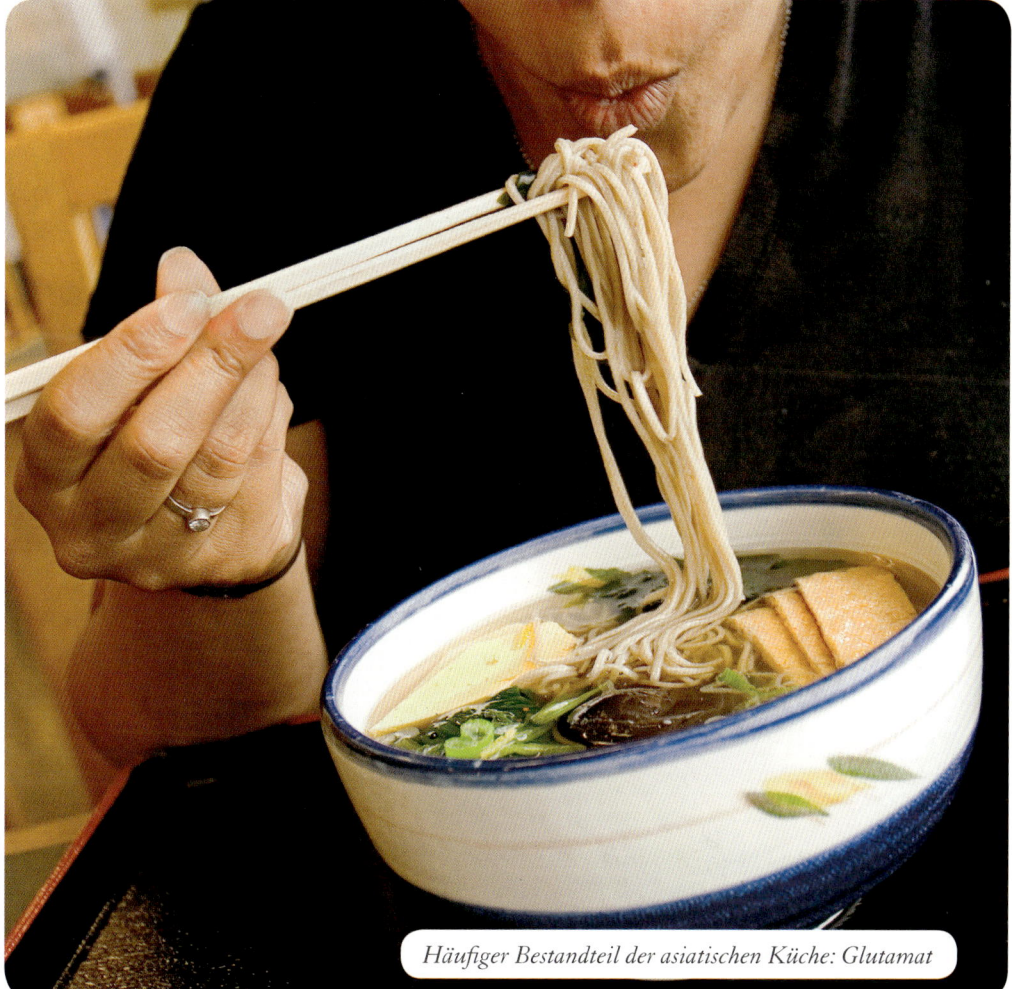

*Häufiger Bestandteil der asiatischen Küche: Glutamat*

Lebensmitteln verstärken. So wird aus einem mit Analogkäse und Kunstschinken belegten Hefefladen eine würzige Pizza Speziale und aus einem in Kunstdarm gepressten Schlachtabfall eine herzhafte Leberwurst …

Ursprünglich wurde Glutamat von dem japanischen Chemieprofessor Kikunae Ikeda im Jahre 1908 als neue Geschmacksrichtung entdeckt, der er den Namen *umami* (japanisch für „wohlschmeckend") gab. Professor Ikeda gründete schließlich ein eigenes

Unternehmen, um aus dem neu isolierten Stoff das Würzmittel Monosodiumglutamat herzustellen, das alsbald einen fulminanten Einzug in die Küchen Asiens und der ganzen Welt hielt und von dem heute weltweit jährlich etwa 1,5 Millionen Tonnen produziert werden.

Doch wie gefährlich ist Glutamat wirklich? Die Frage ist nicht ganz einfach zu beantworten. Wissenschaftlich gibt es bislang nämlich keine einzige Studie, die den Zusammenhang zwischen einer Glutamateinnahme und dem Auftreten des Chinarestaurant-Syndroms unter kontrollierten Bedingungen eindeutig belegen konnte. Aufgrund der Studienlage wird Glutamat daher von den Gesundheitsbehörden der USA und Europa als gesundheitlich unbedenklich eingestuft und ist in Deutschland nur als Zusatz in Babynahrung verboten. Zudem erscheint es erstaunlich, dass täglich mehrere Millionen Asiaten ihre Nahrung mit Glutamat anreichern und keine gesundheitlichen Probleme aufweisen.

Kritische Stimmen halten Glutamat jedoch für einen sehr gefährlichen Zusatzstoff mit negativen Auswirkungen auf die Gesundheit des Menschen. So konnten Studien an Ratten zeigen, dass Tiere nach Gabe von hohen Dosen die Nahrungsaufnahme verdoppelten – Glutamat scheint also die Appetitregulation des Sättigungszentrums im Gehirn zu beeinflussen und damit die Entstehung von Übergewicht zu fördern. Diese Tierversuche sind die Grundlage für die Hypothese, dass die zunehmende Verbreitung von Übergewicht und Adipositas auch etwas mit dem hohen Glutamatanteil in Fertigprodukten zu tun haben könnte: Glutamat als Dickmacher. Auch ist Glutamat ein wichtiger Botenstoff im Gehirn. Bei einer Überdosierung mit künstlichem Glutamat jedoch sehen manche Neurowissenschaftler die Gefahr, dass Glutamat als Nervenzellgift wirken kann und zu einer Zerstörung von Nervenzellen führt – wie zum Beispiel bei Erkrankungen wie Alzheimer oder Parkinson, deren genaue Ursache wir heute noch nicht kennen. Bei allen interessanten Hypothesen bleibt das Problem, dass wir den Großteil dieser Mechanismen derzeit durch Studien noch nicht ausreichend geprüft haben und damit naturwissenschaftlich nicht beweisen können.

Anders im Falle der Migräne: Die Ergebnisse einer internationalen Studie zu genetischen Ursachen von Migräne konnten 2010 erstmals eine genetische Veränderung nachweisen, die bei den Betroffenen zu einer verminderten Beseitigung von Glutamat aus den Synapsen der Nervenzellen führt. Ein Defekt an dieser Stelle würde sehr plausibel erklären, warum Glutamat in der Nahrung bei einigen Patienten eine Migräneattacke auslöst. Man darf also sehr gespannt sein, welche Studien zum Thema Glutamat in den nächsten Jahren unsere Ernährungsgewohnheiten verändern werden.

Wer Glutamat in seiner Ernährung konsequent vermeiden möchte, muss beim Einkaufen sehr genau hinsehen, da die Lebensmittelindustrie sehr erfinderisch ist: Glutamat (E 620) ist lebensmittelrechtlich ein deklarationspflichtiger Zusatzstoff. Das gilt auch für die Salze der Glutaminsäure, die zum Beispiel unter ihren Bezeichnungen Natrium-, Kalium-, oder und Magnesiumglutamat (E 621 bis 625) als Geschmacksverstärker definiert werden und daher auf dem Lebensmittel deklariert werden müssen. Aber: Laut Lebensmittelverordnung ist Glutamat nur dann als Geschmacksverstärker zu kennzeichnen, wenn es als Zusatzstoff beigegeben wurde, nicht dagegen, wenn es sich über Produktions- bzw. Abbauprozesse gebildet hat oder natürlicherweise in diesen Lebensmitteln vorkommen kann. Konkret heißt das: Steht auf der Verpackung beispielsweise ein Begriff wie Hefeextrakt, Würze, Speisewürze, Sojawürze oder Aroma, kann Glutamat enthalten sein. So sind diese Decknamen bei den Lebensmittelherstellern natürlich deutlich beliebter als die Angabe von gefährlich wirkenden E-Nummern. Wer also Glutamat in seiner Nahrung wirklich vermeiden möchte, muss sehr genau hinsehen. Insbesondere bei Fertiggerichten, Suppen, Wurstwaren und Würzmischungen ist Vorsicht angesagt …

# GESUNDE UND VOLLWERTIGE ERNÄHRUNG FÜR DEN DARM

Gesundheit und Wohlbefinden beginnen in einem gesunden Darm – und hängen damit stark von unserer Ernährungsweise ab. Die Deutsche Gesellschaft für Ernährungsmedizin (DGEM) hat auf der Basis wissenschaftlicher Untersuchungen zehn Regeln für eine gesunde und vollwertige Ernährung entworfen, die Anhaltspunkte für Ihren persönlichen Ernährungsstil sein können. Die wichtigste Grundregel aber vorneweg: Ihr persönliches Wohlbefinden entscheidet – finden Sie mit einem Darmtagebuch (siehe Seite 131) heraus, welche Nahrungsmittel Sie persönlich eher schlecht vertragen und welche Lebensmittel Ihnen guttun.

## CHECKLISTE

### Zehn Grundregeln für eine gesunde und vollwertige Ernährung

| | |
|---|---|
| 1. Vielseitigkeit | Unser Darm braucht viele verschiedene Nährstoffe – und daher sollte die Ernährung möglichst vielseitig und abwechslungsreich sein. |
| 2. Reichlich Getreideprodukte und Kartoffeln – mehrmals täglich | Getreideprodukte wie Vollkornbrot, Reis oder Nudeln sind der Hauptlieferant an Ballaststoffen, Vitaminen, Spurenelementen und Mineralstoffen.<br><br>Vorsicht bei Zöliakie – manche Getreidesorten werden nicht vertragen. |
| 3. Gemüse und Obst – 5 am Tag | Take five – das bedeutet: 5 Stück Obst oder Gemüse am Tag werden benötigt, um den Bedarf an Vitaminen und Ballaststoffen abzudecken.<br><br>Vorsicht bei Fruktoseintoleranz – manche Obstsorten werden schlechter vertragen. |
| 4. Täglich Milch und Milchprodukte, ein- bis zweimal pro Woche Fisch, Fleisch- und Wurstwaren sowie Eier in Maßen | Milchprodukte und Fisch sind wichtige Lieferanten für Kalzium, Jod, Selen und Omega-3-Fettsäuren. Die DGEM empfiehlt eine Beschränkung auf etwa 300 bis 600 Gramm Fleisch- und Wurstwaren pro Woche und empfiehlt vor allem magere und fettarme Produkte. Dies kann das Risiko für die Entstehung von Darmkrebs reduzieren.<br><br>Vorsicht bei Laktoseintoleranz – zu viel Milchprodukte können zu Blähungen und Durchfall führen. |
| 5. Fettarme Ernährung | Zu viel Fett führt nicht nur zu Übergewicht, sondern stört auch das Gleichgewicht im Darm. Verzichten Sie daher möglichst auf gehärtete und gesättigte Fette (z. B. in tierischen und frittierten Produkten und Fertignahrung) und bevorzugen Sie ungesättigte Fettsäuren, wie sie etwa in Fisch, Rapsöl oder Walnüssen vorkommen. |

| | |
|---|---|
| 6. Zucker und Salz in Maßen | Zu viel Salz im Essen kann den Blutdruck erhöhen und zu Herz-Kreislauf-Erkrankungen führen. Daher gilt: Weniger Salz, dafür mehr Kräuter und Gewürze. Gleiches gilt für den Zucker: Zu viel Zucker kann die Darmflora nachhaltig beeinflussen und zu Übersäuerung führen. |
| 7. Reichlich trinken | Ihr Körper und insbesondere Ihr Darm brauchen ausreichend Flüssigkeit, um die Verdauungs- und Stoffwechselvorgänge im Körper in Gang zu halten. Empfohlen wird bei gesunden Erwachsenen eine tägliche Trinkmenge von 1,5 bis 2 Litern.<br><br>Patienten mit Verstopfung, die Quellmittel wie Leinsamen oder Flohsamen einnehmen, brauchen deutlich mehr Flüssigkeit: 2 bis 3 Liter pro Tag helfen, dem Stau im Darm entgegenzuwirken. |
| 8. Schmackhaft und schonend zubereiten | Garen Sie Ihre Speisen möglichst kurz und bei niedrigen Temperaturen – so bleiben wichtige Nährstoffe für den Darm erhalten. Vorsicht auch beim Grillen: Hier bilden sich durch tropfendes Fett gefährliche, potenziell darmkrebsfördernde Verbindungen. |
| 9. Zeit zum Essen und Genießen | Nehmen Sie sich Zeit zum Essen und genießen Sie Ihre Mahlzeit in Ruhe. Gründliches Kauen erleichtert dem Darm die Verdauungsarbeit und beugt Völlegefühl vor. Achten Sie auf Ihr Sättigungsgefühl und beenden Sie die Mahlzeit, wenn Sie satt sind. |
| 10. Bleiben Sie in Bewegung und achten Sie auf Ihr Gewicht | Regelmäßige körperliche Aktivität erhöht die Vitalität und bringt den Darm in Schwung – die beste Prophylaxe gegen Verstopfung und Blähungen. Achten Sie auf Ihr Gewicht und vermeiden Sie zu viele oder zu wenige Pfunde auf der Waage. |

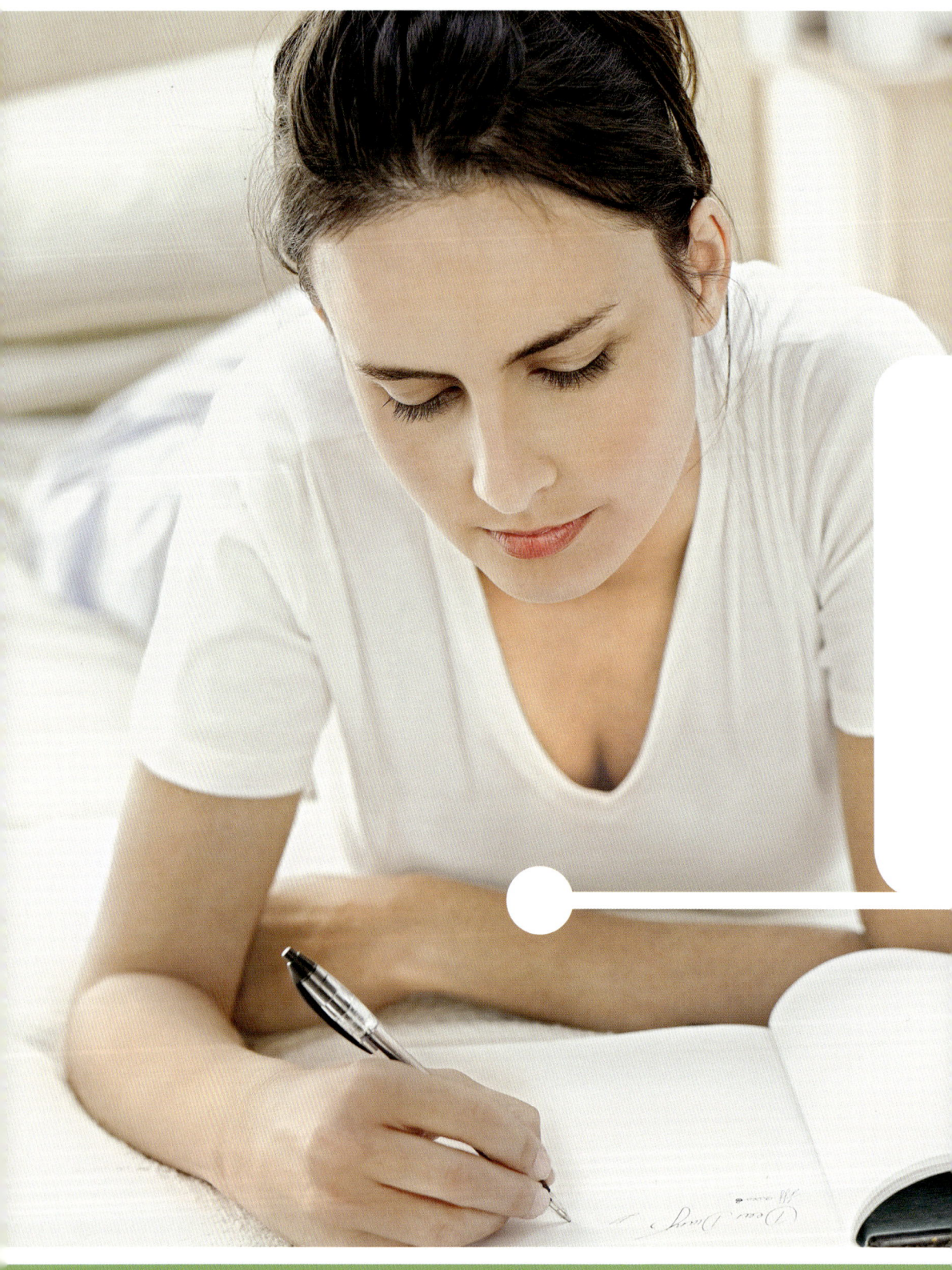

# DAS DARM-TAGEBUCH – SIGNALE AUS DEM DARM VERSTEHEN

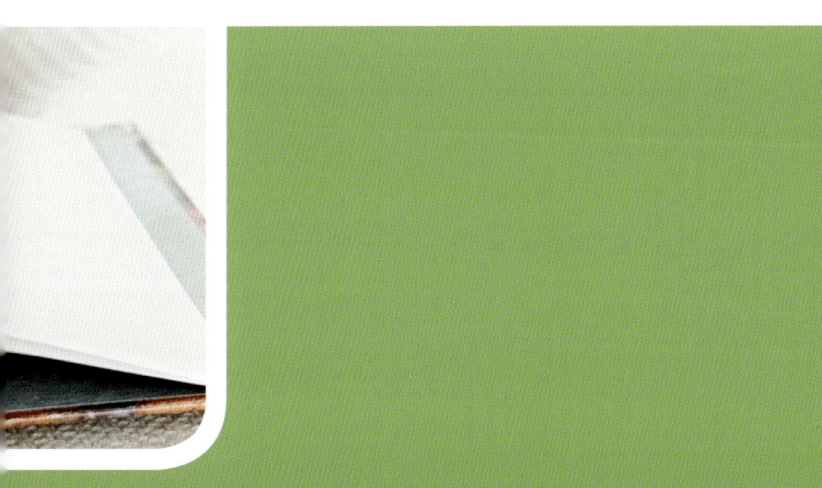

Um herauszufinden, welche Nahrungsmittel oder Lebensgewohnheiten von Ihnen und Ihrem Darm nicht vertragen werden, ist das Führen eines Darmtagebuchs der erste wichtige Schritt in der Diagnostik. Eine Vorlage für ihr persönliches Darmtagebuch finden Sie auf Seite 134.

Was ist wichtig? Das Darmtagebuch sollte über einen Zeitraum von etwa 14 Tagen ohne Unterbrechungen geführt werden. Notieren Sie dabei genau, wann Sie welche Nahrungsmittel oder Getränke zu sich genommen haben und in welchen Mengen. Versuchen Sie dabei, möglichst genau zu beschreiben: Haben Sie zum Frühstück eine Weizensemmel gegessen oder ein Roggenbrötchen? War der Kuchen beim Kaffeeklatsch eine Sahnetorte oder ein Hefegebäck? Welche Soße gab es zum Salat und waren beispielsweise Erdnüsse in Ihrem Müsliriegel? Versuchen Sie daher, sich möglichst zeitnah nach den Hauptmahlzeiten, aber auch bei Snacks zwischendurch und unterwegs, Notizen zu machen.

Wichtig sind dann die körperlichen Beschwerden, die Sie in dem Zeitraum bei sich beobachten. Notieren Sie daher bitte regelmäßig, ob es zu Veränderungen im Stuhlgang oder zu Symptomen wie Blähungen, Schmerzen oder Müdigkeit kommt. Zusätzliche Informationen zu Ihrem Lebensstil oder zu Ihrer Medikamenteneinnahme können helfen, die Ursache Ihrer Beschwerden genauer herauszufinden. Ein Beispiel: Die Einnahme von Eisentabletten kann zu Blähungen und Bauchschmerzen führen. Machen Sie sich auch Notizen darüber, ob Sie vermehrt Stresssituationen ausgesetzt waren, wie oft Sie sportlich aktiv waren oder Zeit zur Entspannung gefunden haben.

Vielleicht haben Sie nach 14 Tagen bereits selbst einen Verdacht, welche Ernährungsbestandteile Ihnen besonders auf den Darm schlagen. Achten Sie bitte auf mögliche Zusammenhänge mit dem Konsum von Milchprodukten, Obst, Getreideprodukten oder emotionalen Belastungsfaktoren. Das Darmtagebuch ist auch eine gute Grundlage für das Gespräch mit Ihrem behandelnden Arzt und die weitere medizinische Diagnostik.

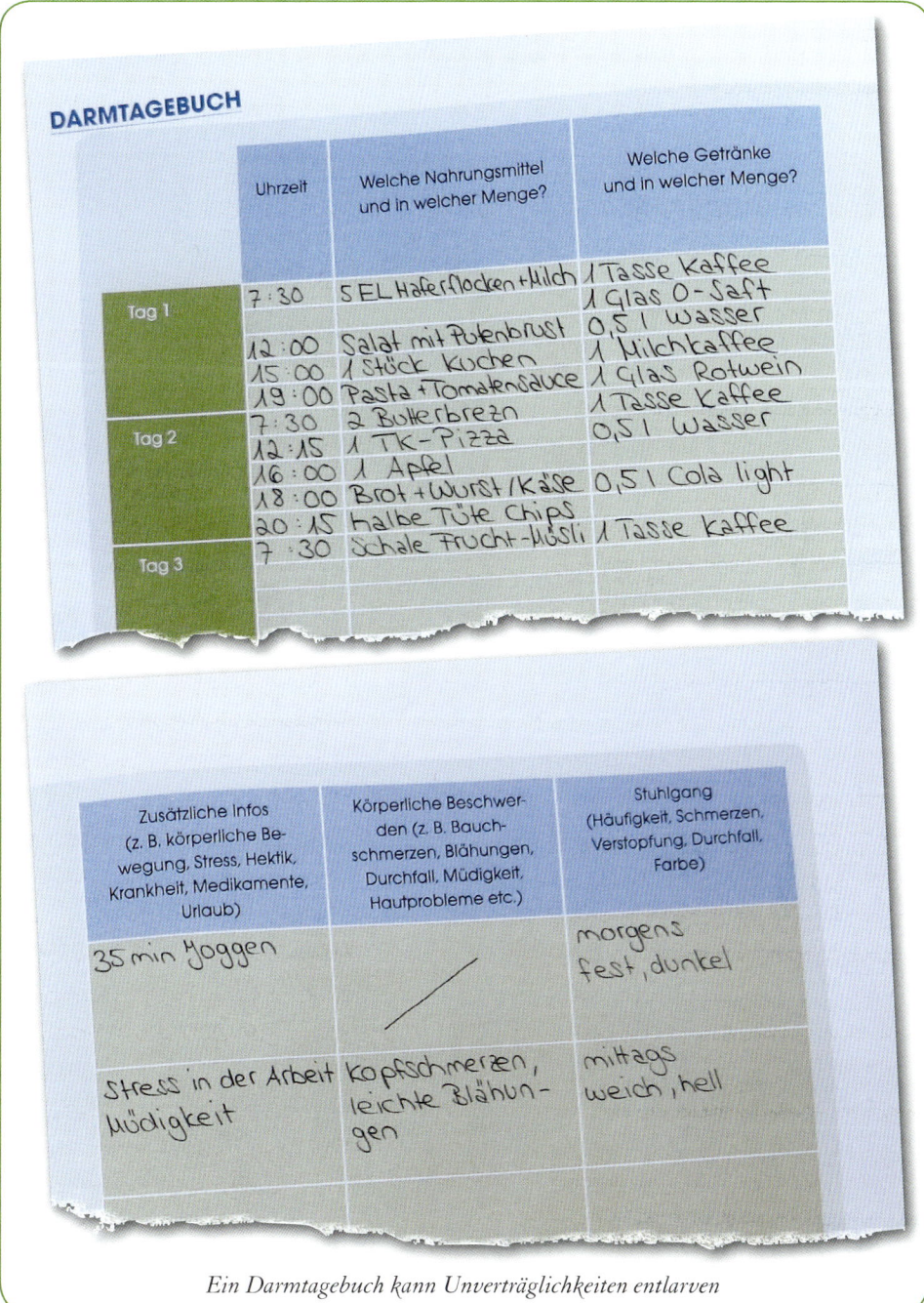

*Ein Darmtagebuch kann Unverträglichkeiten entlarven*

# DARMTAGEBUCH

| | Uhrzeit | Welche Nahrungsmittel und in welcher Menge? | Welche Getränke und in welcher Menge? |
|---|---|---|---|
| Tag 1 | | | |
| | | | |
| | | | |
| | | | |
| | | | |
| Tag 2 | | | |
| | | | |
| | | | |
| | | | |
| | | | |
| Tag 3 | | | |
| | | | |
| | | | |
| | | | |
| | | | |
| Tag 4 | | | |
| | | | |
| | | | |
| | | | |
| | | | |
| Tag 5 | | | |
| | | | |
| | | | |
| | | | |
| | | | |
| Tag 6 | | | |
| | | | |
| | | | |
| | | | |
| | | | |
| Tag 7 | | | |
| | | | |
| | | | |
| | | | |
| | | | |

| Zusätzliche Infos (z. B. körperliche Bewegung, Stress, Hektik, Krankheit, Medikamente, Urlaub) | Körperliche Beschwerden (z. B. Bauchschmerzen, Blähungen, Durchfall, Müdigkeit, Hautprobleme etc.) | Stuhlgang (Häufigkeit, Schmerzen, Verstopfung, Durchfall, Farbe) |
|---|---|---|
| | | |
| | | |
| | | |
| | | |
| | | |
| | | |
| | | |

# DARMTAGEBUCH

| | Uhrzeit | Welche Nahrungsmittel und in welcher Menge? | Welche Getränke und in welcher Menge? |
|---|---|---|---|
| **Tag 8** | | | |
| **Tag 9** | | | |
| **Tag 10** | | | |
| **Tag 11** | | | |
| **Tag 12** | | | |
| **Tag 13** | | | |
| **Tag 14** | | | |

| Zusätzliche Infos (z. B. körperliche Bewegung, Stress, Hektik, Krankheit, Medikamente, Urlaub) | Körperliche Beschwerden (z. B. Bauchschmerzen, Blähungen, Durchfall, Müdigkeit, Hautprobleme etc.) | Stuhlgang (Häufigkeit, Schmerzen, Verstopfung, Durchfall, Farbe) |
|---|---|---|
| | | |
| | | |
| | | |
| | | |
| | | |
| | | |
| | | |

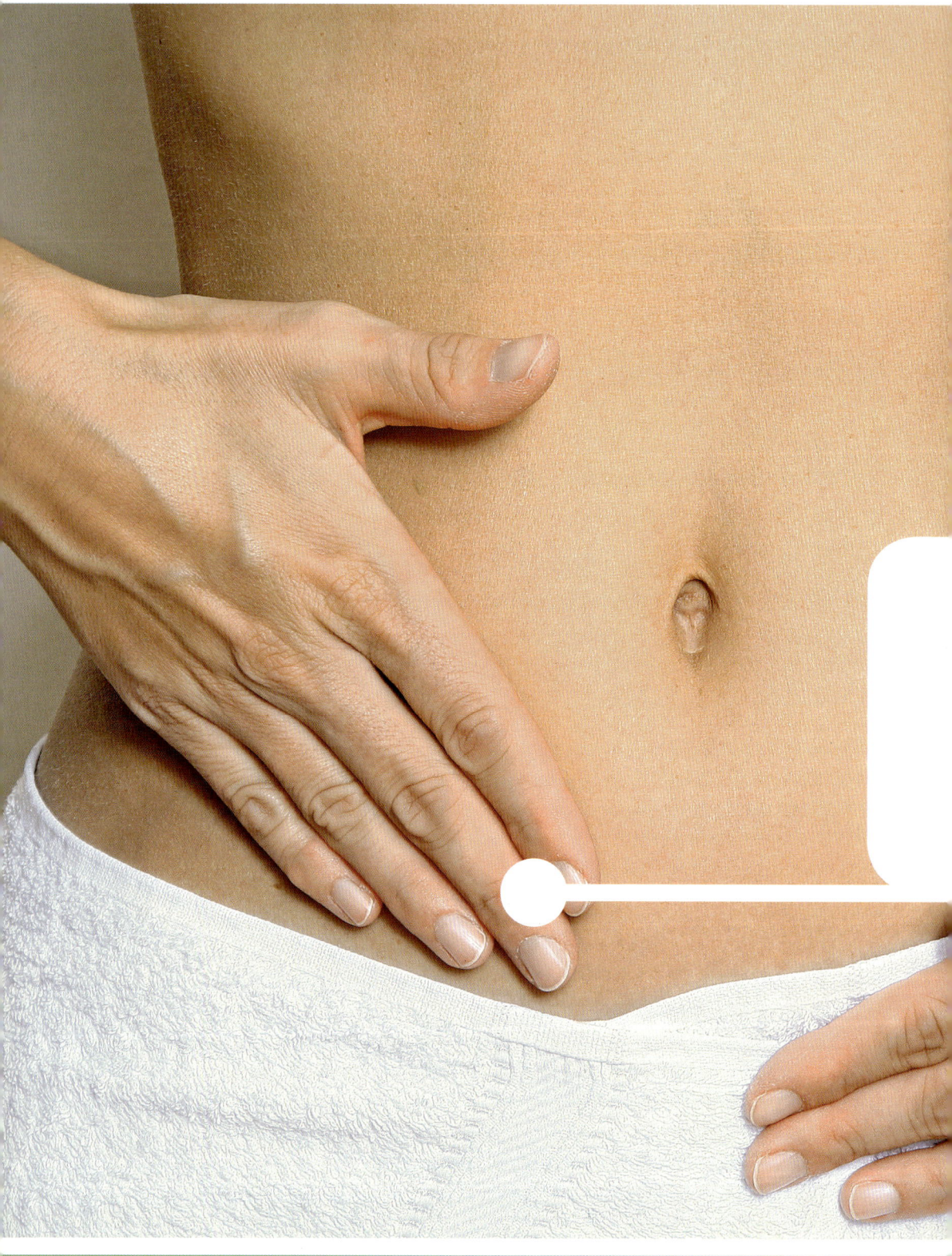

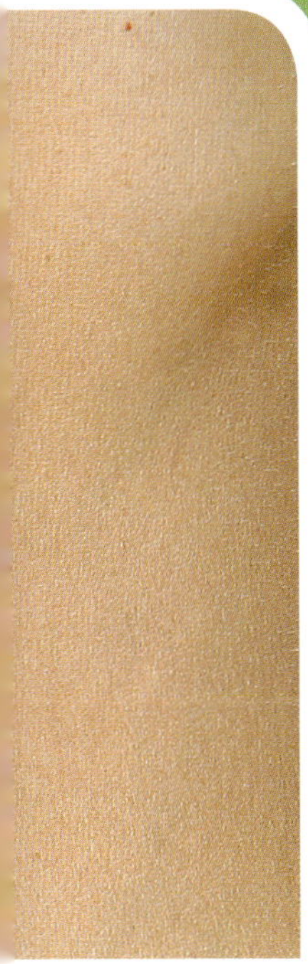

# WICHTIGE DARM-ERKRANKUNGEN

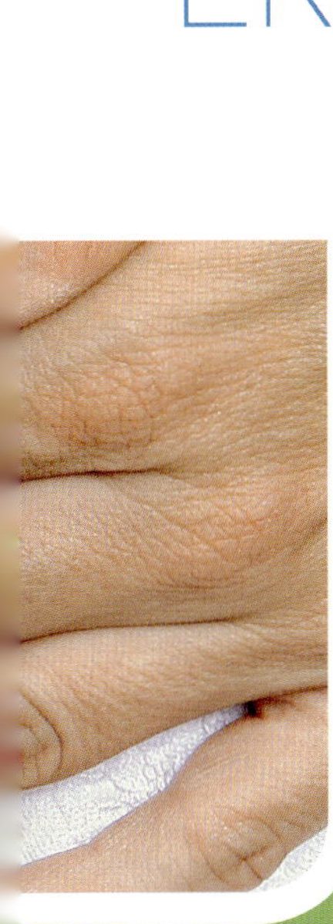

# INFEKTIONSKRANKHEITEN DES DARMS

Unser Darm ist eine der größten Kontaktflächen des Körpers mit der Außenwelt – und daher auch Zielobjekt für Bakterien, Viren oder Parasiten, die wir über die Nahrung, verunreinigtes Trinkwasser oder Kontakte zu anderen Menschen aufnehmen und die für uns potenziell gefährlich sein können. Manche Erreger lauern auch an verunreinigten Türklinken, Toiletten oder beim Händeschütteln.

Auch Bakteriengifte, die in verdorbenen Lebensmitteln enthalten sein können, sind oftmals Auslöser von heftigen Beschwerden. Man spricht dann auch von einer *Lebensmittelvergiftung*.

Infektionen des Magen-Darm-Traktes, die wir umgangssprachlich oft *Magen-Darm-Grippe* nennen, werden in der Fachsprache als *Gastroenteritis* bezeichnet (griech. *gastron* = Magen, griech. *enteron* = Darm, *-itis* = Entzündung) und zählen weltweit zu den häufigsten Infektionskrankheiten. Die häufigsten Erreger einer solchen Infektion in Deutschland sind die Noroviren und Rotaviren sowie die Bakterien E. coli, Campylobacter und Salmonellen. Bei Reisen in tropische oder subtropische Länder mit niedrigem Hygienestandard kommen als Auslöser auch Parasiten und seltenere Erreger wie Cholera, Typhus oder Hepatitis A als Ursache für den Reisedurchfall infrage (siehe ab Seite 146).

Hauptsymptome einer Infektion des Magen-Darm-Traktes sind Übelkeit, Erbrechen, Durchfall und Bauchschmerzen, manchmal auch Fieber. Dabei kann die Dauer und Schwere der Erkrankung je nach Erreger unterschiedlich sein. Bei manchen Erregern kommt es nur wenige Stunden nach dem Verzehr der verunreinigten Nahrung zu Beschwerden, bei anderen erst nach Tagen. Grund der Beschwerden sind die eigenen Versuche des Körpers, die schädlichen Erreger, die die Schleimhaut des Verdauungstraktes schädigen, so schnell wie möglich wieder loszuwerden. Der genaue Mechanismus, mit dem der Erreger den Darm schädigt und zu den Symptomen führt, kann dabei von Keim zu Keim unterschiedlich sein. Manche Erreger können direkt in die Darmschleimhaut eindringen und diese schädigen, andere bilden Giftstoffe (Toxine), die zu einem vermehrten Wasserverlust durch die Zellen der Darmschleimhaut führen (zum Beispiel bei der Cholera).

Die wichtigste Therapie bei einer bakteriellen oder viralen Infektion des Darms ist der Ausgleich des Verlustes an Flüssigkeit und Elektrolyten (siehe Seite 68). Bei bestimmten Erregern kann unter Umständen auch eine Antibiotikatherapie indiziert sein. Sind die akuten Beschwerden der Infektion abgeklungen, kann es sinnvoll sein, die durch den Infekt gestörte Darmflora durch die Gabe von Probiotika wieder ins Gleichgewicht zu bringen.

## VIREN

Zu den häufigsten Ursachen einer Gastroenteritis im Kindesalter gehören die *Rotaviren*. Eine Infektion betrifft vor allem Säuglinge und Kleinkinder bis zum dritten Lebensjahr. Rotaviren sind weitverbreitet und hochansteckend und werden meist durch Schmierinfektionen über Hand-zu-Mund-Kontakt verbreitet. Das Virus wird also über den Stuhl von infizierten Personen ausgeschieden und über verschmutzte Oberflächen oder Hände übertragen. Nach einer Inkubationszeit von ein bis zwei Tagen kommt es dann zu heftigen Durchfällen, Erbrechen und Fieber. Der hohe Flüssigkeitsverlust ist besonders für Säuglinge und kleine Kinder gefährlich, sodass umgehend ein Arzt aufgesucht werden sollte. Gegen die Rotaviren existiert ein Schluckimpfstoff, der abgeschwächte, nicht krank machende Erreger enthält. Durch die Impfung bildet das körpereigene Immunsystem Antikörper gegen Rotaviren und kann sich dadurch gegen eine Infektion schützen.

Die zweithäufigsten Erreger von viralen Infektionen des Magen-Darm-Traktes sind die weltweit verbreiteten *Noroviren,* die bei Kindern, Erwachsenen und älteren Menschen vor allem in den Wintermonaten häufig zu Ausbrüchen führen. Wie die Rotaviren werden die Noroviren durch Schmierinfektion übertragen und führen nach etwa ein bis zwei Tagen zu heftigen Symptomen. Im Gegensatz zu den Rotaviren gibt es aber keine Schutzimpfung gegen Noroviren.

## BAKTERIEN

Die häufigsten bakteriellen Erreger einer infektiösen Gastroenteritis in Europa sind bestimmte krankheitserregende Stämme des Darmbakteriums Escherichia coli (E. coli), Salmonellen, Campylobacter und Yersinien. Bakterielle Infektionen sind im Vergleich zu viralen Infektionen seltener, verlaufen jedoch meist mit stärkeren körperlichen Beschwerden und dauern meist länger.

## Campylobacter

Campylobacter ist in Deutschland der häufigste Erreger einer bakteriellen Darminfektion – laut der Statistik des Robert-Koch-Institutes werden jährlich etwa 60.000 Fälle einer Campylobacter-Enteritis gemeldet. Campylobacter ist ein Bakterium, das in die Schleimhautzellen des Darms eindringt und einen eigenen Giftstoff bildet, der dann zu schweren, manchmal auch blutigen Durchfällen, starken Bauchschmerzen und hohem Fieber führt. Oftmals werden die Darmbeschwerden durch grippeähnliche Symptome wie Muskelschmerzen, Gelenkschmerzen oder Kopfschmerzen begleitet. Von der Infektion bis zum Ausbruch der Erkrankung dauert es circa zwei bis sieben Tage. Die Campylobacter-Erreger werden vor allem über den Verzehr von Lebensmitteln übertragen – insbesondere unzureichend erhitztes oder befallenes Geflügelfleisch, rohes Hackfleisch, nicht pasteurisierte Milch und kontaminiertes Trinkwasser. Ebenso ist eine Übertragung von Mensch zu Mensch oder durch Haustiere möglich.

## Salmonellen

Infektionen des Darms mit der Bakterienart Salmonellen werden auch als *Salmonellose* bezeichnet und zählen wie die Campylobacter-Erreger zu den häufigen bakteriellen Ursachen von Darminfekten. Die Quelle der Infektion liegt dabei ebenfalls meist im Lebensmittelbereich: Eine Infektion mit Salmonellen erfolgt häufig durch rohe Eier, die von mit Salmonellen infiziertem Geflügel stammen – zum Beispiel durch Tiramisu beim Straßenfest. Häufige Infektionsquellen sind auch unhygienisch aufgetautes Geflügel mit Salmonellen im Auftauwasser, Unsauberkeiten im Lebensmittelbereich durch die Ausscheidungen von infizierten Menschen oder unsauberes Wasser. Ist eine Person mit Salmonellen infiziert, kann sie über Schmierinfektionen (also zum Beispiel das Anfassen von Türklinken mit verunreinigten Händen) andere Menschen anstecken. Daher ist es für an Salmonellose erkrankte Menschen wichtig, streng auf Hygiene zu achten und sich gründlich die Hände zu waschen. Auch dürfen infizierte Personen nicht in Großküchen oder in der Lebensmittelindustrie arbeiten.

## Yersinien

Die Übertragung von Yersinien erfolgt vor allem über Lebensmittel wie rohes und unzureichend gegartes Fleisch, verunreinigtes Wasser, aber auch Milchprodukte, Salat und Gemüse. Gelangen Yersinien in den Darm, lösen sie dort eine deutliche Entzündung der Darmwand und Lymphknotenschwellungen in der betroffenen Region aus.

## WISSEN

### Clostridium difficile – Gefahr durch Antibiotika

Ein absoluter Sonderfall unter den Darminfektionen ist der Erreger Clostridium difficile – für gesunde Menschen ein harmloses Darmbakterium. Man schätzt, dass etwa 20 bis 40 Prozent aller Krankenhauspatienten mit diesem Bakterium besiedelt sind. Unter bestimmten Umständen kann Clostridium difficile aber zu schweren Durchfällen und zum Teil lebensbedrohlichen Entzündungen der Darmschleimhaut (der sogenannten *pseudomembranösen Kolitis*) führen. Die Ursache hierfür liegt in der Gabe bestimmter Antibiotika (zum Beispiel bei Infekten der Atemwege), die die Zusammensetzung der normalen Darmflora stören und dazu führen, dass sich die Clostridien im Darm ungestört vermehren können. Dabei bilden sie Giftstoffe (Toxine), die die Darmwand angreifen und schädigen und zu schweren, blutigen Durchfällen führen können. Die Therapie besteht aus der Gabe spezieller Antibiotika, die die Clostridien abtöten.

Für den Patienten bedeutet dies heftigen Durchfall, Übelkeit und Erbrechen, Fieber und Bauchschmerzen. Da die Entzündung oft das Ileum betrifft und die Schmerzen im rechten Unterbauch auftreten, ist eine akute Infektion mit Yersinien manchmal leicht mit einer Blinddarmentzündung zu verwechseln – die Yersinieninfektion wird daher oft als *Pseudo-Appendizitis* bezeichnet. Die Therapie einer Yersinieninfektion des Darms besteht aus einer Antibiotikagabe über 10 bis 14 Tage. Ein relativ unangenehmer, aber häufiger Nebeneffekt einer Darminfektion mit Yersinien ist der entzündliche Befall der Gelenke. Insbesondere an Knie- und Sprunggelenken, aber auch an den Kreuz-Darmbein-Gelenken kann es typischerweise ein bis drei Wochen nach den Darmsymptomen zu einer akuten Schwellung, Rötung und Bewegungseinschränkung kommen, die man als *reaktive Arthritis* (Gelenksentzündung als Reaktion auf eine Yersinieninfektion) bezeichnet. Die Diagnose einer reaktiven Arthritis durch Yersinien wird am sichersten durch den Nachweis des Erregers gestellt – dieser findet sich aber nicht im Gelenk, sondern im Darm. Da die Gelenkbeschwerden zeitlich deutlich nach den Darmsymptomen auftreten, gelingt jedoch oftmals der Nachweis des Erregers nicht mehr.

## WISSEN

### EHEC-ALARM

EHEC ist die Abkürzung für *enterohämorrhagische Escherichia* coli – ein krankheitsauslösender Stamm der Escherichia-coli-Bakterien, der zu schweren blutigen Durchfällen führt. Von Mai bis Juli 2011 versetzte ein besonders gefährlicher Typ dieses Erregers – genannt EHEC Typ O104:H4 – Ärzte und Gesundheitsbehörden in Deutschland in Alarmzustand. Die Folge bei den erkrankten Patienten waren schwere blutige Durchfälle und das gefürchtete Hämolytisch-urämische Syndrom (HUS), das bei den Patienten zu Nierenversagen, zur Zerstörung der roten Blutkörperchen und zu schweren Störungen des zentralen Nervensystems führen kann.

Ursache dieser Epidemie waren mit großer Wahrscheinlichkeit Bockshornkleesamen, die aus Ägypten nach Deutschland importiert worden waren und den Erreger EHEC enthielten. Aus diesen wurden dann Sprossen gezogen, die roh verzehrt wurden und zur Infektion führten. Die Bilanz dieses Ausbruchs war laut Statistik des Robert-Koch-Instituts alarmierend: 3050 Menschen in Deutschland erkrankten an EHEC, 20 Prozent der Patienten entwickelten die lebensbedrohliche Komplikation HUS, insgesamt 52 Menschen starben. Es handelte sich damit um den bislang größten Ausbruch von EHEC mit HUS weltweit.

### Escherichia coli

Escherichia coli (E. coli) ist ein Bakterium, dessen natürlicher Lebensraum der Dickdarm von Mensch und Tier ist. Die meisten Stämme von Escherichia coli sind harmlos und für den Menschen ungefährlich. Einige Bakterienstämme können jedoch den menschlichen Darm schädigen und dort zu schweren Infektionen mit Durchfall, Fieber und Erbrechen führen. Dazu gehören neben den Erregern des Reisedurchfalls *(enterotoxische Escherichia coli,* siehe Seite 147) vor allem Stämme wie EIEC *(enteroinvasive Escherichia coli),* die über verschmutzte Lebensmittel oder Wasser übertragen werden und zu schmerzhaften Durchfällen und Fieber führen können.

Auch die gefährliche Variante EHEC *(enterohämolytische oder enterohämorrhagische Escherichia coli),* die 2011 in Deutschland zu einem großen Ausbruch führte, gehört zu dieser Bakteriengattung (siehe Seite 145). Häufig mit E. coli infizierte Lebensmittel sind beispielsweise rohes oder nicht vollständig durchgebratenes Hackfleisch, Rohwurst, Rohmilch, verunreinigtes Wasser, aber auch Sprossen und rohes Gemüse.

## LEBENSMITTELVERGIFTUNG

Nicht immer sind die Bakterien direkt der Auslöser heftiger Darmbeschwerden. Manche Bakterien besitzen auch die Fähigkeit zur Bildung von Giftstoffen (Toxinen), die sich beispielsweise in einem verdorbenen Lebensmittel stark anreichern können. Gelangt das Nahrungsmittel – und damit auch die Toxine – in den Darm, so führen die Giftstoffe dort direkt zu einer starken Entzündung der Darmschleimhaut. Dieses Krankheitsbild nennt man daher auch *Lebensmittelintoxikation*. Ein typisches Beispiel für eine solche „Lebensmittelvergiftung" sind einige Bakterien der Gattung Staphylokokken, die die Fähigkeit zur Toxinbildung besitzen. Häufig sind diese Keime in Milch-, Ei- und Fleischprodukten zu finden. Gemeinerweise sind diese Toxine relativ hitzestabil, sodass sie bei normalen Kochtemperaturen nicht zerstört werden.

Nicht nur Bakterien können Toxine bilden, gefährlich sind auch die sogenannten *Mykotoxine*. Darunter versteht man Giftstoffe (Toxine), die von Schimmelpilzen auf falsch gelagerten oder verdorbenen Lebensmitteln gebildet werden. Betroffen sind beispielsweise häufig Getreideprodukte (Roggen, Gerste, Weizen), Mais, Trockenfrüchte, Nüsse, Pistazien oder Mandeln. Mykotoxine können schon in geringen Mengen zu Schädigungen von Leber und Niere, Beeinträchtigungen des Immunsystems sowie zu Hautbeschwerden führen. Gefürchtet ist auch eine krebserregende und erbgutschädigende Wirkung. So kann beispielsweise das sogenannte *Aflatoxin* zur Entstehung von Leber- und Lungenkrebs führen. In der Europäischen Union gelten daher strenge Grenzwerte für die Belastung von Lebensmitteln durch Mykotoxine.

Grenzwerte alleine schützen jedoch nicht: Lagern Sie Lebensmittel daher unbedingt sachgemäß (nicht feucht) und kontrollieren Sie diese vor dem Verzehr auf Schimmelbefall. Verschimmelte Lebensmittel dürfen keinesfalls verzehrt werden – schon kleine Mengen Mykotoxin können krebserregend wirken. Dabei genügt es auch nicht, verschimmelte oder angrenzende Teile des Lebensmittels zu entfernen und den Rest zu verzehren. Auch Kochen zerstört Schimmelpilze nicht zuverlässig und ist daher kein Mittel der Wahl.

Auch Algen können unter bestimmten Bedingungen Toxine bilden, die von Meerestieren wie zum Beispiel Muscheln aufgenommen werden und zu schweren Vergiftungserscheinungen nach dem Verzehr führen können. Auch hier führt das Kochen nicht sicher zu einer Zerstörung der Toxine. Klassisches Beispiel sind akut auftretende Magen-Darm-Beschwerden nach dem romantischen Dinner mit Meeresfrüchtesalat im Fischrestaurant. Neben starker Übelkeit, Durchfall, Erbrechen und Kreislaufbeschwerden können bestimmte Algentoxine manchmal auch Atemprobleme, Schüttelfrost sowie Taubheitsgefühle auslösen.

# REISEDIARRHÖ ODER MONTEZUMAS RACHE

Endlich ist er da, der heiß ersehnte Urlaub in der Ferne – doch nach drei Tagen liegen Sie nicht mehr im Liegestuhl am Strand, sondern sitzen auf dem stillen Örtchen Ihres Urlaubsparadieses und kommen dort vor lauter Durchfall nicht mehr runter … so ergeht es laut Statistik fast jedem zweiten Fernreisenden. Grund hierfür ist der Reisedurchfall (die sogenannte *Reisediarrhö*), die durch eine Infektion des Darms durch Bakterien, Viren oder Parasiten ausgelöst wird, die über das Trinkwasser oder Lebensmittel aufgenommen werden. Oft wird dann scherzhaft von „Montezumas Rache" gesprochen – doch was hat der Aztekenherrscher Montezuma mit dem Fehlstart in den Urlaub zu tun? Hier ein kleiner Ausflug in die Geschichte dieser Reisekrankheit: Montezuma der II. war von 1502 bis 1520 Herrscher über das Reich der Azteken im heutigen Me-

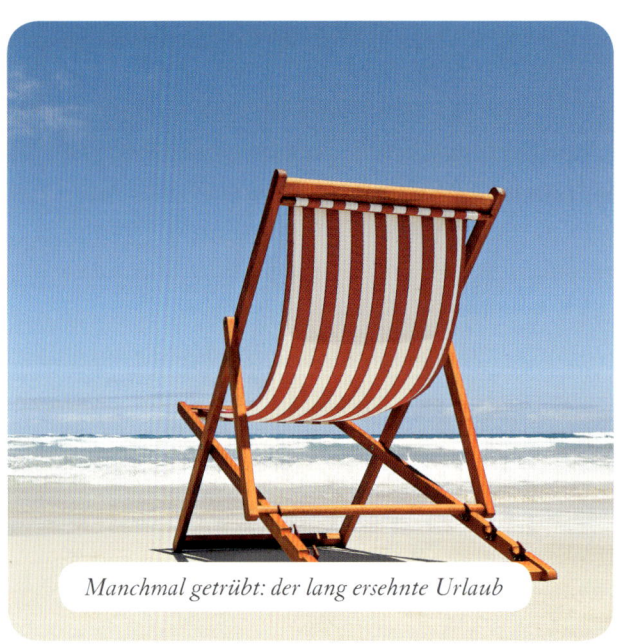

*Manchmal getrübt: der lang ersehnte Urlaub*

## PRAXISTIPP

> ### Praxistipp Reisediarrhö: Wie kann ich mich vor infektiösen Durchfallerkrankungen schützen?
>
> → Cook it, peal it – or forget it! Dieser Spruch ist die Grundregel für den Umgang mit Nahrungsmitteln auf Reisen: Koche es, schäle es – oder vergiss es ... Konkret heißt das: Nur gut gekochte oder durchgebratene Speisen essen, Obst schälen, Finger weg von rohem Obst/Gemüse/Salat – waschen alleine reicht nicht! Vorsicht gilt auch bei rohem Fleisch und Fischprodukten sowie Speiseeis.
> → Trinkwasser bzw. Getränke nur aus Flaschen oder Dosen, nicht aus der Leitung oder offenen Behältern. Alternativ muss abgekocht werden.
> → Vermeiden Sie Eiswürfel in Getränken.
> → Verwenden Sie zum Zähneputzen Trinkwasser aus Flaschen.
> → Waschen Sie sich regelmäßig die Hände.
> → Reiseapotheke: In das Gepäck für Fernreisen gehören Elektrolytlösungen aus der Apotheke, die bei starker Diarrhö den Verlust an Blutsalzen ausgleichen können.

xiko. Als die damalige Hauptstadt Tenochtitlán (das heutige Mexico City) von europäischen Eroberern eingenommen wurde, schleppten diese die Pockenkrankheit ein und viele Eingeborene starben. Der Legende nach stieß Montezuma daraufhin einen Fluch gegen die europäischen Eindringlinge aus – und daher sprechen wir heute von Montezumas Rache, wenn europäische Touristen auf Fernreisen an Reisedurchfall erkranken. Die häufigste Ursache sind Infektionen mit Bakterien, allen voran *enterotoxische Escherichia coli,* kurz ETEC genannt. Je nach Reisegebiet ist fast die Hälfte aller Fälle von Reisedurchfall durch eine Infektion mit diesem Bakterienstamm bedingt.

Aber auch andere Escherichia-coli-Stämme oder bakterielle Erreger wie Campylobacter, Shigellen, Salmonellen sowie Viren (zum Beispiel Rotaviren) und Parasiten (zum Beispiel Amöben) stehen auf der Liste der häufigsten Übeltäter (siehe Seite 141). Die Folge sind meist heftige Durchfälle, oftmals begleitet von Übelkeit, Erbrechen, Bauchschmerzen und Fieber.

# WENN DER DARM DIE NERVEN VERLIERT – DAS REIZDARMSYNDROM

Unser Darm ist ein Sensibelchen – kein anderes Organ unseres Körpers reagiert so intensiv auf emotionale Reize wie der Darm. Bei über 100 Millionen Nervenzellen in der Darmwand überrascht es daher nicht, dass auch unser Darm die Nerven verlieren kann und durch Schmerzen oder Veränderungen der Stuhlgewohnheiten unsere Aufmerksamkeit einfordert. Die Diagnose für diese Symptome lautet in der modernen westlichen Welt oftmals *Reizdarmsyndrom*.

In Europa sind schätzungsweise 10 bis 20 Prozent der Bevölkerung vom Reizdarmsyndrom betroffen – Frauen etwa doppelt so häufig wie Männer. Zu den häufigsten Symptomen gehören immer wiederkehrende Bauchschmerzen, Blähungen, Verstopfung und Durchfall. Das Reizdarmsyndrom wird dabei als *funktionelle Darmkrankung* bezeichnet – funktionell daher, weil keine erkennbaren körperlichen (organischen) Ursachen wie Entzündungen gefunden werden können, die die Beschwerden verursachen. Die Diagnose Reizdarmsyndrom wird daher erst gestellt, wenn sich trotz ausführlicher Diagnostik keine andere Darmerkrankung (zum Beispiel Nahrungsmittelunverträglichkeit, chronisch-entzündliche Darmerkrankung, bakterielle Infekte) als Ursache für die Beschwerden feststellen lässt.

Das Reizdarmsyndrom ist keine lebensbedrohliche Erkrankung, kann aber sehr lästige Symptome bei den Betroffenen verursachen und das Wohlbefinden nachhaltig beeinträchtigen.

Die genauen Ursachen für die Entstehung des Reizdarmsyndroms sind nicht eindeutig geklärt. Zu den bekannten Risikofaktoren zählen bakterielle Infekte des Darms oder eine Störung der Darmflora (zum Beispiel nach Antibiotikagabe), die im weiteren Verlauf zu der Entwicklung eines Reizdarmsyndroms führen können. Gleichzeitig zeigen Studien, dass Patienten mit Reizdarmsyndrom häufig auch Unverträglichkeiten von Nahrungsmitteln sowie Veränderungen in der Darmflora aufweisen. Studien konnten bei Reizdarmpatienten eine verringerte Konzentration an *Laktobazillen* und *Bifidobakterien* nachweisen, dafür aber mehr *Proteobakterien* und *Firmicutes*.

## CHECKLISTE

### Mögliche Ursachen des Reizdarmsyndroms

| | |
|---|---|
| Störungen der Darmflora | Patienten mit Reizdarmsyndrom zeigen eine veränderte Zusammensetzung der Darmflora. Manche Patienten berichten auch vom Beginn der Beschwerden direkt nach einer Antibiotikatherapie. |
| Bakterielle Infektion des Darms | Das Risiko, ein Reizdarmsyndrom zu entwickeln, ist nach einer bakteriellen Darminfektion etwa 15-fach erhöht. |
| Genetische Faktoren und familiäre Häufung | Mittlerweile wurden Genabschnitte entdeckt, die den Hormonhaushalt des Darms beeinflussen können (z. B. Serotoninrezeptoren) und bei Reizdarmsyndrompatienten verändert sein können. |
| Psychische Faktoren | Patienten mit Depressionen oder Angststörungen haben ein erhöhtes Risiko für ein Reizdarmsyndrom. |
| Stress | Lang anhaltende Stressbelastung kann ein Risikofaktor für die Entwicklung eines Reizdarmsyndroms sein. |
| Störungen des darmeigenen Nervensystems und der Darmmotilität | Bei Reizdarmsyndrompatienten wurden Veränderungen im Schmerzempfinden und bei der Reizübertragung im Darm gefunden, ebenso scheint der Serotoninspiegel im Darm erhöht.<br><br>Auch zeigt sich in der Darmschleimhaut von Reizdarmsyndrompatienten eine erhöhte Dichte an Nervenfasern und eine schnellere Weiterleitung von Schmerzempfindungen an das zentrale Nervensystem. |

Auch scheinen Patienten mit psychischen Beeinträchtigungen wie zum Beispiel einer Depression oder chronischer Stressbelastung anfälliger für die Entstehung dieses Krankheitsbildes zu sein. Neueste Studien zeigen zudem, dass das darmeigene Nervensystem bei der Entstehung des Reizdarmsyndroms eine wichtige Rolle zu spielen scheint – und der Darm sprichwörtlich „die Nerven verlieren kann". Ist das darmeigene Nervensystem aus bisher unbekannten Gründen außer Takt geraten, so kommt es zu Störungen in der Koordination der Darmmotorik und die Bewegungen des Darms und somit auch der Transport der Nahrung durch den Verdauungstrakt können zu langsam oder zu schnell sein. Das Nervensystem der Patienten reagiert zudem auch sehr sensibel auf Dehnungsreize, wenn der Darm mit Nahrung gefüllt ist. Normalerweise würden diese Reize gar nicht bewusst wahrgenommen werden – bei Patienten mit Reizdarmsyndrom scheint aber das Schmerzempfinden deutlich erhöht zu sein. Sie haben scheinbar eine erniedrigte Reizschwelle, da sie die Dehnung des Darms deutlich früher als schmerzhaft empfinden wie Gesunde. In der Fachsprache wird diese Überempfindlichkeit gegenüber Reizen auch als *viszerale Hypersensibilität* bezeichnet. Studien konnten zeigen, dass dabei auch Störungen im Hormonhaushalt des Darmes eine Rolle spielen können, insbesondere durch erhöhte Konzentrationen des Hormons Serotonin. Serotonin spielt eine wichtige Rolle in der Schmerzweiterleitung über die Nervenbahnen zum Gehirn und könnte daher eine Erklärung dafür sein, weshalb es bei Reizdarmpatienten zu starkem Schmerzempfinden in der Darmregion kommt, obwohl sich vor Ort keine Entzündung oder Gewebestörung nachweisen lässt.

*Der Reizdarm hat viele Namen: Häufig wird das Beschwerdebild auch* nervöser Darm, Colon irritabile, irritables Darmsyndrom *oder englisch* Irritable Bowel Syndrome (IBS) *genannt.*

## CHECKLISTE

### Befunde, die gegen die Diagnose Reizdarm sprechen

- → Starker Gewichtsverlust, Fieber oder Nachtschweiß
- → Blut im Stuhl
- → Veränderungen der Stuhlfarbe (Stuhl wird weiß/gelb)
- → Beschwerden in der Nacht
- → Anhaltende Bauchschmerzen

Die erhöhte Serotoninausschüttung führt zu einer Überaktivierung des Bauchhirns, die dann zu den typischen Symptomen wie Schmerzen und Durchfall führt. Viele Reizdarmpatienten haben interessanterweise oft zusätzliche Beschwerden, die durch seelische Faktoren oder Schmerzempfindlichkeit ausgelöst werden können: Häufig finden sich gleichzeitig Kopfschmerzen, chronische Rückenschmerzen, Störungen der Harnblase oder Schlafstörungen.

Aus Tierversuchen wissen wir auch, dass chronischer psychischer Stress sich auf den Darm auswirken kann und die Schmerzempfindlichkeit des darmeigenen Nervensystems erhöht. Dabei kommt es nicht nur zu einer Aktivierung von Nervenzellen mit Auswirkungen auf die Darmbewegungen, sondern auch zu einer vermehrten Ausschüttung von Signalstoffen, die den Reiz an das zentrale Nervensystem weitergeben. Auch beim Menschen gibt es deutliche Hinweise darauf, dass Stress (zum Beispiel belastende Lebensereignisse, chronische Überlastung) als Kofaktor für die Entstehung und Fortdauer eines Reizdarmsyndroms eine wichtige Rolle spielt.

In der Medizin wird die Diagnose Reizdarmsyndrom entsprechend der Leitlinien nur dann gestellt, wenn die folgenden drei Kriterien auf den Patienten zutreffen:

→ Der Patient hat seit über drei Monaten anhaltende Beschwerden wie Blähungen oder Bauchschmerzen, die meist mit Stuhlgangsveränderungen wie Durchfall oder Verstopfung einhergehen.

→ Aufgrund dieser Beschwerden ist die Lebensqualität des Patienten stark beeinträchtigt und er sucht deswegen ärztliche Hilfe.

→ Es liegen keine anderen Erkrankungen vor, die eine Erklärung für die vorhandenen Symptome sein könnten.

Die Diagnose Reizdarmsyndrom ist folglich eine Ausschlussdiagnose – bevor die Diagnose Reizdarmsyndrom gestellt werden kann, sind daher umfangreiche Untersuchungen notwendig, um andere Erkrankungen des Verdauungstraktes als Ursache für die Beschwerden auszuschließen.

## CHECKLISTE

### Diagnostik bei einem Reizdarmsyndrom

| | |
|---|---|
| Darmspiegelung (Koloskopie) | Ausschluss von Infektionen, chronisch-entzündlichen Darmerkrankungen, Divertikeln, Darmkrebs |
| Magenspiegelung (Gastroskopie) mit Entnahme von Gewebeproben (Biopsie) im Dünndarm | Ausschluss von Entzündungen oder Geschwüren des Magens oder bösartigen Neubildungen sowie Ausschluss einer Zöliakie |
| Ultraschalluntersuchung des Bauches (Sonografie) | Ausschluss von Erkrankungen der Leber, Gallenblase, Bauchspeicheldrüse und der Nieren |
| Untersuchungen des Blutes | Hinweise auf entzündliche Erkrankungen oder Veränderungen der Leber- und Nierenwerte |
| Untersuchung von Stuhlproben | Ausschluss einer Infektion mit Bakterien, Viren, Pilzen oder Parasiten |
| Atemtest | Ausschluss von Nahrungsmittelunverträglichkeiten (z. B. Laktose- oder Fruktoseintoleranz) |

**Therapiemöglichkeiten bei einem Reizdarmsyndrom**

Da die Ursachen eines Reizdarmsyndroms sehr vielfältig und die genauen Mechanismen der Entstehung nicht völlig geklärt sind, gibt es bislang keine ursächliche Therapie, die das Reizdarmsyndrom heilen könnte. Da die Beschwerden von Patient zu Patient auch sehr unterschiedlich sein können, existiert auch keine Standardtherapie für Menschen mit Reizdarmsyndrom. Die Behandlung beruht auf mehreren Komponenten und hat in erster Linie das Ziel, die jeweils vorhandenen Beschwerden symptomatisch zu behandeln und zu lindern sowie die Betroffenen durch die Umstellung von Ernährung, Lebensstil und Stressverarbeitung zu unterstützen. Dabei muss auch zwischen den verschiedenen Typen des Reizdarmsyndroms unterschieden werden: Während manche Patienten vor allem von Verstopfung geplagt sind (Obstipationstyp), leiden andere an zu häufigen und dünnen Stuhlgängen (Diarrhötyp) oder starken Bauchschmerzen (Schmerztyp) und bei einigen kommt es auch zu immer wechselndem Stuhlverhalten. Wichtig ist, für den jeweiligen Patienten individuelle Auslöser (zum Beispiel bestimmte Nahrungsmittel, Stress, Schlafmangel) herauszufinden und zu vermeiden.

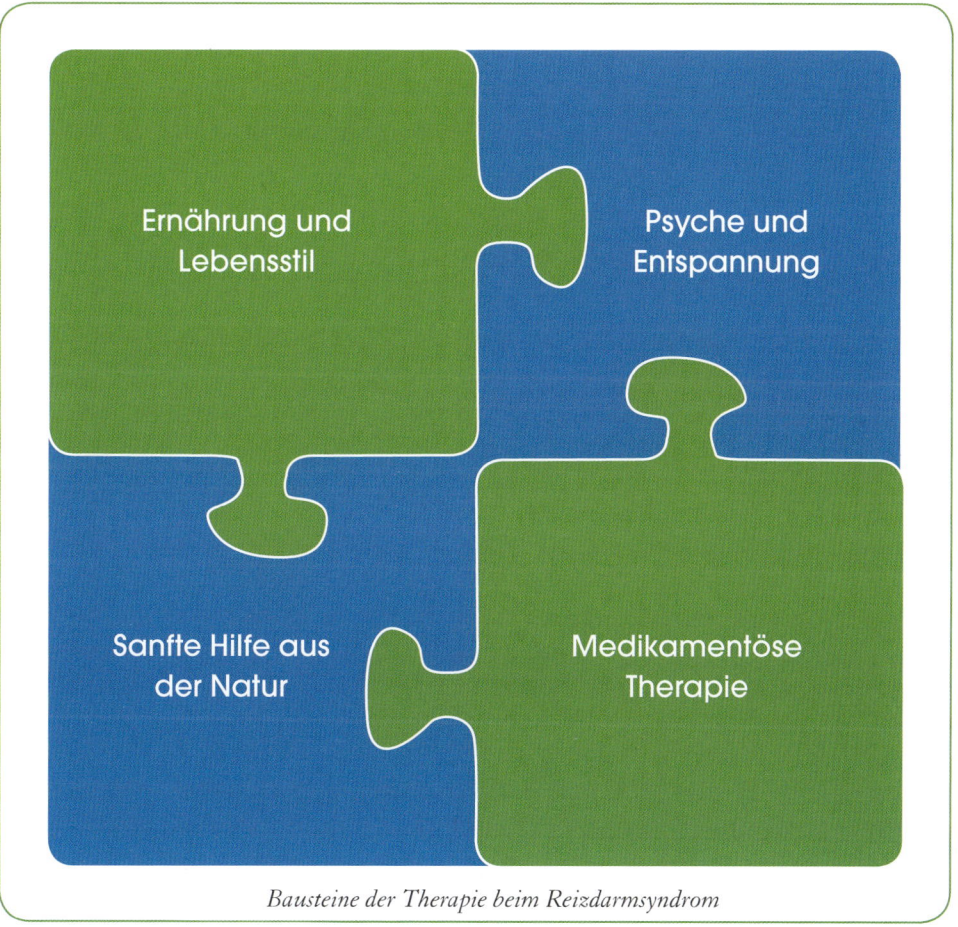

*Bausteine der Therapie beim Reizdarmsyndrom*

## MEDIKAMENTÖSE THERAPIE

Für die Therapie eines Reizdarmes gibt es keine Wunderpille, die schnell und effektiv zur Heilung dieses Krankheitsbildes führt. Allerdings lassen sich die verschiedenen Symptome eines Reizdarmsyndroms – also Schmerzen, Verstopfung, Durchfall, Blähungen oder wechselndes Stuhlverhalten – durch verschiedene pharmazeutische Wirkstoffe beeinflussen. Die Therapie des Reizdarmsyndroms ist also symptomorientiert. Der Erfolg der medikamentösen Therapie wird an der Besserung der Beschwerden und der Verträglichkeit der eingesetzten Medikamente gemessen. So werden bei Bauchschmerzen vor allem krampflösende Medikamente (sogenannte *Spasmolytika*) eingesetzt, um die verkrampfte Darmmuskulatur zu entspannen.

**Wichtig:** Eine Schmerzbehandlung sollte beim Reizdarmsyndrom nicht mit klassischen Schmerzmittel wie Paracetamol, Aspirin, Metamizol oder anderen Substanzen aus der Wirkstoffklasse der nicht-steroidalen Antirheumatika (NSAR; zum Beispiel Ibuprofen) erfolgen. Bei starkem Durchfall können Motilitätshemmer wie das Loperamid kurzfristig zur Anwendung kommen, Patienten mit Verstopfung dagegen profitieren von leichten Abführmitteln oder Quellmitteln (siehe Seite 193). Generell sollten all diese Medikamente nur zeitlich begrenzt und in Absprache mit dem behandelnden Arzt eingenommen werden.

Ein weiterer Therapieansatz setzt bei dem Hormon Serotonin an, das sowohl die Bewegungen der Darmwand als auch die Reizverarbeitung im darmeigenen Nervensystem reguliert. Durch Medikamente, die in den Signalweg dieses Hormons eingreifen, versucht man die schmerzverstärkende Wirkung des Serotonins zu dämpfen und damit die Beschwerden des Patienten zu bessern.

Neuere Studien zeigen auch, dass die Einnahme von Probiotika die Beschwerden beim Reizdarmsyndrom positiv beeinflussen kann. Dies gilt insbesondere für Patienten, die ein Reizdarmsyndrom nach einem bakteriellen Infekt des Verdauungstraktes oder einer Antibiotikaeinnahme entwickelt haben. Allerdings scheint der positive Effekt der Probiotika spezifisch für den jeweils in den Studien untersuchten Bakterienstamm zu sein und auch nicht auf alle Beschwerden gleich einzuwirken – Probiotikum ist also nicht gleich Probiotikum in der Behandlung des Reizdarmsyndroms.

## SANFTE HILFE BEIM REIZDARMSYNDROM

### Ernährung und Lebensstil

Eine ausgeglichene Lebensweise kann Menschen mit Reizdarmsyndrom helfen, Stress und Hektik zu reduzieren und mehr Reserven für die alltäglichen Herausforderungen aufzubauen. Dazu gehören ausreichender Schlaf, ein strukturierter Tagesrhythmus, regelmäßige körperliche Bewegung an der frischen Luft sowie auch die Entwicklung einer vermehrten Achtsamkeit gegenüber Dingen, die Körper und Seele guttun. Dies gilt insbesondere auch für unsere Ernährung. Generell gibt es keine einheitliche Ernährungsempfehlung oder allgemeingültige Spezialdiät für Patienten mit Reizdarmsyndrom. Ausgehend von den jeweiligen Hauptbeschwerden des Patienten sollte individuell eine Umstellung der Ernährung erfolgen, am besten mithilfe eines Darmtagebuches (siehe Seite 131).

Einige allgemeine Hinweise zu Ernährung und Lebensstil können jedoch helfen:
Ein **ausgeglichener Tagesrhythmus** bringt Ruhe in den Darm – das gilt auch für die Nahrungsaufnahme. Versuchen Sie, regelmäßig zu essen, und vermeiden Sie Stress und Hektik während der Mahlzeiten. Nehmen Sie sich Zeit beim Essen – kleine Bissen und gründliches Kauen nehmen dem Darm Arbeit ab. Patienten mit Reizdarmsyndrom vertragen oft mehrere kleine Mahlzeiten über den Tag verteilt besser als einmal am Tag ein üppiges, schwer im Magen liegendes Mahl. Versuchen Sie, vor allem abends auf üppige Speisen zu verzichten.

Reizdarmpatienten mit Neigung zu Verstopfung können von einer **ballaststoffreichen Ernährung** profitieren – mehr Obst und Gemüse helfen, den Darm in Schwung zu bringen und den Nahrungsbrei schneller durch den Darm zu transportieren. Auch Ballaststoffpräparate aus Flohsamen können hier hilfreich sein. Allerding können Ballaststoffe in größeren Mengen vermehrt zu Blähungen führen. Reizdarmpatienten mit Neigung zu Blähungen und Bauchschmerzen sollten mit zu vielen Ballaststoffen vorsichtig sein. Bei diesen Patienten kann es eher sinnvoll sein, die Ballaststoffmenge zeitweise zu reduzieren und vor allem abends auf Salat und Gemüse zu verzichten. Auch bei rohem Obst und Gemüse läuft unser Darm zu Hochtouren auf – größere Mengen auf einmal sollte von Patienten mit Reizdarmsyndrom daher vermieden werden.

Patienten mit Reizdarmsyndrom sollten auf eine ausreichende Trinkmenge (etwa 2 bis 3 Liter am Tag) achten. Auf übermäßigen Genuss von Kaffee und Alkohol sollte allerdings verzichtet werden. Vorsicht gilt auch bei kohlensäurehaltigen Getränken und Fruchtsäften – diese können Blähungen verstärken. Blähende Nahrungsmittel wie Zwiebeln, Kohl oder Bohnen sollten generell vermieden werden.

Patienten mit Reizdarmsyndrom vertragen Nahrungsmittel mit Zuckeraustauschstoffen (zum Beispiel Sorbitol) tendenziell eher schlecht und sollten daher bei Diät- oder Lightprodukten zurückhaltend sein. Auch zu große Mengen an Zucker und Fett in der Nahrung können zu einer Verstärkung der Beschwerden führen.

### Psyche und Entspannung – Alltag in Balance

Wenn der Darm die Nerven verliert, dann hat auch unsere Psyche darauf einen nicht unerheblichen Einfluss – was sprichwörtlich formuliert ist, findet seine Bestätigung in einer kürzlich veröffentlichen Studie der Universität Southampton in Großbritannien. Die Forscher untersuchten an 620 Personen, die akut an einer bakteriellen Magen-Darm-Infektion erkrankten, wie hoch das Risiko für die Entwicklung eines späteren Reizdarmsyndroms ist.

Die Studienteilnehmer mussten in regelmäßigen Abständen sechs Monate nach dem Infekt umfangreiche Fragebögen zu ihrer psychischen Stimmung, Stressempfinden und der Einstellung zu ihrer Erkrankung ausfüllen. Insgesamt entwickelten 49 Menschen im weiteren Verlauf ein Reizdarmsyndrom, Frauen doppelt so häufig wie Männer. Die Wahrscheinlichkeit zu erkranken war dabei deutlich höher bei Personen, die an sich und ihre eigene Leistung sehr hohe Erwartungen an den Tag legten, viel Stress empfanden, sich im Alltag keine Pausen gönnten und sich als tendenziell ängstlich beschrieben.

Das Fazit der Studie: Risikofaktoren für die Entstehung und die Aufrechterhaltung eines Reizdarmsyndroms sind neben Stress vor allem auch Perfektionismus und Ängstlichkeit.

Für Menschen mit einem Reizdarmsyndrom ist es daher sehr wichtig, die eigenen Anforderungen und Ansprüche an sich selbst ehrlich zu analysieren und zu überdenken. Realistische Zielsetzungen, Pausen im Alltag, ein regelmäßiger Lebensrhythmus, Freude an sportlichen Aktivitäten, Hobbys und Unternehmungen mit Familie und Freunden sind einige von vielen Möglichkeiten, den Alltag wieder in Balance zu bringen. Entspannungsverfahren wie beispielsweise autogenes Training, Yoga, progressive Muskelentspannung, Hypnose oder Atemtherapie können zudem helfen, Stress abzubauen und das innere Gleichgewicht wiederzufinden. Patienten mit einem Reizdarmsyndrom sollten daher eine für sie geeignete Entspannungsmethode entdecken, um trotz privatem und beruflichem Stress in Balance bleiben zu können.

Manche Patienten profitieren auch von psychologischer Hilfe – zum Beispiel von einer Verhaltens- oder Gesprächstherapie oder einer Psychotherapie. Wenn die Beschwerden eines Reizdarmsyndroms sehr hartnäckig sind und auf die Stimmung drücken, können zusätzlich niedrig dosierte Antidepressiva eingesetzt werden. Diese wirken nicht nur auf die Psyche, sondern auch auf das Nervensystem im Darm.

### Gutes aus der Natur

In der Naturheilkunde finden sich zahlreiche Pflanzenstoffe, die beim Reizdarmsyndrom durch ihre schmerzlindernde oder krampflösende Wirkung hilfreich sein können. Dazu gehören insbesondere pflanzliche Stoffe wie Pfefferminze, Kümmel, Fenchel, Anis oder Koriander. Die naturheilkundliche Therapie richtet sich dabei nach den jeweils vorhandenen Symptomen – also Verstopfung, Schmerzen, Durchfall oder Blähungen (siehe Seite 50).

Als besonders wirksam beim Reizdarmsyndrom haben sich in Studien Kombinationen aus Pfefferminze und Kümmel erwiesen. Die Pfefferminze ist eine der beliebtesten heimischen Heilpflanzen. Studien an Reizdarmpatienten konnten zeigen, dass Pfefferminze positive Effekte bei Schmerzen, Bauchkrämpfen und Blähungen haben kann. Zu beachten ist dabei, dass Pfefferminze am besten in Form spezieller Kapseln eingenommen werden sollte, die sich erst im Darm auflösen und nicht durch die Magensäure zerstört werden. Damit kommt die Pfefferminze in hoher Konzentration an den richtigen Ort: den Darm. Prinzipiell sind aber auch Teezubereitungen oder auch Pfefferminzöl zur äußeren Anwendung bei der Darmmassage hilfreich. Auch Kümmelöl ist in verkapselter Form (auch in Kombination mit Pfefferminze) erhältlich und kann im Darm krampflösend wirken.

# ALARM IM IMMUNSYSTEM – DIE CHRONISCH-ENTZÜNDLICHEN DARMERKRANKUNGEN MORBUS CROHN UND COLITIS ULCEROSA

Wie sehr eine Entzündung des Darms Gesundheit und Wohlbefinden beeinträchtigen kann, wissen wir alle aus eigenen Erfahrungen mit einer „Magen-Darm-Grippe" oder einer akuten Durchfallerkrankung auf Reisen. Was aber, wenn der Darm chronisch – also über viele Monate – entzündet ist und Durchfälle und Bauchschmerzen tägliche Begleiter sind? Etwa 300.000 Menschen sind in Deutschland von einer solchen chronisch-entzündlichen Darmerkrankung betroffen, darunter viele junge Patienten und Kinder. 20 Prozent aller Patienten sind bei der Diagnosestellung sogar jünger als 14 Jahre. Und die Tendenz ist steigend – die Zahl der Neuerkrankungen mit chronisch-entzündlichen Darmerkrankungen nimmt in den Industrienationen in den letzten Jahren beständig zu.

*Der Begriff Morbus kommt aus dem Lateinischen und bedeutet übersetzt „Krankheit". Das Wort Crohn geht auf den amerikanischen Arzt Burrill Crohn (1884–1983) zurück, der 1932 gemeinsam mit Kollegen erstmals dieses Krankheitsbild und die Veränderungen des Darmes beschrieb.*

Unter dem Oberbegriff *chronisch-entzündliche Darmerkrankungen* (CED) werden die beiden Krankheitsbilder Morbus Crohn und Colitis ulcerosa zusammengefasst. Es handelt sich dabei um jeweils eigenständige Krankheitsbilder, die aber bei den Betroffenen ähnliche Symptome auslösen können: chronische Durchfälle, Bauchschmerzen, Gewichtsverlust, allgemeine Schwäche und Müdigkeit oder auch Blutarmut (Anämie). Beiden gemeinsam ist auch ein über Jahre andauernder chronischer Verlauf mit abwechselnd entzündlichen Schüben und Ruhephasen (*Remission* genannt). Anders als beim Reizdarmsyndrom kommt es bei den chronisch-entzündlichen Darmerkrankungen zu sichtbaren entzündlichen Veränderungen in der Darmschleimhaut durch eine Überreaktion des körpereigenen Immunsystems.

Morbus Crohn und Colitis ulcerosa befallen unterschiedliche Abschnitte des Verdauungstraktes: Morbus Crohn befällt vor allem den letzten Abschnitt des Dünndarms (das sogenannte *terminale Ileum*), kann aber theoretisch im gesamten Verdauungstrakt auftreten und sowohl im Mund, in der Speiseröhre, im Magen oder im Darm abschnittsweise immer wieder zu Entzündungen führen. Dabei sind alle Wandschichten der Schleimhaut bis in die Tiefe des Gewebes betroffen. Häufig kommt es zu Komplikationen wie Verdickungen der Darmwand (Stenosen) oder Verbindungsgängen (Fisteln) vom Darm zu anderen Organen oder der Haut. Colitis ulcerosa dagegen tritt nur im Dickdarm auf. Die Entzündung beginnt immer im Enddarm (Rektum) und breitet sich von dort aus kontinuierlich in die weiter oben gelegenen Darmabschnitte aus. Dabei sind nur die oberen Schleimhautschichten von der Entzündung betroffen.

*Der Begriff* Colitis *kommt aus dem Griechischen und bedeutet übersetzt „Entzündung des Dickdarms" (griech.* colon = *Dickdarm), das Wort* ulcerosa *kommt aus dem Lateinischen und bedeutet „reich an Geschwüren". Unter einer Colitis ulcerosa versteht man also eine Entzündung des Dickdarmes, die durch das Auftreten von Geschwüren (Ulzerationen) gekennzeichnet ist.*

Die starke Entzündungsreaktion im Körper kann bei Patienten mit chronisch-entzündlichen Darmerkrankungen nicht nur zu Problemen im Darm führen – auch andere Organe können dabei betroffen sein. Bis zu 10 Prozent aller Patienten mit Morbus Crohn und Colitis ulcerosa zeigen solche sogenannten *extraintestinalen Manifestationen* außerhalb des Darms (lat. *extra* = außerhalb; *intestinal* = zum Darmkanal gehörend). Häufig sind dies rheumaähnliche Schmerzen und Schwellungen in den Gelenken (Arthritis), Entzündungen der Augen oder Veränderungen der Haut.

## URSACHENFORSCHUNG: GENE, BAKTERIEN UND LEBENSWEISE

Trotz der zunehmenden Erkrankungszahlen ist die genaue Ursache der chronisch-entzündlichen Darmerkrankungen bis heute nicht vollständig geklärt. Damit es zu Morbus Crohn oder Colitis ulcerosa kommen kann, scheint ein komplexes Zusammenspiel von Umweltfaktoren, Lebensweise, Darmbakterien und genetischen Faktoren im menschlichen Körper abzulaufen. So sind chronisch-entzündliche Darmerkrankungen vor allem in Industrienationen stark verbreitet, während in Ländern der Dritten Welt diese Erkrankungen so gut wie gar nicht vorkommen. Wissenschaftler vermuten, dass die Erklärung hierfür in der sogenannten *Hygienehypothese* liegt – sie gehen davon aus, dass es bei sehr guten hygienischen Verhältnissen in der Kindheit zu weniger Darminfektionen kommt und daher das Immunsystem weniger trainiert wird. Das heißt konkret: Je mehr Darminfektionen mit Würmern, Bakterien oder Parasiten in frühen Lebensjahren auftreten, desto weniger wahrscheinlich ist das Entstehen einer chronisch-entzündlichen Darmerkrankung. Manche Ideen für neue Therapieformen machen sich diese Hygienehypothese zunutze: So wird beispielsweise in Studien durch das Verabreichen von Eiern des Schweinepeitschenwurms *(Trichuris suis ovae)* bei chronisch-entzündlichen Darmerkrankungen versucht, dieses fehlende Training des menschlichen Immunsystems nachzuholen und dadurch Fehlsteuerungen der Abwehrzellen im Darm zu reduzieren.

Ein weiterer Risikofaktor unserer modernen Lebensweise ist zudem das Rauchen: Das Risiko, an Morbus Crohn zu erkranken, ist bei Rauchern doppelt so hoch wie bei Nichtrauchern. Inwieweit unsere moderne Ernährungsweise einen Anteil an den zunehmenden Erkrankungszahlen hat, ist umstritten – bislang gibt es trotz der Häufung dieser Erkrankungen in den Industrienationen keinen eindeutigen Hinweis darauf, dass westliche Ernährungsgewohnheiten die alleinige Ursache für Morbus Crohn oder Colitis ulcerosa sein könnten. In den letzten Jahren sind aufgrund der familiären Häufung insbesondere vererbbare Faktoren – also *Risikogene* – in den Blickpunkt gerückt: So wurde beispielsweise 2001 das sogenannte NOD2-Gen auf Chromosom 16 entdeckt. Träger von Mutationen in diesem Genabschnitt haben ein überdurchschnittlich hohes Risiko, Morbus Crohn zu entwickeln. Interessant ist dabei die Funktion dieses Genes, da es in der Erkennung von Bakterien im Darm eine wichtige Rolle spielt. Mutationen in diesem Genabschnitt scheinen dazu zu führen, dass im Darm die Unterscheidung zwischen harmlosen und gefährlichen Bakterien nicht mehr funktioniert und das Immunsystem auch bei Kontakt mit ungefährlichen Darmkeimen in einen ständigen Alarmzustand versetzt wird. Dabei werden von den Zellen des Immunsystems entzündliche Botenstoffe – sogenannte Zytokine – produziert, die eine anhaltende Entzündungsreaktion aufrechterhalten. Die Folge ist eine fortschreitende Zerstörung der

## WISSEN

### Wichtig:
Patienten mit Colitis ulcerosa haben bei einem langjährigen Krankheitsverlauf ein erhöhtes Risiko für Darmkrebs – daher sind regelmäßige Darmspiegelungen zur Kontrolle erforderlich.

Darmschleimhaut, die den Darm in seiner Funktion als Barriere nachhaltig schädigt und zu Durchfällen, Bauchschmerzen und einer verminderten Aufnahme von Nährstoffen führt. Die Forschung beschäftigt sich auch intensiv mit der Frage, ob nicht eine Infektion mit Viren oder Bakterien (zum Beispiel Mykobakterien) die Ursache von chronisch entzündlichen Darmerkrankungen sein können. Bislang konnte jedoch keiner der vermuteten Krankheitserreger als eindeutige Ursache von Morbus Crohn oder Colitis ulcerosa identifiziert werden. Wichtig ist: Morbus Crohn und Colitis ulcerosa sind keine Infektionskrankheiten und daher nicht ansteckend.

## WIE KANN ICH FESTSTELLEN, OB ICH AN MORBUS CROHN ODER COLITIS ULCEROSA LEIDE?

Nicht jeder Patient mit länger anhaltenden Durchfällen leidet automatisch an einer chronisch-entzündlichen Darmerkrankung. Daher ist es zunächst wichtig, andere Ursachen von chronischen Durchfällen – zum Beispiel Infektionen mit Bakterien, Nahrungsmittelunverträglichkeiten oder ein Reizdarmsyndrom – auszuschließen (siehe Seite 150). Wichtig für die Diagnose sind neben einem ausführlichen Gespräch mit dem Arzt und einer körperlichen Untersuchung Laboruntersuchungen des Blutes, eine Darmspiegelung mit der Entnahme von Gewebeproben (Biopsie) sowie bildgebende Verfahren wie Ultraschall oder Magnetresonanztomografie.

Typisch für einen akuten Schub von Morbus Crohn oder Colitis ulcerosa sind erhöhte Entzündungsparameter im Blut, zum Beispiel ein Anstieg der weißen Blutkörperchen (Leukozyten) und des sogenannten *C-reaktiven Proteins* (CRP); oft findet sich in der Laboruntersuchung auch eine Blutarmut *(Anämie),* die durch einen Mangel an Eisen oder Vitamin $B_{12}$ verursacht wird. Bei der Untersuchung von Stuhlproben ist der Marker *Calprotectin* typischerweise erhöht (siehe Seite 89). In der Darmspiegelung finden sich sichtbare entzündliche Stellen der Schleimhaut, die in der feingeweblichen Untersuchung eine starke Anreicherung von Immunzellen und Veränderungen der Schleimhautstrukturen zeigen. Mithilfe bildgebender Verfahren wie der Magnetresonanztomografie lassen sich oftmals Veränderungen wie Fisteln oder Verdickungen der Darmschleimhaut und Engstellen darstellen. Dies gilt insbesondere für die bei Morbus Crohn befallenen Dünndarmabschnitte, die man mit einer normalen Darmspiegelung nicht einsehen kann. Da Morbus Crohn auch den Magen befallen kann, kann auch eine Magenspiegelung (Gastroskopie) sinnvoll sein. Insgesamt können die Krankheitsbilder

Morbus Crohn und Colitis ulcerosa von Patient zu Patient zum Teil sehr unterschiedlich verlaufen. Daher kann die endgültige Diagnose einer chronisch-entzündlichen Darmerkrankung manchmal zeitintensiv und kompliziert sein.

## MEDIKAMENTÖSE UND OPERATIVE THERAPIE

Da die genaue Ursache der chronisch-entzündlichen Darmerkrankungen immer noch nicht genau verstanden ist, lassen sich Morbus Crohn und Colitis ulcerosa zum jetzigen Zeitpunkt nicht durch eine spezifische Therapie heilen. Die derzeitige Behandlung hat zwei Ziele: zum einen die Behandlung eines akuten entzündlichen Schubes durch Medikamente, die die Entzündungsreaktion im Darm unterbrechen. Neben dem altbekannten Kortison gehören dazu auch moderne Therapieformen wie spezielle Antikörper, die direkt gegen die Botenstoffe der Entzündung – die Zytokine – gerichtet sind (sogenannte TNF-alpha-Antikörper).

Das zweite Ziel ist es, den Patienten möglichst lange beschwerdefrei ohne einen erneuten Schub zu halten und Komplikationen wie zum Beispiel die Bildung von Engstellen im Darm zu vermeiden. Bei manchen Patienten ist dazu eine langfristige Therapie mit Medikamenten nötig, die das Immunsystem unterdrücken. Bei Patienten mit Colitis ulcerosa werden auch Präparate mit dem Wirkstoff 5-Aminosalicylsäure eingesetzt. Insgesamt wird versucht, durch eine möglichst frühe Therapie der Erkrankung den langfristigen Krankheitsverlauf günstig zu beeinflussen und Komplikationen zu vermeiden. Manchmal kann es auch notwendig sein, durch operative Eingriffe am Darm den Krankheitsverlauf zu bessern – hierzu gehören bei Morbus Crohn beispielsweise die chirurgische Entfernung von Engstellen im Darm und die unterstützende Behandlung bei Fisteln oder bei Colitis ulcerosa die Entfernung des entzündeten Dickdarms. Insgesamt haben Patienten mit chronisch-entzündlichen Darmerkrankungen im Vergleich zu gesunden Personen keine verminderte Lebenserwartung und können mit der entsprechenden Therapie eine gute Lebensqualität erreichen.

### Natürliche Entzündungshemmung – Pflanzliche Wirkstoffe in der Behandlung von Morbus Crohn und Colitis ulcerosa

Auch in der Naturheilkunde finden sich pflanzliche Wirkstoffe, die bei Patienten mit chronisch-entzündlichen Darmerkrankungen durch ihre antientzündliche Wirkung in die Behandlung miteinbezogen werden können. Dazu gehören insbesondere pflanzliche Stoffe wie Weihrauch, Myrrhe, Heidelbeeren oder Gelbwurz, deren Wirkung auch in Studien an Patienten mit Morbus Crohn oder Colitis ulcerosa untersucht wurde.

*Weihrauch* ist bereits seit vielen Jahrhunderten in der indischen Ayurveda-Medizin aufgrund seiner antientzündlichen Wirkung insbesondere bei Patienten mit chronischen Entzündungen ein erprobtes Heilmittel. Die im Harz der Weihrauchrinde enthaltenen Boswelliasäuren *(Boswellia serrata)* sind Hemmstoffe von speziellen Botenstoffen der Entzündung – den sogenannten *Leukotrienen*. Ebenso wie Weihrauch gehört auch die *Myrrhe* zur Pflanzenfamilie der Weihrauchbaumgewächse und kann bei chronisch-entzündlichen Prozessen unterstützend eingesetzt werden. Eine kürzlich durchgeführte Studie konnte zeigen, dass bei Patienten mit Colitis ulcerosa eine Kombination der pflanzlichen Arzneimittel Myrrhe, Kaffeekohle und Kamille in Tablettenform effektiv dazu beitragen kann, die Entzündung im Darm unter Kontrolle zu halten. Ähnliche antientzündliche Eigenschaften wie bei Weihrauch und Myrrhe werden der sogenannten Gelbwurz *(Kurkuma),* einem in Asien beliebten Gewürz, zugesprochen. Interessant ist auch die Wirkung von *Heidelbeeren* bei Colitis ulcerosa: Heidelbeeren enthalten Anthocyanine, die entzündungshemmende und antioxidative Eigenschaften haben und bei Patienten mit Colitis ulcerosa zum Erhalt eines entzündungsfreien und beschwerdefreien Zustands beitragen können. Andere pflanzliche Stoffe wie *Kamille, Fenchel, Pfefferminze* und *Kümmel* können hilfreich bei Blähungen sein und beruhigend auf die Darmschleimhaut wirken. Auch bei der lokalen Therapie können pflanzliche Stoffe hilfreich sein – gerade bei Fissuren und Entzündungen im äußeren Analbereich können *Sitzbäder* mit *Kamille* oder *Eichenrinde* schmerzentlastend sein.

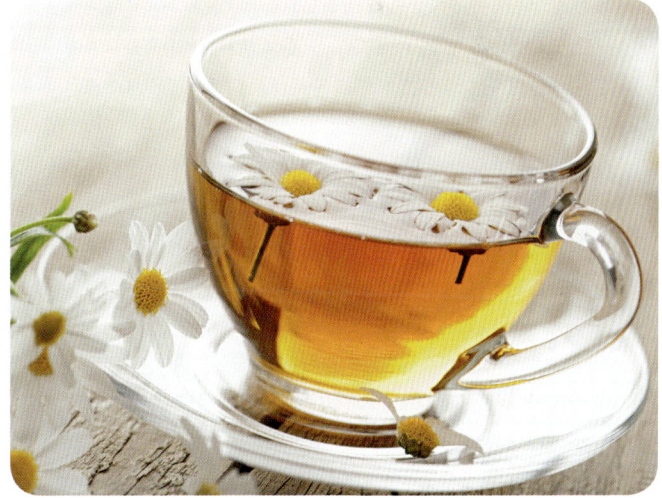

## ERNÄHRUNG BEI CHRONISCH-ENTZÜNDLICHEN DARMERKRANKUNGEN

Darmerkrankungen stehen meist in einem engen Zusammenhang mit dem Thema Ernährung. Gerade für Patienten mit Morbus Crohn und Colitis ulcerosa stellen sich häufig Fragen in Bezug auf die richtige Ernährungsweise, die Bedeutung spezieller Ernährungsformen und Diäten sowie die Gefahr einer Mangelernährung. Bei vielen Patienten mit chronisch-entzündlichen Darmerkrankungen kommt es im Krankheitsverlauf durch die Entzündung der Darmwand zu einer reduzierten Aufnahme von Nährstoffen, Vitaminen und Spurenelementen. Gleichzeitig ist bei einer chronischen Entzündung im Körper der Bedarf an Energie- und Nährstoffen im Körper deutlich erhöht. Die Folge einer Unterversorgung mit Nährstoffen und Vitaminen sind beispielsweise Gewichtsverlust, Wachstumsverzögerung bei Kindern, Blutarmut *(Anämie)* oder auch Knochenschwund *(Osteoporose)*. Zusätzlich können auch Medikamente den Mangel an einzelnen Nährstoffen beeinflussen – so kann Kortison beispielsweise einen Mangel an Kalzium und Eiweiß verstärken. Besondere Fragestellungen ergeben sich auch für Patienten nach einer Darmoperation oder Anlage eines künstlichen Darmausganges. Oftmals kann eine individuelle Ernährungsberatung sinnvoll sein, um einer Mangel- oder Fehlernährung vorzubeugen.

Wichtig: Für Patienten mit chronisch-entzündlichen Darmerkrankungen gibt es keine allgemeingültige spezielle Diät, die den Krankheitsverlauf bei CED nachhaltig beeinflussen kann. Jeder Patient sollte individuell für sich selbst herausfinden, welche Nahrungsmittel er gut verträgt und welche Speisen die Beschwerden verstärken können. Ein Darmtagebuch (siehe Seite 131) kann dabei helfen.

Von der Deutschen Gesellschaft für Ernährung (DGE) wird bei Patienten ohne akuten Schub eine abwechslungsreiche leichte *Vollwertkost* empfohlen – dies heißt konkret eine vollwertige Kostform, die den Bedarf an lebensnotwendigen Nährstoffen und Kalorien abdeckt, aber Lebensmittel vermeidet, die häufig schlecht vertragen werden. Gut vertragen werden meist pflanzliche Nahrungsmittel wie Getreide, Kartoffeln, Gemüse und Obst; fettreiche Nahrungsmittel, Salz und raffinierter Zucker sollten dagegen nur wenig verwendet werden. Empfohlen wird auch der regelmäßige Verzehr von Fisch wie Lachs oder Hering, die neben hochwertigem Eiweiß auch Omega-3-Fettsäuren enthalten, die eine antientzündliche Wirkung haben.

Bei Patienten mit einer schweren Entzündung oder bei Patienten mit Untergewicht vor einer Operation kann eine sogenannte *parenterale Ernährung* hilfreich sein. Bei der parenteralen Ernährung nimmt der Patient keine Nahrung und Flüssigkeit über den Mund zu sich, um den Magen-Darm-Trakt für einen bestimmten Zeitraum von seinen Verdauungsaufgaben zu entlasten und die Regeneration der Schleimhaut zu fördern. Der Darm wird also umgangen (lat. *parenteral* = am Darm vorbei). Als Ersatz bekommt der Patient in Form einer künstlichen Ernährung Flüssigkeit und bereits zerlegte Nährstoffe über eine Infusion direkt in das Blutsystem verabreicht. Die parenterale Ernährung kann helfen, eine akute Entzündungsreaktion des Darmes im Schub einzudämmen oder dazu beitragen, den Ernährungszustand eines Patienten deutlich zu bessern.

# DIVERTIKEL

Unter dem Begriff *Divertikel* versteht man Ausstülpungen der Darmwand, die häufig bei Menschen in höherem Lebensalter auftreten. Man schätzt, dass sich bei etwa 50 Prozent der über 70-Jährigen Divertikel im Darm finden lassen. Divertikel des Darms sind daher nicht zwangsläufig eine Krankheit, sondern eher eine Alterserscheinung. Daher ist es auch nicht verwunderlich, dass Divertikel bei den meisten Betroffenen ein harmloser Zufallsbefund sind, der zufällig bei einer Darmspiegelung entdeckt wird und ansonsten keine Beschwerden macht. Divertikel müssen – solange sie nicht zu Komplikationen führen – daher auch nicht immer behandelt werden. Warum genau sich mit zunehmendem Alter diese Ausstülpungen in der Darmwand bilden, ist nicht vollständig klar. Eine Ursache scheinen altersabhängige Veränderungen des Bindegewebes zu sein, die zu einer vermehrten Dehnbarkeit der Darmwand führen. Auch unsere Ernährungsgewohnheiten scheinen die Bildung von Divertikeln zu begünstigen: Werden zu wenige Ballaststoffe zugeführt, dann bewegt sich der Darm zu wenig, der Stuhl bleibt länger an der gleichen Stelle und drückt stärker gegen die Darmwand. Insbesondere Patienten mit Verstopfung oder hartem Stuhl scheinen gefährdet. Eine Studie im *British Medical Journal* aus dem Jahr 2011 konnte interessanterweise zeigen, dass Vegetarier deutlich seltener Divertikel entwickeln als Fleischesser.

> *Charakteristische Symptome einer Divertikulitis sind Bauchschmerzen im linken Unterbauch und Fieber.*

## WICHTIGE DARMERKRANKUNGEN

Das Problem an den Divertikeln im Darm sind die möglichen Komplikationen, die sich aus den Ausstülpungen in der Darmwand ergeben können. Man schätzt, dass etwa 20 bis 30 Prozent der Menschen mit Divertikeln im Laufe ihres Lebens Beschwerden aufgrund der Darmausstülpungen bekommen. Die häufigste Komplikation ist dabei eine Entzündung der Divertikel, in der Fachsprache auch *Divertikulitis* genannt, die meist im unteren Dickdarm, dem sogenannten *Sigma*, auftritt (daher auch als *Sigma-Divertikulitis* bezeichnet). Dabei kommt es in stuhlgefüllten Ausstülpungen zu Schädigungen der Darmschleimhaut und dem Eindringen von Bakterien in die Darmwand, wodurch eine Entzündungsreaktion in Gang gesetzt wird. Kennzeichnend für eine solche Entzündung sind Bauchschmerzen, die im linken Unterbauch auftreten und oftmals von Fieber, Stuhlunregelmäßigkeiten und einem starken Krankheitsgefühl begleitet werden. Treten solche Symptome auf, sollte umgehend eine ärztliche Abklärung erfolgen. Mithilfe einer Blutuntersuchung sowie bildgebenden Verfahren wie Ultraschall

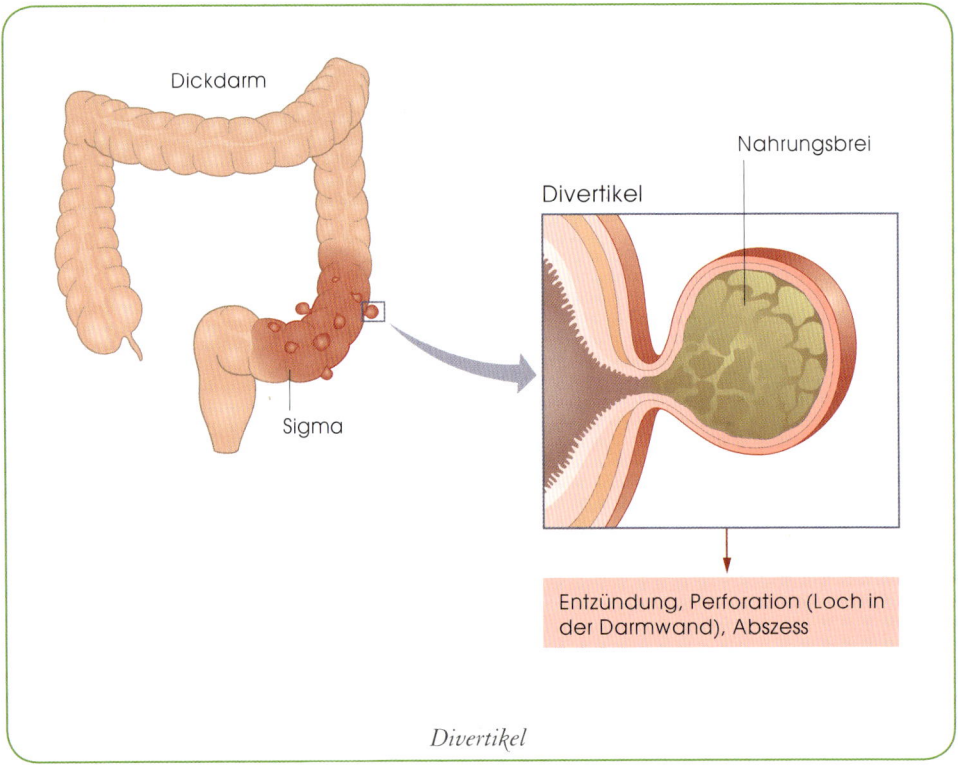

*Divertikel*

oder Computertomografie (CT) kann eine solche Entzündung der Divertikel festgestellt werden. Eine Darmspiegelung sollte bei Verdacht auf eine Divertikulitis im akuten Stadium nicht erfolgen, da die Gefahr einer Verletzung der Darmwand zu groß ist.

Je nach Schweregrad der Entzündung erfolgt die Therapie der Divertikulitis durch Nahrungsverzicht, um den Darm zu entlasten, und durch die Gabe von entzündungshemmenden Medikamenten und Antibiotika, um die bakterielle Entzündung einzudämmen. Nur in schweren Fällen muss eine Operation durchgeführt werden – zum Beispiel dann, wenn die Entzündung zu einem Durchbruch der Darmwand *(Perforation)*, einem Abszess oder einer schweren Darmblutung führt oder sich Verbindungsgänge *(Fisteln)* zu anderen Organen gebildet haben. Bei immer wiederkehrenden Entzündungen sollte eine operative Entfernung des betroffenen Darmabschnitts (meist Sigma) in einer entzündungsfreien Phase diskutiert werden – dies ist prinzipiell auch minimalinvasiv mithilfe der Schlüsselloch-Chirurgie möglich.

## PRAXISTIPP

### Immer wieder Beschwerden durch Divertikel – was kann ich selber tun?

- Deutlich mehr Ballaststoffe – so kann der Stuhlgang den Darm deutlich schneller passieren und bildet keinen Stau im Darm, der auf die Darmwand drückt und die Bildung von Divertikeln oder eine Entzündung bereits vorhandener Ausstülpungen begünstigt
- Trinkmenge erhöhen (mindestens 2 Liter pro Tag) – auch dies beugt Verstopfung und hartem Stuhlgang vor
- Gut kauen – damit sich keine groben Nahrungsreste in den Ausstülpungen verfangen können
- Faserreiche und kernhaltige Nahrung meiden – denn diese kann sich in den Divertikeln verfangen und zu einer Entzündung (Divertikulitis) führen. Vorsicht daher bei kernhaltigem Obst (z. B. Weintrauben, Beeren) oder faserreichem Obst wie Rhabarber
- Körperliche Bewegung – das erhöht die Darmmotilität
- Verstopfung vermeiden – der Stau im Darm erhöht das Risiko für eine Entzündung der Ausstülpungen deutlich

# DARMKREBS

In Deutschland erkranken jährlich etwa 70.000 Menschen neu an Darmkrebs. Darmkrebs ist damit die zweithäufigste Krebsform bei Männern und Frauen. Und es kann jeden treffen – im Laufe unseres Lebens wird bei 6 von 100 Menschen in Deutschland die Diagnose Darmkrebs gestellt. Die gute Nachricht: Obwohl heute mehr Menschen als früher an Darmkrebs erkranken, sterben nicht mehr so viele Menschen durch die Diagnose Darmkrebs. Zum einen stehen uns durch den Fortschritt der Medizin bessere Behandlungsmöglichkeiten bei Darmkrebs zur Verfügung, zum anderen können wir Darmkrebs und seine Vorstufen durch Vorsorgeuntersuchungen heute früher erkennen und auch heilen.

Als Darmkrebs werden dabei bösartige Tumore im Dickdarm *(Kolonkarzinom)* oder im Enddarm *(Rektumkarzinom)* bezeichnet. Sind sowohl Dickdarm als auch Enddarm betroffen, so spricht man von einem *kolorektalen Karzinom*. Manchmal kann es auch zu bösartigen Veränderungen im Bereich des Afters kommen *(Analkarzinom)*. Darmkrebs tritt vor allem im Dickdarm auf – mehr als die Hälfte aller Tumore findet man dabei im letzten Darmabschnitt, also dem Rektum und Sigma. Im Vergleich dazu kommen Krebserkrankungen im Dünndarm nur sehr selten vor.

## POLYPEN – VORSTUFEN VON DARMKREBS

Darmkrebs entsteht dabei nicht von heute auf morgen – fast alle bösartigen Tumore im Darm entstehen aus gutartigen Schleimhautverdickungen der Darmwand. Diese Verdickungen werden als *Polypen* bezeichnet. Diese Polypen sind meist nur einige Millimeter groß und können flach auf der Darmwand oder auch an einem Stiel wachsen. Warum genau Polypen im Darm entstehen, ist nicht eindeutig geklärt – es gibt aber deutliche Hinweise, dass unsere Ernährungsweise und auch unsere erbliche Vorbelastung (Genetik) dabei eine wichtige Rolle spielen. Polypen können unterschiedliche Arten von Schleimhautzellen enthalten. Bei einer Form – dem sogenannten *Adenom* – ist dabei die Gefahr für die Entstehung von bösartigen Zellen besonders hoch.

In der Regel dauert es mehrere Jahre, bis die Zellen dieser gutartigen Adenome entarten und daraus ein bösartiger Darmkrebs *(Karzinom)* entsteht. Dieser Prozess der Entartung vom Adenom zum Karzinom wird daher auch *Adenom-Karzinom-Sequenz* genannt. Warum genau sich diese Zellen in bösartige Tumorzellen umwandeln, ist noch nicht vollständig geklärt – zugrunde liegen aber Veränderungen (Mutationen) von bestimmten Abschnitten der Erbsubstanz (Gene), die diese Umwandlung von Adenomzellen letztlich steuern. Solche Veränderungen der Erbsubstanz können angeboren – also erblich bedingt – sein, aber auch im Laufe des Lebens durch Einflüsse von außen entstehen. Zu den bekannten Faktoren, die solche Genabschnitte verändern können, gehören beispielsweise giftige Substanzen wie Nikotin und Alkohol, chronische Entzündungsprozesse im Darm sowie der Einfluss durch unsere Ernährung wie ein zu hoher Konsum an Fett oder Fleisch. Man schätzt, dass etwa 30 Prozent aller Darmkrebsfälle auf eine genetische Belastung zurückzuführen sind, während die anderen 70 Prozent erst durch äußere Faktoren im Laufe des Lebens entstehen.

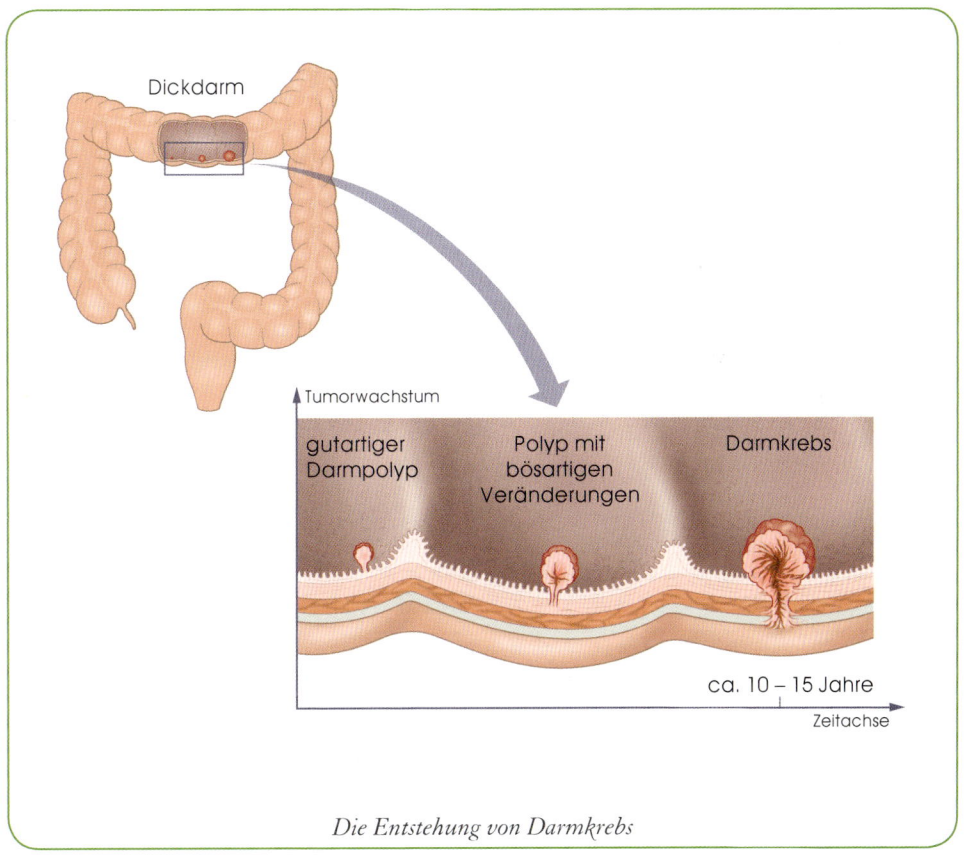

*Die Entstehung von Darmkrebs*

**Wichtig:** Werden solche großen Adenome oder Polypen rechtzeitig durch eine Darmspiegelung (siehe Seite 90) im Rahmen der Krebsvorsorge erkannt, können diese Wucherungen entfernt und die Gefahr einer späteren Entartung in Krebszellen verhindert werden. Bei kleineren Polypen kann eine Entfernung während der Darmspiegelung durchgeführt werden. Dies wird als *endoskopische Polypektomie* bezeichnet, also eine Entfernung des Polypen durch eine Darmspiegelung (Endoskopie). Dies geschieht meist mithilfe einer Stromschlinge oder Lasertechnik, die über das optische Gerät (Endoskop) in das Darminnere geschoben werden können und dort den Polypen abtragen. Das Gewebe des Polypen wird dann feingeweblich untersucht, um zwischen gutartigen und bösartigen Zellen unterscheiden zu können. Ist der Polyp jedoch zu groß oder an einer schlecht erreichbaren Stelle der Darmwand lokalisiert, muss manchmal auch eine Operation durch den Chirurgen durchgeführt werden, um die Wucherung sicher entfernen zu können.

## WIE HOCH IST DAS RISIKO, AN DARMKREBS ZU ERKRANKEN?

Prinzipiell kann Darmkrebs jeden treffen. Durch die Forschung der letzten Jahre wissen wir aber, dass es bestimmte Faktoren gibt, die das persönliche Risiko, an einem bösartigen Tumor des Darms zu erkranken, erhöhen.

### Die Bedeutung der familiären erblichen Vorbelastung

Etwa 30 Prozent der Darmkrebsfälle entstehen durch eine familiär bedingte, genetische Vorbelastung. Man unterscheidet dabei zwischen einem *erblichen Darmkrebs,* der durch bestimmte vererbte Genabschnitte ausgelöst wird (5 bis 8 Prozent aller Darmkrebsfälle) und einer *familiären Häufung von Darmkrebs* (20 bis 25 Prozent aller Darmkrebsfälle), deren genaue genetischen Ursachen noch nicht ganz klar sind.

## WISSEN

> **Wichtig:**
> Wenn der Darmkrebs früh genug erkannt wird, ist die Prognose sehr gut und vollständige Heilung möglich. Nutzen Sie daher die Früherkennungsprogramme der Krankenkassen!

Patienten mit einem erblichen Darmkrebs (zum Beispiel mit dem sogenannten *HNPCC, Hereditary Non-Polyposis Colorectal Cancer*) haben bereits in jungen Jahren ein sehr hohes Risiko, Darmkrebs zu entwickeln, und müssen bereits früh in Vorsorgeprogramme eingeschlossen werden. In den betroffenen Familien findet sich eine sehr starke Häufung von Darmkrebs und anderen Krebserkrankungen in mehreren Generationen. Bei entsprechender Familiengeschichte kann eine molekulargenetische Analyse helfen, das persönliche Risiko zu bestimmen.

In anderen Familien wiederum kommt es zu einer familiären Häufung von Darmkrebs, ohne dass diese auf einzelne Genveränderungen zurückzuführen ist. Bei etwa 20 bis 25 Prozent aller Darmkrebsfälle lassen sich in der Familiengeschichte Angehörige mit Darmkrebs oder Darmpolypen finden. Bei einer familiären Häufung von Darmkrebs – insbesondere wenn diese bei Angehörigen vor dem 50. Lebensjahr aufgetreten sind – besteht für Verwandte ersten Grades (Eltern, Kinder, Geschwister) ein drei- bis vierfach erhöhtes Risiko, selbst Darmkrebs zu entwickeln.

Für Patienten mit einer familiären Häufung von Darmkrebs wird daher eine frühere Vorsorge-Darmspiegelung empfohlen. Als Faustregel gilt dabei: Die Darmspiegelung sollte zehn Jahre vor dem Alter durchgeführt werden, in dem bei dem anderen Familienmitglied Darmkrebs oder Polypen aufgetreten sind. Hat also Ihr Vater im Alter von 50 Jahren einen Darmkrebs entwickelt, sollte ihre persönlich Vorsorge-Koloskopie im Alter von 40 Jahren erfolgen. Bei einer familiären Häufung werden die Kosten für die frühere Darmspiegelung ebenfalls von den Krankenkassen übernommen.

### Lebensstil und Ernährung

Das Risiko für Darmkrebs erhöht sich auch durch schädliche Lebensgewohnheiten – Menschen mit hohem Nikotin- oder Alkoholkonsum, häufigem Verzehr von Fleisch und fetthaltiger Nahrung, Übergewicht und wenig körperlicher Aktivität zählen zur Risikogruppe. In der sogenannten EPIC-Studie *(European Prospective Investigation into Cancer and Nutrition)* – eine Langzeitstudie, die den Zusammenhang von Ernährung und Krebsentstehung untersuchen soll und 1992 begonnen wurde – zeigte sich eine schützende Funktion durch Ballaststoffe. Statistisch gesehen führte eine Erhöhung der Ballaststoffzufuhr von 15 auf 35 Gramm täglich zu einer Reduktion des Krebsrisikos von 40 Prozent. Wissenschaftler erklären sich diesen Effekt zum einen damit, dass Bal-

# WICHTIGE DARMERKRANKUNGEN

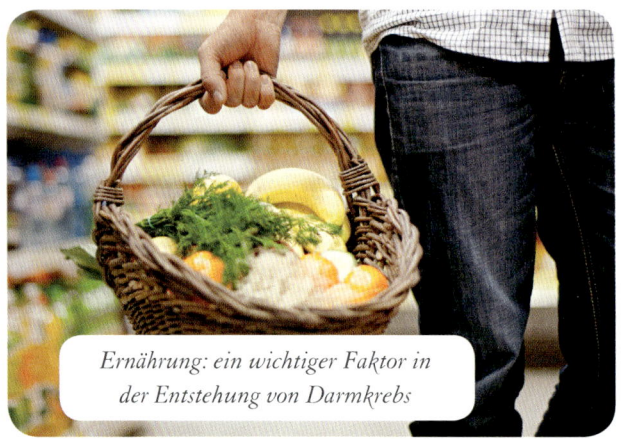
*Ernährung: ein wichtiger Faktor in der Entstehung von Darmkrebs*

laststoffe zu einem schnelleren Transport des Nahrungsbreis durch den Darm führen und damit auch potenziell krebserregende Stoffe schneller den Darm verlassen, ohne die Schleimhaut zu schädigen. Zum anderen werden beim Abbau von Ballaststoffen im Dickdarm auch wichtige Fettsäuren gebildet. Ein Beispiel für solche Fettsäuren ist die sogenannte *Buttersäure* (n-Butyrat), die in Tierversuchen das Wachstum von Krebszellen hemmen konnte. Menschen, die über lange Zeit an einer chronischen Entzündung des Darms leiden – zum Beispiel bei der chronisch-entzündlichen Darmerkrankung Colitis ulcerosa –, haben ebenfalls ein erhöhtes Risiko, an Darmkrebs zu erkranken. Hier gelten daher besondere Empfehlungen zur Vorsorge (siehe Seite 171).

## WELCHE BESCHWERDEN SIND TYPISCH FÜR DARMKREBS?

Da Darmkrebs meist langsam entsteht, finden sich in den ersten Wochen und Monaten der Erkrankung keine oder nur wenig Beschwerden. Symptome, die auf das Vorhandensein eines Darmkrebses hinweisen können, sind beispielsweise:

→ Veränderungen der Stuhlgewohnheiten wie häufiger Wechsel von Durchfall und Verstopfung oder wiederkehrender starker Stuhldrang, starke Blähungen
→ Änderungen der Stuhlform – beispielsweise bleistiftdünner Stuhl oder Durchfälle
→ Blut im Stuhl oder Blutauflagerungen
→ Wiederkehrende krampfartige Bauchschmerzen
→ Allgemeinsymptome wie Müdigkeit, Gewichtsverlust, Fieber oder Schwitzen
→ Blutarmut (Anämie) ohne klare Ursache
→ Vergrößerungen der Lymphknoten

Keines dieser Symptome ist dabei spezifisch für Darmkrebs oder beweisend für die Diagnose. Da sich verschiedene Erkrankungen hinter diesen Beschwerden verbergen können, ist eine rasche Abklärung durch den Arzt umso wichtiger.

## WIE KANN MAN DARMKREBS FESTSTELLEN?

Die wichtigste Untersuchung, um Darmkrebs feststellen zu können, ist die Darmspiegelung (Koloskopie) (siehe Seite 90). Je früher der Krebs erkannt wird, desto besser sind auch die Behandlungsmöglichkeiten und Heilungschancen. Die gesetzlichen Krankenkassen bieten daher Früherkennungsprogramme für Darmkrebs an, die ab dem 50. Lebensjahr vorgesehen sind und eine Tastuntersuchung des Enddarms sowie einen Test auf verstecktes Blut im Stuhl beinhalten (siehe Seite 176). Zudem wird ab dem 55. Lebensjahr eine Darmspiegelung angeboten. Ist in der Familie bereits Darmkrebs aufgetreten, so sollte die Darmspiegelung schon früher durchgeführt werden. Auch in modernen Verfahren wie der sogenannten *virtuellen Koloskopie* lassen sich größere Polypen und Karzinome diagnostizieren – da aber eine feingewebliche Untersuchung in jedem Fall erforderlich ist, ersetzen diese Verfahren keine Darmspiegelung.

Wird bei einem Patienten ein bösartiger Tumor des Darmes festgestellt, so muss mit weiteren Untersuchungen das Ausmaß der Erkrankung und eine mögliche Ausbreitung des Tumors in andere Organe erfasst werden. Dies ist wichtig, um für den Patienten die am besten passende Therapie bestimmen zu können. Der Darmkrebs wird daher je nach Ausmaß der Erkrankung in verschiedene Stadien eingeteilt, die die Ausbreitung im Darm, den Befall von Lymphknoten sowie Absiedelungen in anderen Körperregionen berücksichtigt. Solche Absiedelungen *(Metastasen)* finden sich beim Darmkrebs häufig in der Leber oder der Lunge. Untersuchungen, die das Krankheitsausmaß erfassen können (in der Fachsprache *Staging* genannt), sind beispielsweise die Computertomografie des Brustkorbs und des Bauchraums, die Ultraschalluntersuchung, Röntgenaufnahmen der Lunge, Positronen-Emissions-Tomografie (PET) oder Ultraschalluntersuchungen des Enddarms (Endosonografie).

Durch spezielle Laboruntersuchungen lassen sich auch im Blut Hinweise auf bösartige Veränderungen im Darm finden. Dazu gehören die sogenannten *Tumormarker*, spezielle Eiweißstoffe (Proteine), die von den bösartigen Zellen eines Tumors gebildet und im Blut gemessen werden können. Beim Darmkrebs wird dabei häufig der Tumormarker CEA – eine Abkürzung für Carcinoembryonales Antigen – bestimmt. Dieser Test eignet sich aber nicht als Früherkennung oder für die Diagnose eines Darmkrebses. Vielmehr kann der Tumormarker im Verlauf einer Krebserkrankung helfen, den Erfolg einer Therapie genauer beobachten zu können.

## WISSEN

### Künstlicher Darmausgang

Bei einem bösartigen Tumor im Bereich des Enddarms (Rektumkarzinom) kann es aufgrund der anatomischen Lage manchmal schwierig sein, den Tumor zu entfernen und gleichzeitig den natürlichen Darmausgang mit dem Schließmuskel (Anus) zu erhalten. Bei etwa 15 Prozent der Patienten mit einem Rektumkarzinom sitzt der Tumor zu nahe am Schließmuskel, sodass dieser im Rahmen der Operation mit entfernt werden muss. Dies macht die Anlage eines sogenannten künstlichen Darmausganges notwendig, der in der Fachsprache auch *Stoma* oder *Anus praeter* genannt wird. Dabei wird durch eine Operation im Bereich des Bauches eine Körperöffnung geschaffen, durch die der Darm nach außen abgeleitet wird. Der Stuhlgang wird also nicht mehr über den Anus ausgeschieden, sondern diese neu angelegte Körperöffnung – das Stoma. Durch die Anlage eines künstlichen Darmausganges kann der Betroffene jedoch nicht mehr selbst kontrollieren, wann der Stuhl ausgeschieden werden soll, und besitzt damit nicht mehr die sogenannte Kontinenz. Moderne Versorgungssysteme machen es jedoch möglich, dass der Stuhlgang mit speziellen an der Bauchhaut angeklebten geruchsdichten Beuteln aufgefangen wird und die Betroffenen eine annähernd normale Lebensqualität haben können.

Andere Krankheitsbilder, bei denen zeitweise oder längerfristig ein künstlicher Darmausgang angelegt werden muss, sind beispielsweise die chronisch-entzündlichen Darmerkrankungen Morbus Crohn und Colitis ulcerosa, Fälle von schwerer Divertikulitis oder Organfehlbildungen sowie bei schwierigen Darmoperationen. Man schätzt, dass über 100.000 Menschen in Deutschland mit einem künstlichen Darmausgang leben.

**Wichtig:**
Die Anlage eines Stomas muss kein endgültiger Zustand sein. Oftmals wird ein künstlicher Darmausgang nach schwierigen Operationen am Darm angelegt, um die Operationsnähte im Darm zu schonen und nicht zusätzlich mit dem Stuhlgang zu belasten. Sind die operierten Darmabschnitte abgeheilt, kann der Darm mit einer weiteren Operation auch wieder in seine ursprüngliche Position gebracht werden (die sogenannte Rückverlagerung) und damit der Stuhlgang wieder auf normalem Wege durch den Anus ausgeschieden werden.

## THERAPIEMÖGLICHKEITEN BEI DARMKREBS

Glücklicherweise stehen für die Behandlung des Darmkrebses heute sehr effektive Therapiemethoden zur Verfügung. Insgesamt ist die Lebenserwartung und Lebensqualität von Patienten mit Darmkrebs heute deutlich besser als noch vor zehn Jahren – so können etwa die Hälfte aller Darmkrebspatienten geheilt werden. Je nach Größe und Ausdehnung des Tumors und dem Vorhandensein von Metastasen stehen unterschiedliche Behandlungsmöglichkeiten zur Verfügung. Zu den häufig durchgeführten Therapien gehören:

### Operation

Meist wird der vom Krebs befallene Darmabschnitt mit den umgebenden Lymphknoten durch eine Operation entfernt. Für die Mehrzahl der Patienten, bei denen der Darmkrebs sehr früh erkannt wurde und noch nicht weit fortgeschritten ist, reicht die chirurgische Therapie aus. Ist der Tumor dagegen schon in tiefere Darmwandschichten oder Lymphknoten eingewachsen oder liegen auch in anderen Organen Metastasen vor, müssen zusätzliche Therapieformen wie Chemotherapie und/oder Strahlentherapie angewandt werden.

### Chemotherapie

Bei dieser Therapie wird durch den Einsatz von stark zelltötenden Medikamenten versucht, die nach der Operation eventuell im Körper verbliebenen Krebszellen abzutöten und somit den Erfolg der Operation zu sichern und die Langzeitprognose der Erkrankung zu verbessern. Diese ergänzende und den Heilerfolg unterstützende Therapie wird daher auch *adjuvante Chemotherapie* genannt. In fortgeschrittenen Krankheitsstadien wird eine Chemotherapie eingesetzt, um das Fortschreiten der Erkrankung zu verhindern bzw. zu verlangsamen. Zu den häufigsten Nebenwirkungen der Chemotherapie zählen Übelkeit, Durchfall, Haarausfall und Veränderungen der Blutbildung.

### Strahlentherapie

Hierbei wird energiereiche Strahlung eingesetzt, um Krebszellen zu zerstören. Im Gegensatz zur Chemotherapie, die im gesamten Körper wirkt, handelt es sich bei der Bestrahlung um ein örtlich (lokal) begrenztes Verfahren, da die Strahlen ganz gezielt auf das Karzinom gelenkt werden und das gesunde Gewebe schonen sollen. Die Strahlentherapie findet meist beim Rektumkarzinom Verwendung und kann sowohl vor als auch nach einer Operation ergänzend eingesetzt werden. Manchmal werden Chemotherapie und Strahlentherapie auch kombiniert angewandt *(Radiochemotherapie)*.

**Zielgerichtete Therapien mit Antikörpern**

Durch den wissenschaftlichen Fortschritt konnten in den letzten Jahren neuere Krebsmedikamente entwickelt werden, die den Tumor ganz gezielt angreifen können – also zum Beispiel das Wachstum von Tumorzellen blockieren oder die Neubildung von den Tumor versorgenden Blutgefäßen hemmen. Diese gezielten Krebstherapien werden mit speziell dafür entwickelten Antikörpern durchgeführt und oftmals mit einer Chemo- oder Strahlentherapie kombiniert.

## WISSEN

### Darmkrebsvorsorge – das bietet Ihnen die gesetzliche Krankenversicherung

→ Ein ärztliches Beratungsgespräch zur Erfassung des persönlichen Risikos und Informationen zu den Möglichkeiten der Krebs-Früherkennung
→ Ab dem 50. Lebensjahr einen jährlichen Test auf verstecktes Blut im Stuhl und eine Tastuntersuchung des Enddarms
→ Ab dem 55. Lebensjahr die Möglichkeit zur Darmspiegelung – im Fall eines erhöhten Darmkrebsrisikos (zum Beispiel bei familiärer Belastung auch schon früher

## SCHUTZ VOR DARMKREBS – RISIKOFAKTOREN KENNEN UND VORBEUGEN

Wie bei kaum einer anderen Krebserkrankung können wir selbst sehr viel dafür tun, dass wir keinen Darmkrebs bekommen oder Krebsvorstufen so früh erkennen, dass diese Erkrankung heilbar ist.

→ Darmkrebs ist eine klassische Krebserkrankung der Zivilisationsgesellschaft, die sehr hohe Erkrankungsraten in Europa und in den USA zeigt, in asiatischen und afrikanischen Ländern dagegen nur selten zu finden ist. Dies spricht für einen Zusammenhang zwischen der Entstehung von Darmkrebs und unserem westlichen Lebens- und Ernährungsstil. Wir wissen heute, dass Übergewicht, mangelnde Bewegung, hoher Verzehr von Fleisch- und Wurstwaren (insbesondere gebratenes und gegrilltes Rind- und Schweinefleisch), fett- und proteinreiche Ernährung sowie regelmäßiger Alkoholkonsum wichtige Risikofaktoren für die Entstehung von Darmkrebs sind. Menschen, die sich ballaststoff- und faserreich mit viel Obst, Gemüse und Getreide ernähren und nur wenig Fleisch konsumieren, scheinen dagegen besser geschützt zu sein.

**FAZIT 1:** Eine Umstellung unserer Ernährungsgewohnheiten und unseres Lebensstils kann uns unter Umständen vor Darmkrebs schützen.

→ Bei Menschen, die Darmkrebs entwickeln, kann auch eine familiäre Belastung vorliegen, die durch genetische Faktoren beeinflusst wird. Gibt es also in Ihrer Familie bereits weitere Familienmitglieder (Verwandte ersten Grades), bei denen Darmkrebs oder dessen Vorstufen vor dem 50. Lebensjahr aufgetreten sind, oder sind in Ihrer Familie Tumoren in anderen Organen (zum Beispiel Magen, Gebärmutter, Eierstöcke, Brustkrebs) vermehrt aufgetreten, so kann Ihr persönliches Risiko für Darmkrebs erhöht sein.

Für Menschen, die eine erbliche/familiäre Belastung für Darmkrebs vermuten, gibt es spezielle Beratungsangebote (zum Beispiel bei der Deutschen Krebshilfe www.krebshilfe.de), um einen individuellen Vorsorgeplan zu erstellen.

**FAZIT 2:** Informieren Sie sich über Ihr persönliches Darmkrebsrisiko und nehmen Sie Beratungsangebote wahr.

→ In der Regel verursacht Darmkrebs erst relativ spät körperliche Beschwerden – trotzdem sollten Sie diese Symptome kennen und ernst nehmen. Hierzu gehören Gewichtsabnahme, Müdigkeit und Leistungsschwäche, sichtbares Blut im oder auf dem Stuhl, Veränderungen der Stuhlgewohnheiten (zum Beispiel Durchfall und Verstopfung im Wechsel), Schmerzen beim Stuhlgang oder ständiger Stuhldrang, unbewusster Abgang von Stuhlgang, bleistiftartig dünner Stuhl oder auch eine unerklärte Blutarmut (Anämie). Sprechen Sie mit Ihrem Arzt über diese Beschwerden und lassen Sie diese abklären.

**FAZIT 3:** Hören Sie in sich hinein, nehmen Sie Warnsignale Ihres Körpers ernst und lassen Sie diese unbedingt zeitnah von Ihrem Arzt abklären.

→ Die Häufigkeit für Darmkrebs nimmt ab dem 50. Lebensjahr deutlich zu – und Darmkrebs entsteht nicht von heute auf morgen, sondern entwickelt sich über mehrere Jahre aus normalen Darmschleimhautzellen, die sich unter Einfluss genetischer Faktoren zunehmend verändern und Krebsvorstufen (sogenannte *Adenome*) entwickeln. Werden diese Adenome rechtzeitig erkannt, können diese im Rahmen einer Darmspiegelung sofort entfernt werden, noch bevor es zur bösartigen Entartung kommen kann. Es existiert also eine sehr effektive Methode zum Auffinden von Darmkrebs und dessen Vorstufen: die Vorsorge-Koloskopie, eine Darmspiegelung zur Früherkennung von Darmkrebs und dessen Vorstufen (siehe Seite 90). In Deutschland bieten die gesetzlichen Krankenkassen für alle Versicherten zwischen dem 50. und 55. Lebensjahr jährlich einen Test auf verstecktes Blut im Stuhl an, ab dem 55. Lebensjahr wird auch die Darmspiegelung (Koloskopie) bezahlt, die alle zehn Jahre wiederholt werden kann. Aber: Weniger als 20 Prozent aller berechtigten Versicherten nehmen dieses Angebot auch wahr …

Bei der Stuhluntersuchung (sogenannter *Hämoccult-Test*) wird eine geringe Menge Stuhl aus drei Stuhlproben des Patienten auf den Test aufgetragen. Nach Zugabe einer speziellen Entwicklerlösung färbt sich das Testfeld blau, wenn Blut im Stuhl vorhanden ist – dies muss dann unbedingt durch eine Darmspiegelung abgeklärt werden.

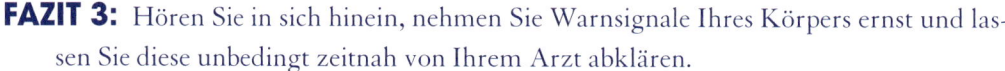

*Regelmäßig Darmkrebsvorsorge!*

Dieses Testverfahren wird im Rahmen der Krebsfrüherkennung durchgeführt und ist bei etwa 30 von 1000 getesteten Personen auffällig – von diesen 30 Patienten zeigen in der Auswertung etwa 50 Prozent wirklich Darmkrebs oder dessen Vorstufen, bei den anderen 50 Prozent findet sich kein Befund und es war zum Glück nur „falscher Alarm".

Nachteil ist, dass Adenome nur selten zu Blut im Stuhl führen und der Stuhl-Test daher etwa 50 Prozent der Patienten mit Adenomen oder Darmkrebs übersieht.

**FAZIT 4:** Die gesetzlichen Krankenkassen in Deutschland bieten ohne Zusatzkosten ein umfangreiches Programm zur Krebsfrüherkennung an. Nutzen Sie dieses Angebot – je früher gefährliche Krebsvorstufen erkannt werden, desto geringer ist das Risiko für unheilbaren Darmkrebs.

## CHECKLISTE

### Schutz vor Darmkrebs durch gesunde Ernährung

**Vermeiden Sie starkes Übergewicht:** Das Überangebot an Nahrungsenergie führt zu hohen Insulinspiegeln im Körper, die nicht nur zu Diabetes führen, sondern auch die Krebsentstehung fördern können.

**Rotes Fleisch (also Rind- und Schweinefleisch) gilt als besonders riskant** Wenn schon Fleisch, dann vielleicht auch mal Geflügel? Und auch Geräuchertes und Gepökeltes steht in größeren Mengen im Verdacht, das Darmkrebsrisiko zu erhöhen.

**Weniger Fleisch ist mehr:** Versuchen Sie insgesamt, Ihren Konsum an Fleisch- und Wurstwaren zu reduzieren. Die Deutsche Gesellschaft für Ernährung (www.dge.de) empfiehlt ein- bis zweimal pro Woche Fleisch, nicht täglich. Wie wäre es mal mit Fisch auf dem Tisch?

Auch die **Art der Fleisch-Zubereitung** scheint eine wichtige Rolle zu spielen: Grillen über der offenen Holzkohle ist dabei besonders in Verruf geraten, da sich hierbei durch das herabtropfende Fett polyzyklische aromatische Kohlenwasserstoffe bilden können, die als krebserregend gelten. Aber auch starkes Anbraten in der Pfanne gilt nicht als unbedenklich – hierbei wurden heterozyklische aromatische Amine nachgewiesen, die ebenfalls krebserregend sind.

Achten Sie täglich auf einen **hohen Anteil an Obst, Gemüse und Getreide** und vermeiden Sie einen zu hohen Fettanteil in Ihrer Ernährung.

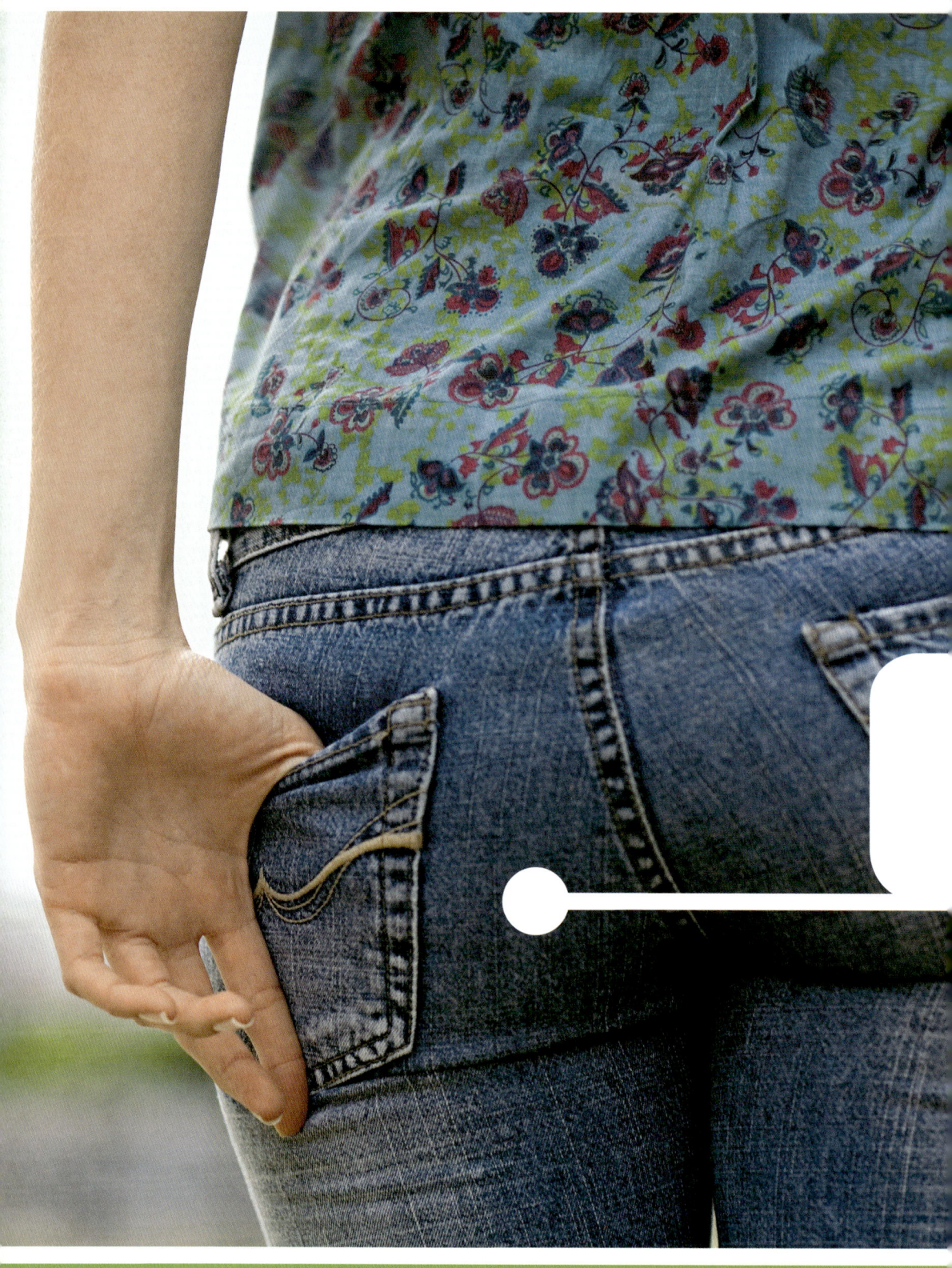

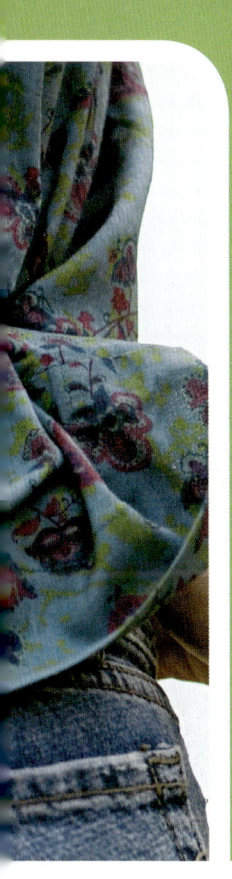
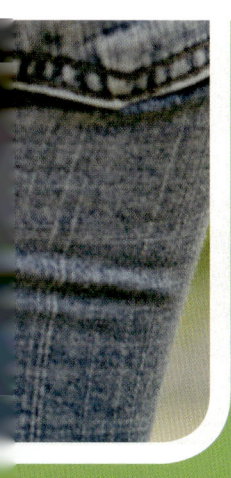

# PROBLEMZONE PO

## CHECKLISTE

### Problemzone Po

| | DEFINITION | TYPISCHE SYMPTOME |
|---|---|---|
| Hämorrhoiden | Vergrößerungen von Gefäßpolstern, die ringförmig den Enddarm umgeben | Nässen, Juckreiz, Stuhlschmieren, hellrote Blutauflagerungen auf dem Stuhl oder Toilettenpapier |
| Analfissur | Einriss im Bereich der Haut- oder Schleimhaut des Afters | Schmerzen und Brennen während und nach dem Stuhlgang |
| Mariske | Harmlose Hautfalte im Bereich des Afters | Juckreiz, Fremdkörpergefühl |
| Analvenenthrombose | Schwellung im Bereich des Afters durch ein Blutgerinnsel in den oberflächlichen Venen | Meist akut auftretende, stark schmerzhafte Schwellung, sichtbar als bläulich-rote Knoten am After |
| Analekzem | Entzündung der Haut rund um den After | Juckreiz, Nässen |
| Analkarzinom | Bösartiger Tumor im Bereich des Darmausgangs | Schmerzen, Jucken, Blutungen |

## WENN DER ALLERWERTESTE PROBLEME MACHT

Jeder zweite Deutsche klagt über seinen Allerwertesten als Problemzone – gemeint sind aber nicht Fettpölsterchen oder Cellulite, sondern Erkrankungen am Darmausgang, über die trotz starkem Leidensdruck nur ungern gesprochen wird. Die Beschwerden reichen von Juckreiz, Brennen oder einem wunden Gefühl am After bis hin zu Schmerzen beim Stuhlgang oder auch Blut- oder Schleimabsonderungen. Ursache für Probleme am Darmausgang sind oftmals vergrößerte Hämorrhoiden, die in den Industrienationen bei über der Hälfte der Erwachsenen auftreten. Der richtige Ansprechpartner für Probleme „da hinten" ist neben dem Hausarzt vor allem der sogenannte *Proktologe* – ein eigener Facharzt für Erkrankungen im Bereich des Enddarms und Darmausganges (die in der medizinischen Fachsprache also in der „Analregion" liegen). Dieser stellt durch die Untersuchung des Darmausganges fest, ob wirklich Hämorrhoiden die Ursache der Beschwerden sind oder andere Störungen wie eine Analfissur, Marisken, eine Analvenenthrombose oder in seltenen Fällen auch eine Krebserkrankung (Analkarzinom) dahinterstecken (siehe Checkliste links).

## HÄMORRHOIDEN – HÄRTETEST FÜRS HINTERTEIL

Bei jedem Menschen befindet sich am Darmausgang ein gut durchblutetes Gewebepolster, das das Ende des Darms ringförmig umgibt – die sogenannten *Hämorrhoiden* (auch *Hämorrhoidal-Geflecht* genannt). Hämorrhoiden sind also etwas natürlich Vorkommendes und keine Erkrankung. Dieses Gefäßpolster hat nämlich die zentrale Aufgabe, den Darm nach außen hin sicher abzudichten. Das Prinzip dieses Dichtungsringes funktioniert dabei wie ein Schwellkörper: Soll der Darmausgang abgedichtet und verschlossen sein, so strömt Blut in dieses Geflecht und das Gefäßpolster schwillt an und dichtet den Darm ab. Soll der Darm entleert werden, so strömt das Blut aus den Hämorrhoiden heraus und der Stuhlgang kann durch den entspannten Schließmuskel entweichen. Hätten wir also dieses Gefäßpolster nicht, so würde uns ständig Flüssigkeit aus dem Darm herauslaufen.

Hämorrhoiden werden dann zum krankhaften Problemfall, wenn sich das Gefäßpolster erweitert und vergrößert – man spricht dann von einem Hämorrhoidalleiden. Die Ursachen hierfür sind unterschiedlich: Neben einer angeborenen Schwäche des Bindegewebes gelten eine ballaststoffarme Ernährung und sitzende Tätigkeiten als Risikofaktoren. Zudem treten vergrößerte Hämorrhoiden häufig durch starkes Pressen bei chronischer Verstopfung oder während der Schwangerschaft auf.

Zunächst bleiben vergrößerte Hämorrhoiden meist unbemerkt, können aber bei weiterer Größenzunahme als knotige Schwellung im Darmausgang getastet werden, die auch nach außen hervortreten können. Häufig verursachen diese Knoten Brennen und Jucken am After oder Schmerzen beim Stuhlgang und werden durch hellrote Blutauflagerungen auf dem Toilettenpapier oder dem Stuhlgang bemerkt. Ursache für das Brennen und Jucken bei vergrößerten Hämorrhoiden ist eine Entzündung der Analschleimhaut in der Umgebung des Darmausganges. Der Schweregrad eines solchen *Hämorrhoidalleidens* wird in der Medizin in vier Stadien eingeteilt.

Hämorrhoiden ersten Grades sind leichte Vergrößerungen des Gefäßpolsters und von außen nicht sichtbar. Meist machen sie nur wenige Beschwerden und sind mit lokalen Mitteln gut selbst zu behandeln. Von Hämorrhoiden zweiten Grades spricht man, wenn sich das vergrößerte Gefäßpolster bei der Darmentleerung oder starkem Pressen nach außen aus dem After wölbt und sich dann wieder von selbst nach innen in den Darm zurückzieht. Häufig sind Brennen, Jucken oder leichte hellrote Blutauflagerungen. Die Vorwölbungen bei Hämorrhoiden dritten Grades gehen nicht von selbst wieder zurück in den Darm, sondern müssen mit dem Finger wieder zurückgeschoben werden. Von Hämorrhoiden vierten Grades spricht man, wenn die Hämorrhoiden sich ständig außerhalb des Afters befinden.

**Wichtig:** Hämorrhoiden sind eine gutartige Erkrankung und verwandeln sich auch langfristig nie zu einem bösartigen Tumor oder zu einer Krebserkrankung. Allerdings sind Hämorrhoiden bei Weitem nicht die einzige Ursache für unangenehme Beschwerden am Darmausgang und manchmal kann es parallel zu bestehenden Hämorrhoiden zu anderen und gefährlicheren Veränderungen kommen – daher empfiehlt es sich bei Auftreten von Problemen am Darmausgang, in jedem Fall einen Arzt aufzusuchen.

## CHECKLISTE

### Hämorrhoiden

| STADIEN | TYPISCHE MERKMALE |
|---|---|
| Stadium I | Das Gefäßpolster ist nur leicht vergrößert und von außen nicht sichtbar. Bei der Untersuchung des Enddarms kann der Arzt die vergrößerten Hämorrhoiden mit einem speziellen Gerät – dem Proktoskop – erkennen. Die Beschwerden sind meist nur leicht. |
| Stadium II | Die vergrößerten Hämorrhoiden wölben sich beim Pressen während des Stuhlgangs nach außen vor, ziehen sich danach von selbst in das Darminnere zurück. Die Beschwerden reichen von Brennen und Jucken am Darmausgang bis hin zu hellrotem Blut im Stuhl. |
| Stadium III | Die vergrößerten Hämorrhoiden wölben sich beim Pressen während des Stuhlgangs nach außen vor. Allerdings können sie sich nicht mehr von alleine zurückziehe. Es kommt zu starken Schmerzen während des Stuhlgangs und wiederkehrenden Entzündungen im Bereich der Schleimhaut um den Darmausgang. |
| Stadium IV | Die Hämorrhoiden sind in diesem Stadium endgültig nach draußen gerutscht und ständig sichtbar. Die Patienten leiden meist unter andauernden stumpfen Schmerzen, die durch langes Sitzen oder Pressen verstärkt werden. |

Die Therapie der Hämorrhoiden unterscheidet sich je nach Schweregrad und Beschwerden. Probleme mit Hämorrhoiden mit leichterem Schweregrad (Grad I und II) werden meist durch die lokale Anwendung von schmerzstillenden und entzündungshemmenden Medikamenten behandelt. Auch pflanzliche Präparate können hierbei sehr hilfreich sein (siehe unten). Die Wirkstoffe stehen in verschiedenen Darreichungsformen zur Verfügung – beispielsweise in Form von Salben, Cremes, Zäpfchen oder Zäpfchen mit Mulleinlage (sogenannte *Analtampons*). Diese sollen Schmerzen, Jucken und Brennen lindern und zu einer Abschwellung der Hämorrhoiden führen.

Lassen sich die Beschwerden mit lokalen Medikamenten nicht ausreichend behandeln, so werden als weitere Methoden häufig die *Gummibandligatur*, die Verödung *(Sklerosierungstherapie)*, die *Infrarottherapie* sowie die *Hämorrhoiden-Arterien-Ligatur (HAL)* angewandt. Bei der Gummibandligatur wird mit einem Spezialgerät der vergrößerte Hämorrhoidalknoten mit einem kleinen Gummiband umwickelt und damit der Blutzufluss abgewürgt. Das blutleere Gewebe fällt dann ab und wird mit dem Stuhl ausgeschieden.

Bei der Sklerosierungstherapie und der Infrarottherapie wird das Gewebe oberhalb der Gefäßpolster mittels eingespritzter Medikamente oder Infrarotlicht zur Vernarbung gebracht, die zu einer Schrumpfung der Hämorrhoiden führt. Bei der Hämorrhoiden-Arterien-Ligatur (HAL) werden die zu den Hämorrhoiden führenden Blutgefäße mit einer Naht unterbunden und die Hämorrhoiden durch die fehlende Blutversorgung zum Schrumpfen gebracht. Die meisten dieser Verfahren können ambulant durchgeführt werden. Bei stark fortgeschrittenen Hämorrhoidenproblemen bleibt meist nur noch eine Operation unter Narkose als Mittel der Wahl.

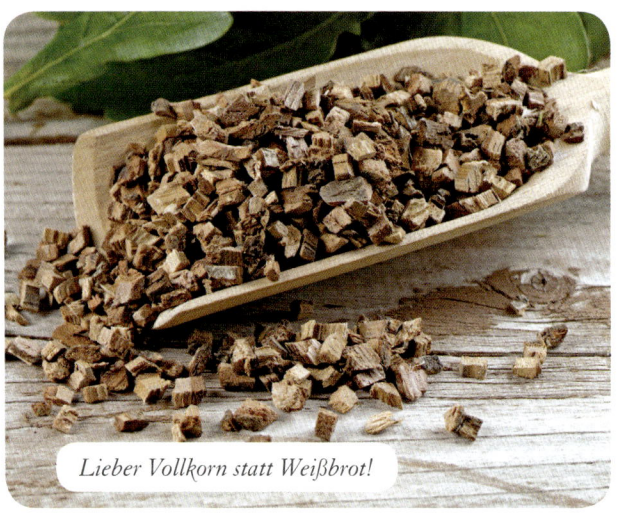

*Lieber Vollkorn statt Weißbrot!*

## SANFTE HILFE BEI HÄMORRHOIDEN

### Ernährung und Lebensweise

Unsere heutige ballaststoffarme Ernährung trägt erheblich dazu bei, dass Probleme mit Hämorrhoiden für jeden zweiten Erwachsenen kein Unbekannter sind. Der Zusammenhang ist schnell einleuchtend – ein Mangel an Ballaststoffen fördert Verstopfung und die Bildung von hartem Stuhlgang. Dies wiederum schwächt nicht nur die Muskelschicht des Enddarms, sondern erfordert meist starkes Pressen beim Stuhlgang, wodurch sich der Druck auf das Gefäßpolster stark erhöht. Die schmerzhafte Folge ist eine Erweiterung der Hämorrhoiden und die Bildung schmerzhafter Knoten.

Wer von Hämorrhoidenproblemen geplagt wird, sollte also auch seiner *Ernährungsweise* Beachtung schenken. Dies erfordert keine spezielle Diät, sondern einige einfache, aber grundlegende Ernährungsumstellungen:

→ Mehr Obst und Gemüse, mehr Ballaststoffe – und weniger stopfende Lebensmittel wie Schokolade, Bananen oder Weißbrot.

→ Versuchen Sie, mindestens 2 Liter Wasser, Tee oder ungezuckerte Fruchtsäfte täglich zu trinken. Dies bringt die Verdauung in Schwung und vermeidet die Bildung von hartem Stuhlgang.

## WISSEN

### Hämorrhoiden in der Schwangerschaft

Besonders während der Schwangerschaft kommt es häufig zu Problemen mit Hämorrhoiden. Die Ursache ist der hohe Druck, den das ungeborene Baby mit zunehmender Größe im Bauch verursacht. Hierdurch ist der Blutabfluss im Becken der Mutter verlangsamt und darunter kann sich auch das Gefäßpolster rund um den Enddarm vergrößern. Die gute Nachricht: Bei über 80 Prozent der Frauen bilden sich diese vergrößerten Hämorrhoiden innerhalb von drei Monaten nach der Geburt wieder zurück.

Ziel ist die Vermeidung von Verstopfung und starkem Pressen beim Stuhlgang. Daher sollten lange Sitzungen mit wiederholtem starken Druck auf den Darmausgang vermieden werden. Für Patienten mit Hämorrhoiden gilt: Wenn Sie Stuhldrang verspüren, sollten Sie auf die Toilette gehen und sich entleeren, damit der Darm nicht träge wird. Wichtig ist dabei auch eine gute und schonende *Hygiene rund um den Po:*

Vermeiden Sie seifenhaltige Produkte und parfümierte Feuchttücher oder Lotionen, da diese die empfindliche Haut rund um den Darmausgang schädigen können. Für die sanfte Reinigung sind weiches Toilettenpapier oder die Reinigung mit klarem, lauwarmem Wasser meist ausreichend. Für das Klima rund um den Po empfiehlt sich zudem das Tragen von atmungsaktiver Unterwäsche aus Baumwolle.

Gerade bei sitzenden Tätigkeiten ist die Gefahr von Hämorrhoidenproblemen besonders groß – wichtig ist daher auch ausreichende Bewegung, um den Darm in Schwung zu halten und den Druck auf die Gefäßpolster am Darmausgang zu reduzieren. Schon zweimal in der Woche joggen, wandern, Gymnastik oder schwimmen können helfen, dem Blutstau rund um den Darmausgang entgegenzuwirken. Sportliche Aktivitäten wie Radfahren, Krafttraining und Gewichtheben sowie häufige Saunagänge sollten von Patienten mit fortgeschrittenen Hämorrhoidenproblemen dagegen gemieden werden.

## WISSEN

### Hämorrhoiden schreiben Weltgeschichte – Napoleon und die Schlacht von Waterloo

Für alle Hämorrhoidengeplagten ein kleiner Trost: Auch tapfere Feldherren hatten mitunter mit kleinen Gefäßpolstern große Probleme, die sogar kriegsentscheidend sein konnten. Das berühmteste Beispiel ist wohl der französische Kaiser Napoleon Bonaparte (1769–1821), der während der berühmten Schlacht bei Waterloo im Jahre 1815 unter schmerzhaften Hämorrhoiden litt, die ihm den Ritt im Sattel seines Pferdes unmöglich machten. Historiker mutmaßen, dass Napoleon daher das Bett im Feldlager hüten musste und Befehle zum Angriff verzögert erfolgten. Die Folge: Napoleon verlor die Schlacht bei Waterloo und wurde nach seinem Rücktritt auf die Insel St. Helena im Südatlantik verbannt. Ob dieser Klimawechsel Auswirkungen auf seine Hämorrhoiden hatte, ist leider nicht bekannt ...

## Gutes aus der Natur

→ Sitzbäder mit Extrakten aus Kamille oder Eichenrinde aus der Apotheke können helfen, den Juckreiz zu lindern und die Wundheilung fördern. Empfohlen wird zweimal täglich für etwa 8 Minuten ein Sitzbad zu nehmen (Wassertemperatur 32 bis 35 Grad Celsius – das Wasser darf also nicht zu heiß sein, um die Haut nicht zu sehr aufzuweichen, und sollte keine seifenhaltigen Zusätze enthalten). Ein Beispiel: Auf 25 Liter warmes Wasser 5 Milliliter Kamillenextrakt und 2 Esslöffel Eichenrindenextrakt geben und in einer Plastikwanne ein Sitzbad durchführen. Anschließend den Analbereich mit einem weichen Handtuch gut trocken tupfen – nicht reiben.

→ Pflanzliche Wirkstoffe in Form von Salben oder Zäpfchen haben sich ebenfalls bewährt: Hierzu gehören beispielsweise Präparate mit Aloe, Extrakte aus Hamamelisblättern und -rinde, Rosskastanie oder Calendula und Arnika.

## Homöopathie bei Hämorrhoiden

Häufige Verwendung (Dosierung D12, 3-mal 5 Globuli pro Tag) finden beispielsweise:

| MITTEL | CHARAKTERISTISCH FÜR DIE MITTELWAHL |
|---|---|
| Hamamelis virginiana | Schmerzhafte Hämorrhoiden, die stark bluten, pulsierendes Gefühl im Rektum |
| Aloe | Schmerzhafte und empfindliche Hämorrhoiden, die wie Trauben hervortreten – besser durch kalte Anwendungen |
| Aesculus hippocastanum | Hämorrhoiden mit Verstopfung und Völlegefühl, starker Druckschmerz im Rektum (als wären Holzstückchen drin), heftige schießende Schmerzen bis in den Rücken |
| Nux vomica | Juckende Hämorrhoiden mit erfolglosem Stuhldrang, sehr schmerzhaft |

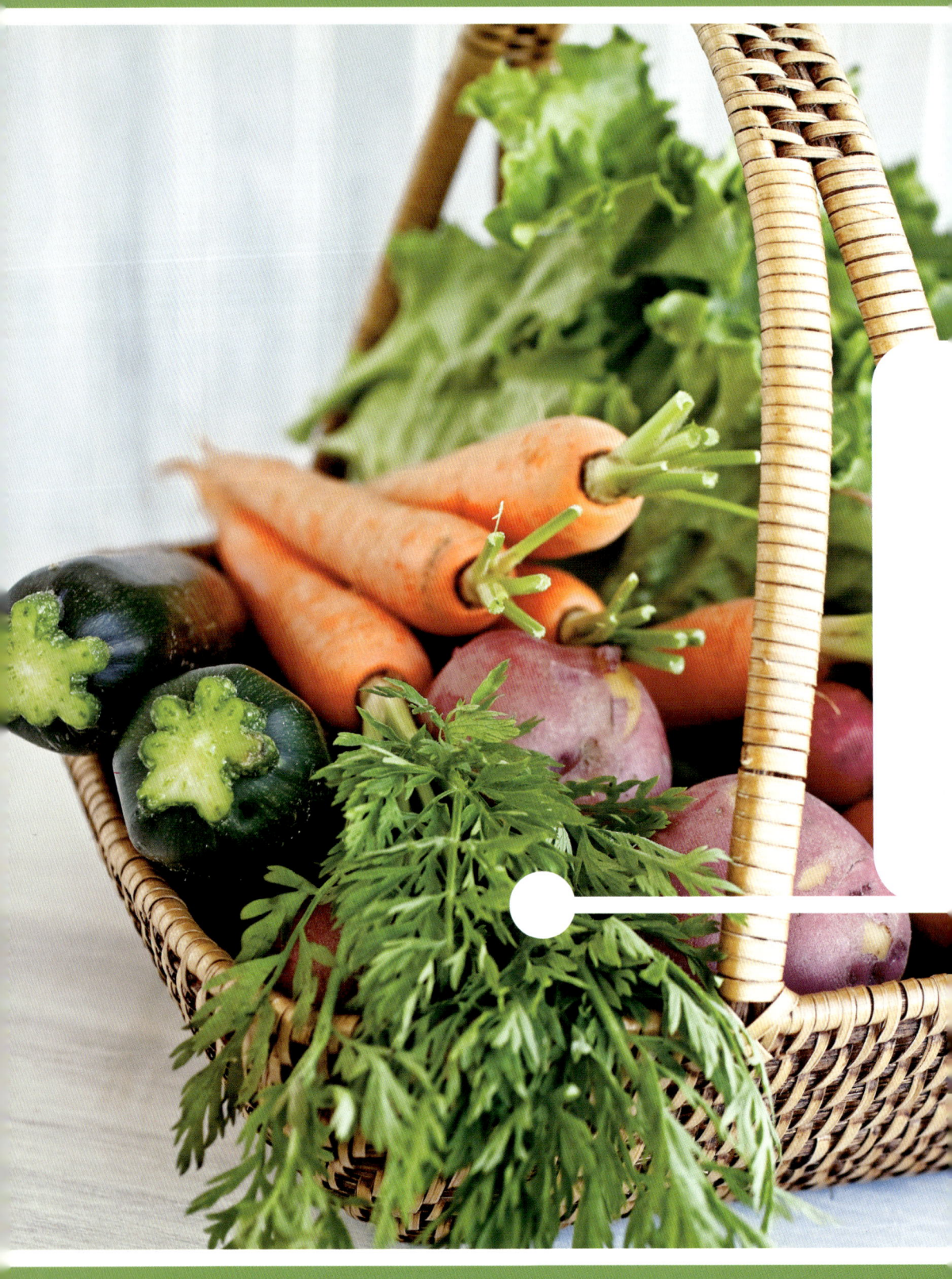

# WELLNESS FÜR DEN DARM: SANFTE REZEPTE FÜR EIN GUTES BAUCHGEFÜHL

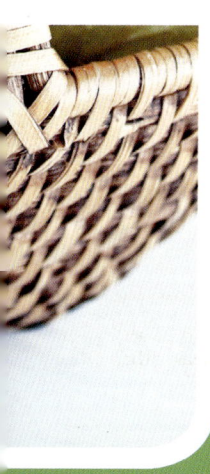

# WELLNESS FÜR DEN DARM

Durch unsere Ernährungs- und Lebensgewohnheiten wird unserem Darm manchmal ganz schön viel zugemutet. 24 Stunden pro Tag im Dienste der Verdauung, um unter Einfluss von Stress, Hektik und Fast Food 30.000 Kilogramm Lebensmittel im Laufe eines Lebens zu zerlegen, können durchaus auf die Stimmung in unserer Körpermitte schlagen. Höchste Zeit also, unserem Darm eine Auszeit zu gönnen, um wieder ein gutes Bauchgefühl zu bekommen. Keine Angst – Wellness für den Darm bedeutet nicht zwangsläufig Fastenkuren, Haferschleim und Fencheltee …

… auch gesunde und darmpflegende Nahrungsmittel können Genuss beinhalten. Dabei richten sich die vorgestellten Rezeptideen nach folgenden Grundsätzen:

1. **Simpel:** Die Rezepte sollen wenig Zeitaufwand erfordern und auch von mäßigbegabten Hobbyköchen ohne Probleme realisiert werden können. Seitenlange Einkaufslisten mit teuren und exotischen Zutaten wurden ebenso vermieden wie komplizierte Anleitungen.

2. **Schmackhaft:** Es geht um ein gutes Bauchgefühl und nicht um den Abbau von Bauchspeck. Die Rezepte sind so ausgesucht, dass Geschmack und Genuss nicht zu kurz kommen. Ziel der Rezeptideen ist nicht die Gewichtsabnahme, sondern mehr Wohlbefinden für Ihren Darm und Ihre Gesundheit. Sollte Ihnen also ein Gericht besonders gut schmecken, genießen Sie es ohne Reue.

3. **Sanft:** Wellness für Ihren Darm kann auch ohne komplizierte Begleitmaßnahmen wie Einläufe oder darmreinigende Medikamente und ohne spezielle probiotische Produkte der Nahrungsmittelindustrie gelingen. Zutaten aus der Natur und unterstützende bewährte Hausmittel bilden die Basis.

Damit Ihr Darm zu mehr Ruhe und Gelassenheit finden kann, sollten Sie während der Wellnesstage Stress und Hektik möglichst reduzieren, um Zeit und Muße für Ihren Körper zu finden. Dazu gehören auch körperliche Bewegung und Aktivitäten an der frischen Luft und Zeit für Regeneration. Wellness heißt Lebenskräfte auftanken – gönnen Sie also auch den Nerven Ihres Darmhirns eine Auszeit und planen Sie feste Zeiten für Entspannung und Ruhepausen ein. Genießen Sie Ihre Mahlzeiten in Ruhe und üben Sie Achtsamkeit vor den Nahrungsmitteln und der Vielfalt des Geschmacks. Die

Rezeptvorschläge können auch dazu dienen, besser herauszufinden, welche Ernährungsform und welche Nahrungsmittel Ihrem Darm bekommen – führen Sie daher ein Darmtagebuch (siehe Seite 131) und notieren Sie Beschwerden und Besserungen.

## AUSZEIT FÜR DEN DARM – ENTLASTUNG AUF NATÜRLICHE WEISE MIT GESUNDEN REZEPTEN

Ein strapazierter Darm braucht von Zeit zu Zeit auch Pausen, um sich von der täglichen Schwerstarbeit zu erholen. Die Idee von Fastenkuren für den Darm ist daher in westlichen und östlichen Kulturen schon seit Jahrhunderten verbreitet. Ob F. X. Mayr, Buchinger, Heilfasten, Klostermedizin oder Ayurveda – trotz fehlender wissenschaftlicher Beweise kann das Prinzip, dem Darm durch Fasten oder leichte Kost die Arbeit zu erleichtern, zu mehr Wohlbefinden führen. Doch nicht immer braucht es gleich die große Fastenkur – auch für Entlastungstage zwischendurch und kleine Umstellungen der Ernährung wird Ihnen Ihr Darm dankbar sein. Für eine kurze Auszeit, die sich leicht in den Alltag einschieben lässt, eignen sich frische Gemüsesuppen, klare Brühen, Obstsäfte und leichte Reisgerichte, um den Darm zu entlasten. Hilfreich kann zudem die Idee des *Dinner Cancelling* sein – damit sind der Verzicht auf feste Speisen und der Umstieg auf Tee und Brühe nach 17 Uhr gemeint. Statt Abführmittel wie Glaubersalz und Einläufe zur Darmreinigung kann der Darm auch auf natürliche Weise in Schwung gebracht werden: Milchprodukte, Sauerkrautsaft oder Trockenpflaumen können dabei durchschlagende Kräfte entfalten.

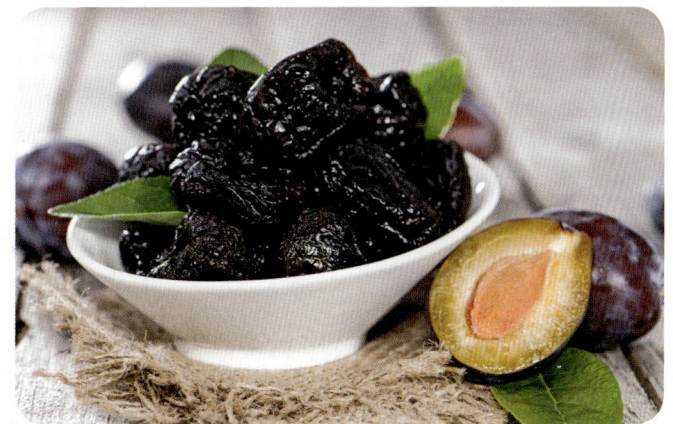

# REZEPTE

### Karotten-Ingwer-Suppe mit Koriander

#### Zutaten:
0,5 kg Karotten
1 Brühwürfel Gemüsebrühe
1 L Wasser
1 daumengroßes Stück Ingwer (4 cm)
1 Bund frischer Koriander
5 EL Naturjoghurt (bei Bedarf laktosefrei)
2 EL Öl

#### Zubereitung:
Korianderblätter abzupfen und klein hacken (einige Blättchen für das spätere Garnieren aufheben). Karotten und Ingwer schälen und in kleine Würfel schneiden; dann in einem Topf in heißem Öl erhitzen und circa 10 Minuten bei mittlerer Hitze schmoren lassen. Dann mit Wasser ablöschen, Brühwürfel hinzugeben und circa 15 Minuten köcheln lassen. Topf vom Herd nehmen, gehackte Korianderblätter hinzugeben und die Suppe mit einem Pürierstab pürieren. Dann vorsichtig Naturjoghurt unterrühren und mit Salz und Pfeffer abschmecken. Vor dem Servieren mit einem Klecks Naturjoghurt und Korianderblättern garnieren.

### Kartoffelsuppe mit frischen Kräutern

#### Zutaten:
0,5 L Wasser
1 Brühwürfel Gemüsebrühe
250 g Kartoffeln
½ Sellerie
1 Bund frische Gartenkräuter

#### Zubereitung:
Kartoffeln kochen, schälen und in kleine Würfel schneiden. Sellerie waschen, putzen und in kleine Stücke schneiden. Wasser erhitzen und Brühwürfel hinzugeben. Kartoffel- und Selleriestücke in die Gemüsebrühe geben und circa 15 Minuten kochen lassen. Dann mit dem Pürierstab/Mixer pürieren und die fertige Suppe mit frischen Gartenkräutern anrichten.

## Klare Gemüsebrühe

### Zutaten für circa 1 Liter Brühe:
2 L Wasser
1 EL Öl
1 Stange Lauch
1 kleine Zwiebel
1 Knolle Fenchel
1 kleine Knolle Sellerie
200 g Karotten
1 Bund Petersilie
2 Lorbeerblätter

### Zubereitung:
Zwiebel und Lauch in feine Streifen, Gemüse in grobe Würfel schneiden. Alles kurz in einem Topf mit heißem Öl anbraten, gehäckselte Petersilie dazugeben, dann alles mit Wasser ablöschen und 5 Minuten aufkochen und auf mittlerer Hitze nach Zugabe von Lorbeerblättern 1 Stunde köcheln lassen. Anschließend die Suppe durch ein Sieb passieren und die klare Brühe servieren.

**Tipp:** Klare Gemüsebrühe kann im luftdichten Gefäß ohne Probleme eine Woche im Kühlschrank aufbewahrt oder auch eingefroren werden.

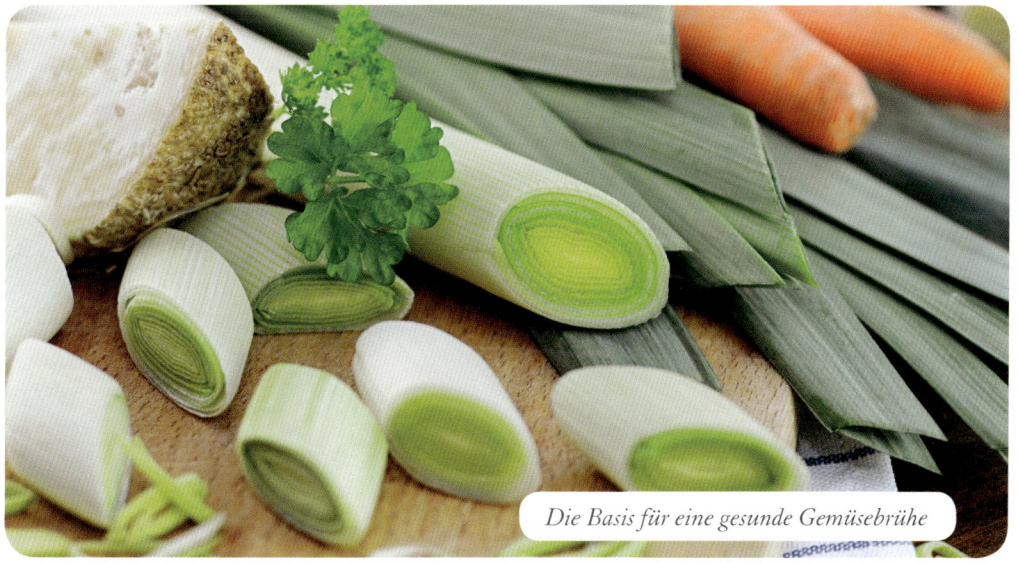

*Die Basis für eine gesunde Gemüsebrühe*

## Drink des Tages: Rushhour!

Für alle, deren Darm nur schwer in die Gänge kommt und die von Verstopfung geplagt sind, gilt Sauerkrautsaft als natürliche Antriebshilfe.
**Aber Vorsicht:** Dieser Drink eignet sich aufgrund seiner sehr durchschlagenden Wirkung eher für den Genuss an einem Morgen ohne wichtige Termine.

### Zutaten für 2 Personen:
200 ml kalter Sauerkrautsaft
200 ml kalter Birnensaft
100 ml kaltes Mineralwasser

### Zubereitung:
Sauerkrautsaft, Birnensaft und Mineralwasser mischen und je nach Geschmack mit Salz und Pfeffer abschmecken.

## Pflaumen-Zimt-Quark

### Zutaten:
150 g Magerquark (bei Bedarf laktosefrei)
2 EL Milch (bei Bedarf latosefrei)
1 TL Honig
1 TL Zitronensaft
3 Backpflaumen/Trockenpflaumen
1 TL Zimt
1 EL Walnüsse

### Zubereitung:
Quark mit 2 Esslöffeln Milch cremig schlagen und Honig, Zitronensaft und Zimt unterrühren. Backpflaumen entkernen und klein hacken, ebenso Nüsse klein hacken und unter den Quark heben.

# BASISCHE BALANCE FÜR MEHR DARMGESUNDHEIT

Unsere westlichen Ernährungsgewohnheiten mit einem Übermaß an tierischem Eiweiß, Zucker, gesättigten Fettsäuren, Kaffee und Alkohol können auch unseren Stoffwechsel und Säurehaushalt nachhaltig durcheinanderbringen. Gemeint ist das Stichwort Übersäuerung, dem in der Naturheilkunde ein großer Stellenwert zukommt. Als Hauptursache für eine chronische Übersäuerung gilt dabei ein hoher Verzehr von säurebildenden Nahrungsmitteln und Getränken. Inwieweit eine anhaltende Störung des Säure-Basen-Haushaltes die Ursache für das Auftreten von Zivilisationskrankheiten ist, wird jedoch seit Jahren kontrovers diskutiert.

Der pH-Wert des Blutes liegt normalerweise zwischen 7,35 und 7,45. Der menschliche Organismus verfügt über verschiedene Puffersysteme, die die bei der Verdauung entstehenden überschüssigen Säuren beseitigen können. Organische Säuren aus Obst und Gemüse werden im Stoffwechsel vollständig abgebaut, wobei basische Mineralstoffe frei werden. Im Gegensatz dazu entsteht beim Abbau von tierischen Eiweißprodukten wie Fleisch oder Milchprodukten durch die enthaltenen Schwefel- und Phosphorverbindungen zu viel Säure, die dann durch den Organismus „abgepuffert" und entsorgt werden muss. Sind die Puffersysteme des Körpers chronisch überlastet, verbleibt zu viel Säure im Körper. Eine solche fortdauernde Säurelast des Organismus kann dabei nachweislich die Freisetzung von Mineralstoffen aus dem Knochen bewirken. Studien konnten zeigen, dass die Ernährungsweise und der Gehalt an tierischen Nahrungsmitteln die Knochendichte und das Risiko für Osteoporose deutlich beeinflussen.

Um für einen ausgewogenen Säure-Basen-Haushalt zu sorgen, ist also ein ausreichender Anteil an basischen Lebensmitteln im Speiseplan wichtig. Als stark basische Nahrungsmittel gelten beispielsweise Kartoffeln, Spinat, Sellerie, Gurken, Rote Beete, Brokkoli, Fenchel, Kohlrabi, Aprikosen, Bananen, Feigen, Reis, Vollkornprodukte aus Dinkel, Hafer oder Hirse sowie Gewürzkräuter. Stark säurebildend sind neben Kaffee, Schwarztee und Alkohol vor allem Lebensmittel mit tierischem Eiweiß wie Fleisch- und Wurstwaren, Eier und Käse, Produkte mit hohem Anteil an raffiniertem Zucker, Hülsenfrüchte sowie Brot- und Teigwaren aus Weißmehl.

# REZEPTE

### Aprikosen-Müsli mit Leinsamen

**Zutaten für eine Person:**
1 EL geschrotete Leinsamen
1 EL Mandelblättchen
3 Aprikosen
1 Banane
1 Apfel
Saft einer Limette
1 EL Honig

**Zubereitung:**
Aprikosen und Apfel waschen und entkernen, Banane schälen und zerdrücken. Den geschälten Apfel reiben, die Aprikosen in kleine Würfel schneiden und alles mit der Banane vermengen. Nun den Saft der Limette und Honig dazugeben und den Obstbrei mit den Leinsamen und den Mandelblättchen vermengen.

---

### Dinkel-Pasta mit selbst gemachtem Basilikum-Pesto

**Zutaten für 2 Person:**
250 g Dinkel-Pasta (Spaghetti oder Penne)
**Für das Pesto:**
2 Knoblauchzehen
50 g Pinienkerne
1 Bund frischer Basilikum
1 TL Zitronensaft
2 EL Olivenöl
1 große Tomate (geschält)
2 EL geriebener Parmesankäse

**Zubereitung:**
Nudeln in Salzwasser kochen, bis sie bissfest sind (al dente). Für das Pesto Pinienkerne kurz in der Pfanne anbräunen, dann gemeinsam mit gehacktem Knoblauch, Parmesan, der gewürfelten Tomate und den gewaschenen Basilikumblättern in einen Mixer geben, bis eine dickflüssige Paste entsteht. Mit Zitronensaft, Pfeffer und Salz abschmecken. Die fertigen Nudeln mit dem Pesto vermengen und je nach Geschmack mit frisch geriebenem Parmesan anrichten.

## Rote-Beete-Apfel-Salat

**Zutaten für 2 Person:**
250 g Rote Beete (gibt es bereits fertig geschält und gekocht)
2 große Äpfel
100 g Naturjoghurt (bei Bedarf laktosefrei)
1 EL Zitronensaft
Dillkräuter
1 EL Olivenöl

**Zubereitung:**
Rote Beete und Äpfel schälen, beides dünn raspeln und vermengen. Aus dem Joghurt, Olivenöl, Zitronensaft und Dillkräutern eine Vinaigrette mischen und mit Pfeffer und Salz abschmecken. Den Rote-Beete-Apfel-Salat gut mit der Vinaigrette durchmischen und anrichten.

## WISSEN

### Dinkel

Dinkel ist eine sehr alte robuste Getreidesorte, die zwar mit dem Weizen verwandt ist, sich aber in der Zusammensetzung seiner Eiweißmoleküle deutlich unterscheidet. Dinkel ist reich an wichtigen Amino- und Fettsäuren, Mineralien und Spurenelementen und eignet sich gut zu einer basischen Ernährung. Patienten mit einer Unverträglichkeit von Weizen vertragen Dinkelprodukte in der Regel zudem deutlich besser als herkömmliche Backwaren. Das gilt nicht für Menschen mit Zöliakie: Dinkel enthält Gluten und ist daher nicht Bestandteil einer glutenfreien Ernährung.

### Leinsamen

Leinsamen – die Samen des Flachses – sind sehr reich an Omega-3-Fettsäuren und enthalten eine große Menge der sogenannten Lignane, die die Wirkung von Hormonen blockieren und in Studien krebshemmende Wirkung zeigten. Leinsamen enthalten zudem Schleimstoffe, die im Darm aufquellen und dadurch die Verdauung anregen.

## Sellerie-Schnitzel mit Kräuterdip

### Zutaten für 2 Person:
1 Knolle Sellerie
2 Eier
50 g Mehl
150 g Semmelbrösel
Butterschmalz zum Anbraten

### Für den Kräuterdip:
250 g Naturjoghurt
1 Bund frische Gartenkräuter (z. B. Petersilie, Schnittlauch, Basilikum oder Thymian)
1 TL Senf
1 kleine Knoblauchzehe
2 TL Zitronensaft

### Zubereitung:
Sellerieknolle schälen, in circa 2 Zentimeter dicke Scheiben schneiden und für 5 Minuten in kochendem Salzwasser blanchieren. Sellerie herausnehmen und abtrocknen, dann in Mehl und Eiern wenden und mit den Semmelbröseln panieren. In einer Pfanne Butterschmalz erhitzen, Sellerieschnitzel goldbraun anbraten und das Fett auf Küchenpapier abtropfen lassen.
Für den Kräuterdip Joghurt mit fein gehackten Kräutern, Senf, Zitronensaft und gepresstem Knoblauch vermischen und mit Pfeffer und Salz abschmecken.

## Basischer Beeren-Smoothie

### Zutaten für 2 Person:
250 g fettarmer Naturjoghurt (bei Bedarf laktosefrei)
200 g frische Heidelbeeren
100 g frische Himbeeren
2 EL Honig

### Zubereitung:
Beeren gründlich waschen und im Mixer zusammen mit Joghurt und Honig fein pürieren. In große Gläser füllen und vor dem Servieren circa 20 Minuten im Kühlschrank abkühlen lassen.

## WISSEN

### Antioxidantien – Rote Beete gegen den Stress

Rote Beete gehört zu den Gemüsearten, die überdurchschnittlich viel Antioxidantien enthalten. Antioxidantien sind in Pflanzen vorkommende Verbindungen *(Polyphenole)*, die hochreaktive Sauerstoffverbindungen – die sogenannten *freien Radikale* – im menschlichen Körper abfangen und damit oxidativen Stress und Zellschäden vermeiden können. Ein Übermaß an freien Radikalen führt nicht nur zu Alterungsprozessen, sondern wird auch mit der Entstehung verschiedener Erkrankungen in Zusammenhang gebracht. Zudem ist die Rote Beete reich an Vitamin B, Kalium, Eisen und Folsäure – aktuelle Studien konnten sogar zeigen, dass das in der Roten Beete enthaltene Nitrat eine blutdrucksenkende Wirkung hat.

### Beeren

Beeren sind ein fantastischer Basenlieferant – und in der Kombination mit Joghurt eine Erfrischung, die reich an Vitaminen und Mineralstoffen ist.

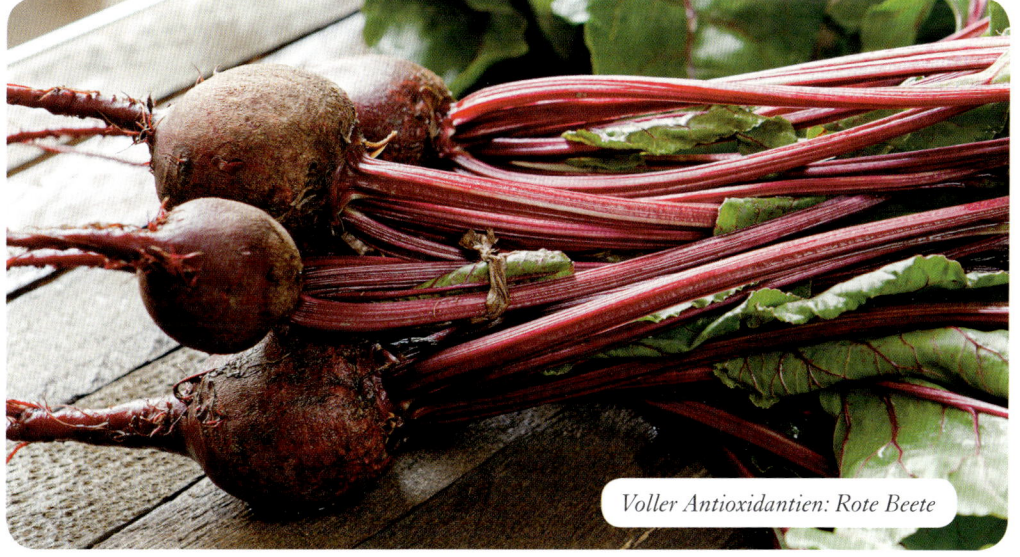

*Voller Antioxidantien: Rote Beete*

# WINDSTÄRKE 10 – STURMERPROBTE REZEPTE GEGEN BLÄHUNGEN

Die Hauptursache für Blähungen sind Ernährungsgewohnheiten, die zu verstärkter Bildung von Darmgasen in unserem Verdauungstrakt führen. Unmengen von Luft im Bauch drücken und plagen uns – bei Windstärke 10 im Darm ist der Zustand des Wohlbefindens weit entfernt. Bei Luft im Bauch heißt es daher Mut zum Gewürz – Anis, Kümmel, Koriander und Fenchel können Ihnen in unterschiedlichen Kreationen sprichwörtlich den Wind aus dem Segeln nehmen.

## REZEPTE

### Fenchel-Orangen-Melonen-Salat

#### Zutaten für 2 Person:
½ Honigmelone, 1 Orange
1 Fenchelknolle, ½ Zitrone
1 EL Honig
2 EL Öl, 1 TL Essig

#### Zubereitung:
Melone schälen, entkernen und in kleine Würfel schneiden. Fenchelknolle waschen, Stiel, holzige Schichten und Wurzelenden abschneiden, Knolle quer halbieren und in sehr feine Streifen schneiden. Orangen schälen und filetieren, ebenfalls in feine Scheiben schneiden. Fenchel mit der Melone und den Orangenscheiben vorsichtig mischen und anrichten. Als Dressing Essig und Öl mit dem Saft einer halben Zitrone und dem Honig mischen und anrichten.

## WISSEN

### Fenchel

Bei dem Wort *Fenchel* muss man nicht nur an Tee für Säuglinge mit Blähungen denken – Fenchel ist eine interessante und schmackhafte Knolle, die sich für sommerliche Salate oder in gedünsteter Form als Beilagengemüse eignet.

## Apfelpfannkuchen mit Anis

### Zutaten für 2 Person:
2 mittelgroße Äpfel
250 g Mehl
3 Eier
500 ml Milch (bei Bedarf laktosefrei)
2 EL Zucker
1 EL Zimt und 1 Päckchen Vanillezucker für die Äpfel
1 EL Anissamen

### Zubereitung:
Eiweiß und Eigelb trennen, Eigelb mit Zucker und Milch schaumig schlagen, dann portionsweise Mehl dazugeben und fest rühren, bis ein glatter Teig entsteht. Eiweiß schaumig schlagen und vorsichtig unter den Teig heben. Die Äpfel schälen und entkernen, in dünne Scheiben schneiden und diese mit Vanillezucker und Zimt bestreuen. Öl in einer Pfanne erhitzen, eine Suppenkelle voll Teig in die Pfanne geben, die Apfelscheiben darauflegen und mit etwas Anis bestreuen. Den Pfannkuchen leicht anbräunen und dann wenden.

## WISSEN

### „An apple a day keeps the doctor away"... und auch auf Deutsch gilt: „Ein Apfel am Tag erspart den Doktor!"

Warum? Weil Äpfel nicht nur Vitamine und Spurenelemente enthalten, sondern durch antioxidative Wirkstoffe wie zum Beispiel das Quercetin die freie Sauerstoffradikale im Körper hemmen können. Zudem enthalten Äpfel den Ballaststoff Pektin, der beruhigende Wirkung auf die Darmbewegungen hat und reinigende Wirkung besitzt. Darüber hinaus sorgen die enthaltenen Gerbsäuren in der Darmschleimhaut für entzündungshemmende Wirkung ... kein Wunder also, dass geriebener Apfel als altes Hausmittel bei akuten Durchfallerkrankungen eingesetzt wird.

## Bayerische Bratkartoffeln mit Kümmel

Der Himmel der Bayern besteht nicht nur aus Knödeln, sondern kennt durchaus auch die Vorzüge der Kartoffeln – und hier kommt Kümmel als Begleiter zu Speck und Zwiebeln so richtig zur Geltung.

### Zutaten für 2 Person:
500 g Kartoffeln
100 g gewürfelter Speck
1 kleine Zwiebel
1 EL Butterschmalz
1 TL Kümmel

### Zubereitung:
Kartoffeln kochen und abkühlen, in circa 3 Zentimeter große Würfel schneiden. Zwiebel schälen und in kleine Würfel schneiden. Butterschmalz in einer Pfanne erhitzen, Zwiebelwürfel und Speck anbraten, dann Kartoffeln dazugeben und bei mittlerer Hitze knusprig braun anbraten. Mit Pfeffer und Salz abschmecken und zum Schluss mit Kümmel würzen.

---

## Drink des Tages

Ein erfrischender Ingwer-Pfefferminz-Tee sorgt für die Beruhigung der Darmmuskulatur und hilft bei schmerzhaften Luftansammlungen.

### Zutaten für 2 Person:
1 Limette
2 TL Honig
1 Bund frische Pfefferminze
1 daumengroßes Stück Ingwer

### Zubereitung:
Pfefferminze waschen und trocken tupfen. Ingwer schälen und in kleine Scheiben schneiden. Pfefferminze und Ingwerscheiben in einer Thermoskanne mit 1 Liter kochenden Wasser übergießen und 15 Minuten ziehen lassen. Dann den Tee durch ein Sieb in ein neues Gefäß füllen, Honig und Saft einer ganzen Limette hinzugeben.

## WISSEN

### Pfefferminze

Die Blätter und das Öl der Pfefferminze *(Menthae piperitae)* wirken stark krampflösend auf die Muskulatur des Magen-Darm-Traktes und haben sich insbesondere bei Patienten mit Reizdarm sowie krampfartigen Bauchschmerzen durch Blähungen sehr bewährt. Ihre Wirkung als Schmerzmittel ist dabei ebenso stark wie die von Paracetamol: Studien an Kopfschmerzpatienten konnten zeigen, dass Pfefferminzöl ebenso gut zur Linderung von Spannungskopfschmerzen und Migräne führt wie die Schmerztablette.

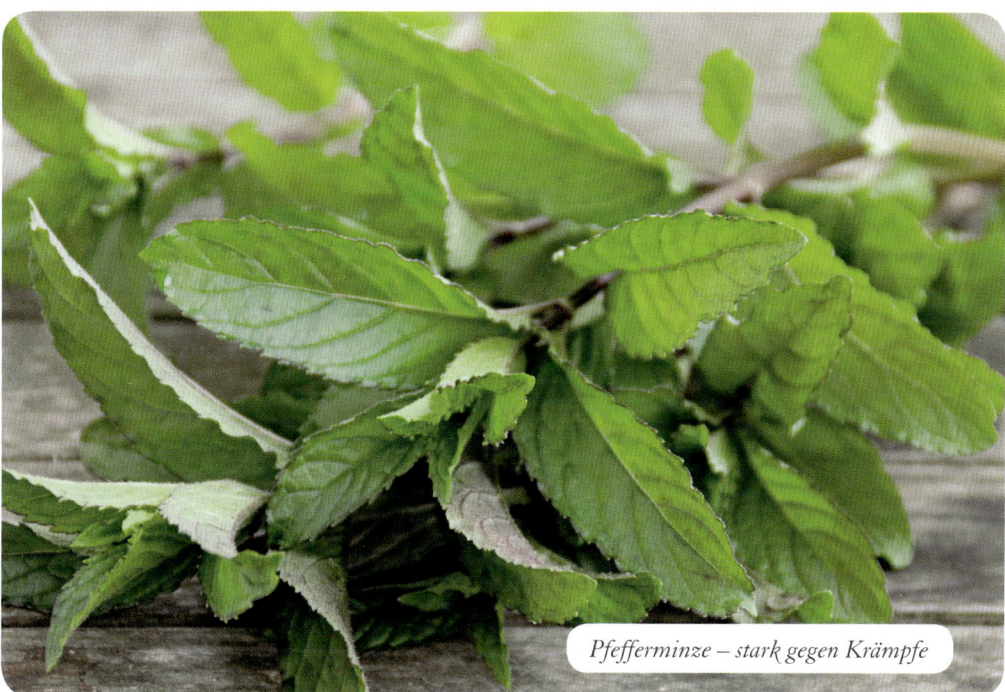

*Pfefferminze – stark gegen Krämpfe*

# VIEL GESCHMACK – KEIN GLUTEN

Zu einer konsequenten glutenfreien Ernährung gehört der Verzicht auf Getreidesorten wie Weizen, Dinkel, Roggen, Hafer und Gerste; erlaubt sind dagegen beispielsweise Reis, Mais, Hirse, Buchweizen oder Amaranth. Glutenfreies Mehl gibt es mittlerweile im Reformhaus zu kaufen und lässt sich zu geschmackvollen Alternativen auf dem Speiseplan verarbeiten. Für Patienten mit einer Glutenintoleranz (Zöliakie) ist eine komplett glutenfreie Ernährung lebenswichtig. Aber auch Menschen ohne die Diagnose einer Zöliakie können glutenhaltige Nahrungsmittel unter Umständen schlechter vertragen (Glutensensitivität) und daher von einer Umstellung der Ernährungsgewohnheiten profitieren. Daher einige Anregungen, wie auch mit glutenfreien Produkten schmackhafte Küche möglich ist.

# REZEPTE

### Glutenfreie Waffeln mit Erdbeeren

#### Zutaten für circa 8 Waffeln:
125 g Butter
1 Päckchen Vanillezucker
4 Eier
3 EL Zucker
100 g glutenfreies Buchweizenmehl (im Reformhaus erhältlich)
5 Esslöffel Sahne
1 Prise Salz
Puderzucker zum Bestreuen
150 g frische Erdbeeren

#### Zubereitung:
Eier trennen und Eiweiß steif schlagen, dann mit Zucker vermengen. Butter schaumig rühren, Eigelb, Salz und Vanillezucker zugeben und abwechselnd das gesiebte Mehl und die Sahne unterrühren. Abschließend den steifen Eischnee vorsichtig unter den Teig heben. Den Teig in einem vorgeheizten, mit Öl bestrichenen Waffeleisen zu knusprig braunen Waffeln backen, mit Puderzucker bestreuen und zusammen mit den gewaschenen Erdbeeren servieren. Je nach Saison können die frischen Erdbeeren natürlich auch durch anderes Obst, Kompott oder Apfelmus ersetzt werden.

## Tomaten-Basilikum-Risotto mit Zucchini

### Zutaten für 2 Personen:
125 g Risotto-Reis (Arborio)
200 ml passierte Tomaten
500 ml Gemüsebrühe
1 mittelgroße Zucchini
½ Zwiebel
3 EL Olivenöl
2 Stängel frischer Basilikum
Saft einer halben Limette
frisch geriebener Parmesan

### Zubereitung:
Zucchini waschen und würfeln, mit dem Limettensaft beträufeln. 2 Esslöffel Olivenöl in einem Topf leicht erhitzen und die fein gehackte Zwiebel anschwitzen, dann die Zucchiniwürfel dazugeben und gut anbraten. Nun den Risotto-Reis mit 1 Esslöffel Olivenöl mittlerer Hitze anschwitzen, bis der Reis glasig wird. Dann die passierten Tomaten hinzugeben und portionsweise die Gemüsebrühe einrühren und den Reis unter ständigem Rühren einkochen lassen, bis er bissfest und das Risotto cremig ist. Zum Schluss 4 Esslöffel frisch geriebenen Parmesan und frisch gehackte Basilikumblätter unterrühren, Risotto mit Salz und Pfeffer abschmecken und heiß servieren.

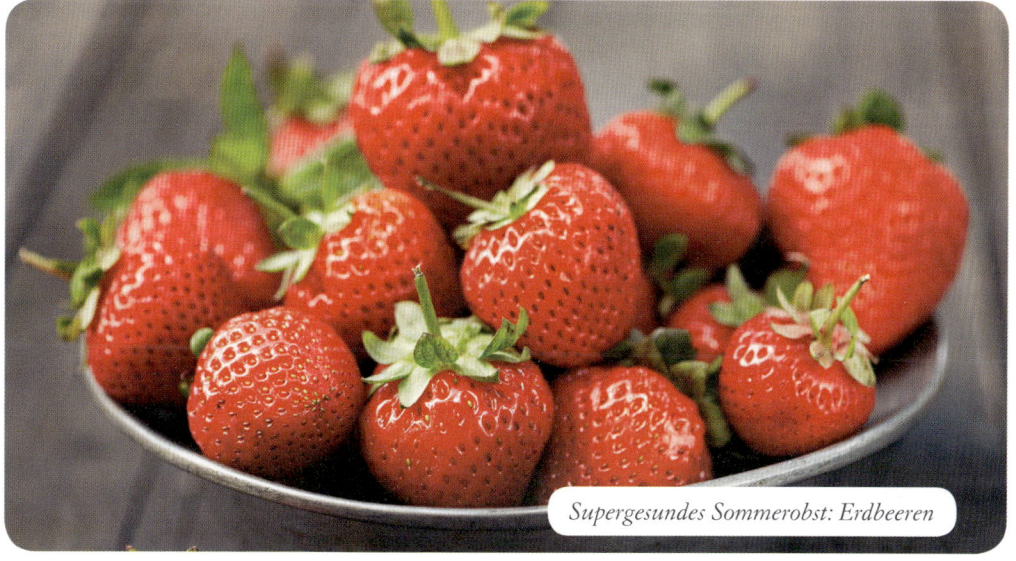

*Supergesundes Sommerobst: Erdbeeren*

## Thymian-Mais-Muffins mit Speck

### Zutaten für 4 Personen:
250 g Maismehl
2 TL Backpulver (100 % glutenfrei – Weinstein-Backpulver)
2 TL Salz, 1 Ei
80 ml Olivenöl
250 ml Milch
150 g geriebener Emmentaler oder Gouda
100 g Zucchini
1 Frühlingszwiebel, frischer Thymian
100 g gewürfelter Speck
2 EL Öl

### Zubereitung:
Frühlingszwiebel in feine Ringe schneiden, Zucchini in kleine Würfel schneiden. 2 Esslöffel Öl erhitzen und Zwiebel, Speck und Zucchini anbraten. Das Ei mit dem Olivenöl und der Milch verrühren und den geriebenen Käse untermischen. Dann Maismehl mit Salz und Backpulver vermischen und unterheben. Anschließend die angebratene Zucchini-Speck-Mischung hinzugeben und etwa 2 Esslöffel gehackte Thymianblätter untermengen. Den Teig in Papierförmchen verteilen und die Muffins im vorgeheizten Ofen etwa 20 Minuten auf mittlerer Schiene bei 200 Grad Celsius goldbraun backen. Lauwarm servieren.

## WISSEN

### Sauer bringt Power – Sauerkraut als Probiotikum

Sauerkraut ist ein probiotisches Lebensmittel, da es eine Menge Milchsäurebakterien enthält, die die Darmflora wieder auf Trab bringen können. Durch die Milchsäuregärung entsteht aus Kohl das säuerlich schmeckende Sauerkraut, das in rohem Zustand ein wichtiger Vitamin-C-Lieferant ist.

**Wichtig:** Um genügend lebende Milchsäurebakterien aufzunehmen, muss das Sauerkraut frisch und unbehandelt (roh) sein. Industriell hergestelltes Sauerkraut aus der Konservendose oder dem Glas wird beim Herstellungsprozess pasteurisiert (also sehr hoch erhitzt) – und dies zerstört die lebenden probiotisch wirksamen Bakterien im Sauerkraut ebenso wie den Großteil der enthaltenen Vitamine. Achten Sie also beim Einkauf darauf, frisches (rohes) Sauerkraut auf dem Markt zu bekommen.

# POWER FÜR DIE DARMBARRIERE

Eine intakte Darmbarriere und Darmflora ist eine wesentliche Voraussetzung für unsere Gesundheit. Nur wenn der Abwehrwall gegen schädliche Einflüsse von außen funktioniert, befindet sich unser Immunsystem im Gleichgewicht. Eine gesunde Zusammensetzung unserer Darmbakterien kann zur Stärkung dieses Abwehrwalls beitragen – und dazu sind nicht immer teure und spezielle probiotische Lebensmittel aus der Werbung nötig. Power für die Darmbarriere lässt sich auch durch einfache und herkömmliche Nahrungsmittel gewinnen, die von Natur aus probiotische Bakterien enthalten. Zu einem der wichtigsten Vertreter der menschlichen Darmflora gehören die Milchsäurebakterien (Laktobazillen). Sie besitzen die Fähigkeit, durch Gärung Zuckermoleküle in Säure umzuwandeln. Verschiede Arten der Milchsäurebakterien finden in der Konservierung von Lebensmitteln durch Gärungsprozesse Verwendung und sind daher in Produkten wie Sauerkraut, Joghurt, Sauermilch oder Kefir enthalten. Diese Nahrungsmittel lassen sich daher einfach und preisgünstig zur probiotischen Stärkung unserer Darmflora einsetzen.

# REZEPTE

### Sommerlicher Sauerkrautsalat

#### Zutaten für 2 Personen:
250 g frisches Sauerkraut (siehe Hinweis)
½ frische Ananas
25 g Speckwürfel
100 g Naturjoghurt (bei Bedarf laktosefrei)
1 EL Salatöl
1 EL Honig

#### Zubereitung:
Ananas schälen und Strunk entfernen, dann in kleine Würfel schneiden. Die Ananaswürfel mit dem frischen Sauerkraut mischen, Speckwürfel dazugeben. Dann mit Naturjoghurt, Honig und Salatöl mischen und mit Pfeffer und Salz abschmecken. Für circa 20 Minuten im Kühlschrank durchziehen lassen, dann servieren. Wer es gerne pikant mag, kann den Sauerkrautsalat auch mit fein geschnittenen Lauchzwiebeln dekorieren.

## Heidelbeer-Kefir-Smoothie

Das Beste aus der Kraft der Heidelbeeren und der Welt der Probiotika trifft sich in einem sommerlichen Smoothie ...

### Zutaten für 2 Portionen:
150 g frische Heidelbeeren
200 ml Kefir mild (gekühlt)
1 EL Honig

### Zubereitung:
Heidelbeeren waschen und abtrocknen, mit dem Kefir und dem Honig in einem Mixer pürieren und frisch genießen.

---

## Hagebutten-Brottrunk-Cocktail

Brottrunk kann unverdünnt getrunken werden, ist jedoch aufgrund seines sauren Geschmacks etwas gewöhnungsbedürftig. In Kombination mit Fruchtsäften und eisgekühlt entsteht jedoch ein schmackhafter und einfach herzustellender probiotischer Drink.

### Zutaten für 2 Personen:
0,25 l fertigen Brottrunk (Naturkostladen) aus dem Kühlschrank
0,25 l Hagebutten-Saft (Naturkostladen)
1 EL Honig
1 EL Limettensaft

**Alternative:** Statt dem Hagebuttensaft kann auch Sanddornsaft verwendet werden, der dem Brottrunk-Cocktail den nötigen Geschmack verleiht.

### Zubereitung:
Den gekühlten Brottrunk mit Hagebuttensaft, flüssigem Honig und Limettensaft mischen und frisch servieren.

## WISSEN

### Kefir

Kefir ist ein dickflüssiges, leicht sauer schmeckendes Getränk, das durch Gärungsprozesse aus Milch unter Zusatz von verschiedenen Milchsäurebakterien, Hefen und Essigsäurebakterien hergestellt wird. Der ursprünglich aus dem Kaukasus und Tibet stammende und traditionell aus Kefirknollen hergestellte Kefir ist mittlerweile auch in der westlichen Welt angekommen und ein industriell hergestelltes Produkt. Zunehmend ist Kefir als probiotisches Getränk auch für die moderne Wissenschaft und die Therapie von Allergien und entzündlichen Erkrankungen interessant: So konnten Studien an Mäusen zeigen, dass mit Kefir gefütterte Tiere deutlich weniger allergieauslösende Antikörper im Blut hatten als die Kontrollgruppe, die keinen Kefir erhalten hatte. Auch fanden sich in der Darmflora der mit Kefir gefütterten Mäuse deutlich mehr gesundheitsfördernde Laktobazillen und Bifidobakterien. Diese Ergebnisse lassen vermuten, dass eine Stärkung der Darmflora durch Kefir ein möglicher Schutz vor der Entstehung von Nahrungsmittelallergien sein könnte.

Achtung: Kefir enthält Laktose und ist daher nicht für Menschen mit einer Milchzuckerunverträglichkeit geeignet.

### Brottrunk

Brottrunk ist ein nicht alkoholisches Getränk, das mittels Gärungsprozessen aus Vollkornsauerteig hergestellt wird und als fertiges Produkt im Reformhaus erhältlich ist. Durch die Gärung entstehen probiotische Milchsäurebakterien, die auch nach der Abfüllung weiterhin lebend im Brottrunk enthalten sind, da dieser nicht pasteurisiert wird. Diese probiotischen Bakterien können helfen, die Darmflora wieder ins Gleichgewicht zu bringen. Die Idee, aus vergorenem Brot ein probiotisches Getränk herzustellen, ist dabei bereits lange bekannt: Unter dem Namen Kwas wird in Russland seit über 1000 Jahren ein vergorenes Getränk aus Roggen- und Gerstenmalz zubereitet, dem gesundheitsfördernde Wirkung zugeschrieben wird.

## FACHAUSDRÜCKE FÜR PATIENTEN ERKLÄRT

| | |
|---|---|
| Abdomen | Bauchraum |
| Adenome | Gewebeveränderungen, die Vorstufen von Darmkrebs sein können |
| Analfissur | Schmerzhafter Einriss der Haut im Bereich des Darmausgangs |
| Anus | Darmausgang |
| Appendizitis | Entzündung des Blinddarms |
| Biopsie | Entnahme von Gewebe zur weiteren Untersuchung |
| Calprotectin | Stuhlmarker, der bei Entzündungen erhöht ist |
| CED | Chronisch entzündliche Darmerkrankung |
| CT | Computertomografie |
| Cholecystitis | Entzündung der Gallenblase |
| Darmflora | Summe aller Bakterien, die unseren Darm besiedeln |
| Diarrhö | Durchfall |
| Divertikel | Ausstülpungen der Darmwand |
| Divertikulitis | Entzündung von Divertikeln |
| Duodenum | Zwölffingerdarm |
| EHEC | enterohämorrhagische Escherichia coli |
| Endoskopie | Spiegelung von Hohlorganen (z. B. Darm) mit einem schlauchartigen Instrument (Endoskop) von innen |
| Flatulenz | Blähungen |
| Fruktoseintoleranz | Unverträglichkeit von Fruchtzucker |
| Gastroenterologe | Facharzt für Magen-Darm-Erkrankungen |
| Gastroskopie | Magenspiegelung |
| Gastritis | Entzündung der Magenschleimhaut |
| Gluten | Klebereiweiß, das in verschiedenen Getreidesorten enthalten ist |
| Hämoccult-Test | Stuhluntersuchung zur Früherkennung von Darmkrebs |
| Hämorrhoiden | Gefäßpolster am Enddarm |
| IBS | Irritable Bowel Syndrome (Reizdarmsyndrom) |
| Ileum | Letzter Abschnitt des Dünndarms (auch *terminales Ileum* genannt) |
| Ileus | Darmverschluss |

| | |
|---|---|
| Jejunum | Mittlerer Teil des Dünndarms (Krummdarm) |
| Karzinom | Krebserkrankung |
| Kolon | Dickdarm |
| Kolonkarzinom | Dickdarmkrebs |
| Koloskopie | Spiegelung des Dickdarms mit einem Endoskop |
| Laktoseintoleranz | Unverträglichkeit von Milchzucker |
| Laxantien | Abführmittel |
| Leaky Gut | Durchlässige Darmbarriere |
| Marisken | Harmlose Hautläppchen im Analbereich |
| Meteorismus | Blähbauch durch vermehrte Darmgasbildung |
| Mikrobiom | Summe aller Bakterien, die unseren Verdauungstrakt besiedeln |
| MRT | Magnetresonanztomografie |
| Obstipation | Verstopfung |
| Ösophagus | Speiseröhre |
| Pankreas | Bauchspeicheldrüse |
| Peristaltik | Eigenbewegung des Darms |
| Polypen | Gewebswucherung der Darmschleimhaut |
| Proktologe | Facharzt für Erkrankungen des Enddarms |
| Rektum | Letzter Abschnitt des Dickdarms (Enddarm) |
| Resorption | Die Aufnahme von Nährstoffen aus dem Darm in den Blutkreislauf |
| Stenose | Einengung des Darms als Folge vernarbender Entzündungen |
| Stoma | Künstlicher Darmausgang |
| TCM | Traditionelle Chinesische Medizin |
| Tight junctions | Eiweiße, die die Zwischenräume zwischen den Darmzellen abdichten |
| Zöliakie | Autoimmunerkrankung des Darmes, ausgelöst durch Gluten |

## WICHTIGE ADRESSEN

Deutsche Gesellschaft zur Bekämpfung der Krankheiten von Magen, Darm und Leber sowie von Störungen des Stoffwechsels und der Ernährung (Gastro-Liga) e. V.
Friedrich-List-Straße 13
35398 Gießen
Tel.: +49 (0) 641 / 974 81-0
Fax: +49 (0) 641 / 974 81-18
E-Mail: geschaeftsstelle@gastro-liga.de
www.gastro-liga.de

Deutsche Zöliakie-Gesellschaft e. V. (DZG)
Kupferstr. 36
D – 70565 Stuttgart
Telefon +49 (0) 711 / 45 99 81 – 0
Fax +49 (0) 711 / 45 99 81 – 50
E-Mail: info@dzg-online.de
http://dzg-online.de/

Deutsche Ileostomie-Colostomie-Urostomie-Vereinigung (ILCO) e. V.
Thomas-Mann-Straße 40
D-53111 Bonn
Tel.: +49 (0) 228 / 33 88 94-50
Fax: +49 (0) 228 / 33 88 94-75
E-Mail: info@ilco.de
www.ilco.de

Deutsche Morbus Crohn / Colitis ulcerosa Vereinigung (DCCV) e. V.
Bundesgeschäftsstelle
Inselstraße 1
D-10179 Berlin
Tel.: +49 (0) 30 / 2000 392-0
Fax: +49 (0) 30 / 2000 392-87
E-Mail: info@dccv.de
www.dccv.de

Kompetenznetz chronisch-entzündliche Darmerkrankungen e. V.
Universitätsklinikum Schleswig-Holstein Campus Kiel, Haus 27 (HNO)
Arnold-Heller-Str. 3
D-24105 Kiel
Tel.: +49 (0) 431 / 597 39-37
Fax: +49 (0) 431 / 597 39-88
E-Mail: sekretariat@kompetenznetz-ced.de
www.kompetenznetz-ced.de

Deutsche Krebsstiftung c/o Deutsche Krebsgesellschaft e. V.
Kuno-Fischer-Straße 8,
14057 Berlin
Tel.: +49 (0) 30 / 322 93 29-23
Fax: + 49 (0)30 / 322 93 29-66
www.deutsche-krebsstiftung.de

Deutsche Krebshilfe e. V.
Buschstraße 32
53113 Bonn
Tel.: +49 0228 / 7 29 90-0
Fax: +49 0228 / 7 29 90-11
E-Mail: deutsche@krebshilfe.de
www.krebshilfe.de

Deutsche Gesellschaft für Ernährung e. V.
Godesberger Allee 18
53175 Bonn
Telefon: +49 (0) 228 / 37 76-600
Telefax: +49 (0) 228 / 37 76-800
www.dge.de

Deutsche Reizdarmselbsthilfe e. V.
Postfach 70 02 18
60552 Frankfurt am Main
Tel.: +49 (0) 69 / 713 77886
Tel.: 01805 / 896106
Fax: +49 (0) 69 / 713 77886
E-Mail: info@reizdarmselbsthilfe.de
www.reizdarmselbsthilfe.de  oder:
www.ibs-liga.de

## WEITERE INTERESSANTE INTERNETADRESSEN:

www.probiotika-info.de/
Verbraucherplattform der Deutschen Gesellschaft für
Mukosale Immunologie und Mikrobiom

http://my.microbes.eu
Informationen dazu, wie man seine eigenen Darmbakterien bzw. seinen Darmtyp erforschen lassen kann

www.eufic.org/index/de/
EUFIC (Europäisches Informationszentrum für Lebensmittel)

## ÜBER DIE AUTORIN

Professor Dr. Julia Seiderer-Nack ist Fachärztin für Innere Medizin und in eigener Praxis in München niedergelassen. Sie war lange Jahre in der gastroenterologischen Ambulanz der Ludwig-Maximilians-Universität München tätig und hat zahlreiche Studien und Patientenratgeber auf dem Gebiet der Darmerkrankungen veröffentlicht. Schwerpunkte ihrer wissenschaftlichen Forschung sind unter anderem die Erkennung von Bakterien durch das Immunsystem im menschlichen Darm und die Diagnostik und Behandlung von entzündlichen Störungen im Verdauungstrakt. Ihr Spezialgebiet sind zudem alternativen Heilmethoden wie Homöopathie und Traditionelle Chinesische Medizin sowie Ernährungsmedizin.

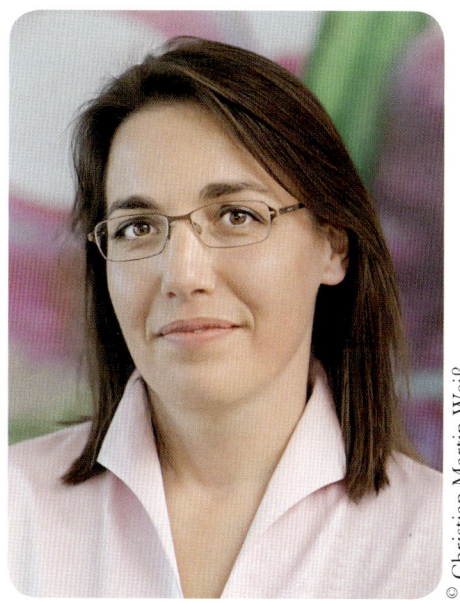
© Christian Martin Weiß

Mehr Infos auf: www.mein-darm.de
E-Mail-Kontakt zur Autorin: info@mein-darm.de

## REGISTER

Abdomen 97, 212
Abführmittel 65, 77ff., 92ff., 96, 99, 154, 193
    - chemische 77f.
    - osmotische 78f.
    - pflanzliche 78
Abszess 97f., 167
Achtsamkeit 55, 155, 192
Adenom-Karzinom-Sequenz 168, 212
Adrenalin 23
After 15f., 19, 40, 84, 89f., 94, 168, 182ff.
Alkohol 65, 68, 99, 122f., 156, 169, 171, 177, 197
Allergene 103, 105ff.
Allergien 29, 35, 38, 43, 88, 92, 103, 122, 211
Alzheimer 126
Amylase 17
Analekzem 182
Analfissur 72, 182f., 212
Analkarzinom 168, 182f.
Analtampons 186
Analvenenthrombose 182f.
Anämie (s. auch Blutarmut) 110, 158, 161, 164, 172, 177
Anamnese 9, 88
Anis 57f., 107, 157, 202f.
Anisöl 56
Antibiotika 21, 31, 39, 42f., 45, 51, 53f., 64f., 123, 141, 143, 148f., 154, 167
Antikörper (Therapie mit) 176
Antioxidantien 201
Anus 15, 174, 212
Anus praeter (s. auch Darmausgang, künstlicher) 174
Apfel 68f., 72, 75, 80, 107, 119, 121, 198f., 203, 206
Apfelpektin 69
Appendix 15, 61
Asthma 102, 104, 106
Atemtherapie 157
autogenes Training 157
Autoimmunkrankheit, chronische 110

Bakterien 8, 12, 15, 17f., 20f., 24f., 28–43, 52ff., 64f., 67, 69, 71, 75, 82, 89, 99, 103, 112, 114, 117ff., 124, 140ff., 144–148, 152, 154, 159ff., 166, 208f., 211
Ballaststoffe 18, 29, 31, 37, 46, 52, 55, 74f., 80, 128, 155, 165, 167, 171f., 177, 184, 187, 203
Bauchgefühl 8, 23f., 58, 192
Bauchhirn 8, 23f., 151
Bauchmassage 56
Bauchschmerzen 9, 31, 39, 54, 60–64, 77, 98, 102, 105, 110 112f., 115, 117ff., 132, 135, 137, 140, 142f., 147f., 150f., 153ff., 158, 161, 165f., 172, 205
Bauchspeicheldrüse (s. auch Pankreas) 12, 17, 23, 63, 66, 82, 85, 89, 97, 152
Bauchwickel 57
Beeren 121, 167, 201
Bewegungsmangel 51, 177
Bifidobakterien 30, 38f., 75, 148, 211
Biopsie 94, 111, 152, 161, 212
Biotin 29, 34
Bisacodyl 77
Bittersalz 78
Blähungen 8, 39, 42, 46, 50–60, 62, 70, 80, 103, 105, 112, 115, 117ff., 128f. 132, 137, 148, 151, 154–157, 163, 172, 202f., 205
Blinddarm 15, 61
Blinddarmentzündung 61ff., 143
Blut im Stuhl 54, 84, 90, 150, 172f., 176, 178f., 185
Blutarmut (s. auch Anämie) 110, 158, 161, 164, 172, 177
Blutauflagerungen 172, 182, 184
Blutuntersuchung 89, 166
Blutwurz 70
B-Lymphozyten 22
Boswellia serrata 163
Boswelliasäuren 163
Brottrunk 38, 210f.
Brühe, klare 68, 193, 195
Butylscopolamin 54, 154

Calprotectin 90, 161
Campylobacter 140ff., 147
Candida albicans 44ff.
Candida-Arten 46
Candida-Infekte 45
Candida-Mykose 44
Candida-Syndrom 44f.
Candidose 44
Carcinoembryonales Antigen (CEA) 173
Chemotherapie 45, 175f.
Chinarestaurant-Syndrom 124, 126
Cholesterinspiegel 75
Clostridium difficile 31, 44, 143
Coecum 15 61
Cola 52, 68, 72
Colitis ulcerosa 158–164, 172, 174
Colon ascendens 15

Colon descendens 15
Colon irritabile 150
Colon sigmoideum 15
Colon transversum 15
Colon-Hydro-Therapie 40
Computertomografie (CT) 62, 93ff., 167, 173, 212
C-reaktives Protein (CRP) 89, 161

Darm, nervöser 150
Darmausgang, künstlicher 174
Darmbakterien 8, 15, 18, 21 24f. 28f.32–37, 39, 42, 53 99, 112, 118f., 141, 143, 159, 209
Darmbarriere 15, 18, 20f., 35ff., 42f., 46, 209
Darmdysbiose 37
Darmerkrankung, chronisch-entzündliche (CED) 35, 37, 39, 44, 66, 148, 152, 158–164, 169, 172, 174
Darmflora 21, 24f., 28–33, 37, 39f., 42, 44, 46, 51, 54, 67, 75, 129, 141, 143, 148f., 208f., 211f.
Darmgeräusche 60, 82, 88, 112
Darmhirn 23ff., 192
Darmkrebs 29, 88, 90, 128, 152, 160, 168–173, 175–179
Darmkrebsvorsorge 93, 176ff.
Darmmassage 76, 157
Darmmuskulatur 23, 54, 56f., 73f., 76, 82, 154, 204
Darmspiegelung 90–96, 98, 152, 160f., 165, 167, 170f., 173, 176, 178
Darmsyndrom, irritables 150
Darmtagebuch 8f., 56, 127 132–137, 155, 164, 193
Darmtyp 33f.
Darmverschluss 62f., 79
Darmzotten 1518
Defensine 21
Demenz 110
Depressionen 29, 76, 149f.
Deutsche Gesellschaft für Ernährung (DGE) 75, 80, 179, 215
Deutsche Gesellschaft für Ernährungsmedizin (DGEM) 127
Diabetes 30 51, 75f., 110, 179
Diabetesmedikamente 51, 53, 65
Diätprodukte 53, 118, 121
Diarrhö 64ff., 147, 153, 212
Dickdarm 12, 15f., 18f., 28f., 40, 42f., 53f., 61, 71, 73, 75, 77 90, 93, 96, 99, 103, 112, 114, 118ff., 144, 159, 162, 166, 168, 172
Dimeticon 54
Dinkel 72, 109, 111, 197, 199, 206

Dinner Cancelling 193
Divertikel 40, 63, 72, 75, 91, 96f., 152, 165ff., 212
Divertikulitis 63, 165ff., 174, 212
Dünndarm 12, 15, 17ff., 41f., 51, 53f., 75, 90, 93–96 98f., 103, 110ff., 114f., 118, 121, 152, 158, 161, 168
Dünndarmspiegelung 94
Duodenum (s. auch Zwölffingerdarm) 15, 17,212
Durchfall 9, 24, 31, 39, 42f., 46, 62, 64–70, 78, 85, 89f., 98, 102f., 105, 107, 110, 112, 115, 118f., 122, 128, 135, 137, 140–148, 151, 154, 157f., 161, 172, 175, 177, 203

E 620 127
EHEC 144f., 212
Eichenrinde 163, 188
Eisen 161, 201
Eisenpräparate 65, 77, 84, 132
Eiweiß 17, 21f., 31f., 34f., 54, 102, 106, 110, 113, 121, 124, 164, 173, 197, 199
Elektrolyte 17, 65, 68, 78, 89, 141
Elektrolytlösung 68, 147
Eliminationsdiät 105
Enddarm 15, 18f., 71, 73, 76, 79, 89, 159, 168, 173f., 176, 182f., 185, 187, 189
Endoskopie 94, 170, 212
Endosonografie 173
Enterotypen 33f.
  - Enterotyp 1 33
  - Enterotyp 2 34
  - Enterotyp 3 34
Entschleunigung 55
Entspannung 56, 132, 153, 156f., 192
Entwässerungstabletten 77
Entzündungen 40, 89f., 98 122, 143, 148, 152, 159, 163, 167, 185
Enzyme 16f., 19, 53, 55, 75, 82, 89, 102f.
Ernährung 8f., 17, 30f., 33, 46, 50f., 54f., 66, 68, 71, 73f., 77, 80, 102, 105f., 109ff., 115, 121, 124, 127, 153, 155, 160, 164f., 168f., 171f., 177, 179, 184, 187, 192f., 197, 199, 202, 206
  - vollwertige 127ff.
Ernährungstagebuch 105, 124, 132
Eschericia coli 39, 141, 144f., 147
Escherichia coli Nissle 1917 39
ETEC (enterotoxische Escherichia coli) 147

Faserstoffe 75
Fast Food 192
Fastenkur 192f.

Fenchel 57f., 60, 107, 157, 163, 192, 197, 202f.
Fette 17, 19, 54, 102, 128
Fettsäuren 18, 29, 75, 103, 172, 199
    - gesättigte 197
    - ungesättigte 128
Fettstoffwechselstörungen 33
Fieber 54, 61ff., 67, 70, 77, 140–144, 147, 150, 165f., 172
Firmicutes-Bakterien 34, 148
Fisteln 159, 161f., 167
Flatulenz (s. auch Blähungen) 50, 212
Fließschnupfen 122
Flohsamen 79, 82, 129, 155
Folsäure 29, 34, 201
Fresszellen (s. auch Makrophagen) 21
Fruchtzucker 53, 56, 99, 103, 118, 120f.
Fruchtzuckerunverträglichkeit 103, 118
Fruktose 103, 118–121
Fruktoseintoleranz 51, 53, 66, 98, 103, 118 120f., 128, 152, 212

Galaktose 112
Galle(nblase) 12, 17, 23, 63, 82, 84f., 97, 152
Gallenkolik 62f.
Gallensäuren 17f., 41
Gallenstein 61, 63, 85
GALT (Gut-Associated Lymphoid Tissue) 20
Gastroenterologe 90, 212
Gastrokolischer Reflex 73
Gastroskopie 94, 152, 161, 212
Gelbwurz (s. auch Kurkuma)
Gemüse 46, 52, 55f., 58, 72, 74f., 80, 84, 103, 118f., 121, 128, 142, 144, 147, 155, 164, 177, 179, 187, 193, 197, 201
Gene 30, 32f., 110, 113, 115, 126, 149, 159f., 168ff., 177f.
Geschmacksverstärker 124, 127
Geschwüre 63, 84, 94, 152, 159
Gesprächstherapie 157
Getränke, zuckerhaltige 46, 115
Gewichtsverlust 77, 110, 150, 158, 164, 172
Gewürze 57ff., 103, 106, 129, 163, 197, 202
Giftstoffe (s. auch Toxine) 31, 35, 40, 42f., 65, 67, 75, 140, 142ff.
Glaubersalz 78, 193
Gleitmittel 79, 90
Glukose 103, 112, 118, 120f.
GLUT-5-Transporter 118–121
Glutamat 124–127
Glutaminsäure 124, 127
Gluten 56, 106, 109ff., 199, 206, 208, 212

Glutensensitivität 110, 206
Glycerin 79

H2-Atemtest (s. auch Wasserstoff-Atemtest) 98, 114f., 119
Hahnemann, Samuel 9
Hämoccult-Test 90, 178, 212
Hämolytisch-urämisches Syndrom (HUS) 145
Hämorrhoiden 8, 18, 40, 72, 75, 84, 182–189, 212
Hämorrhoiden-Arterien-Ligatur (HAL) 186
Hämorrhoidal-Geflecht 183
Hautprobleme 46, 73, 112, 135, 137
Hautrötungen 22, 102, 105, 122, 124, 143
Hefe 38f., 52, 67, 125, 132, 211
Hefeextrakt 127
Hefepilz 44, 46
Heidelbeeren 69, 72, 163, 200, 210
Hektik 55, 73f., 83, 135, 137, 155, 192
Hereditary Non-Polyposis Colorectal Cancer (HNPCC) 171
Heuschnupfen 39, 43, 104, 106f.
Histamin 22, 102, 104, 107, 122ff.
Histaminunverträglichkeit 122ff.
Hitzewallungen 122
Homöopathie 8f., 60, 70, 83, 189
Hormone 17, 33, 199
    - Stresshormone 25, 32
Hydro-MRT 98
Hypersensibilität, viszerale 150
Hypnose 157

IgA-Antikörper 21
IgE-Antikörper 104–107
IgG-Antikörper 22
Ikeda, Kikunae 125
Ileozökalklappe 15, 18
Ileum 15, 18, 93, 143, 158, 213
Ileus 63, 212
Immunsystem 8, 12, 15, 20ff., 24, 29, 32, 35f., 38, 41ff., 45, 102–108, 110, 122f., 141, 144, 158ff., 162, 209
Indol 17
Infrarottherapie 186
Inulin 42, 75, 121
Irritable Bowel Syndrome (IBS) 150, 212

Jejunum 15, 18, 94, 212
Joghurt 37f., 41f., 81f., 115, 116f., 201, 209
Kaffeekohle 163

Kalium 68, 78, 89, 201
Kaliumglutamat 127
Kalzium 114, 128
Kalziummangel 114, 164
Kamille 107, 163, 188
Kapselendoskopie
Karzinom, kolorektales 168, 174f.
Käse 38, 72, 115, 116f., 122ff., 197
Kauen 16, 19, 55, 129, 155, 167
Kefir 38, 42, 81, 117, 209, 211
Keime, pathogene 31, 44
Klebereiweiß (s. auch Gluten) 109f.
Kleie 79, 82
Koffein 65f.
Kohlenhydrate 17ff., 31, 34, 52, 102f., 109
Kohletabletten 67, 84
Kolon 15, 18, 212
Kolonkarzinom 168, 212
Koloskopie 90, 92f., 152, 171, 173, 178, 213
 - virtuelle 93, 173
Konstitutionstherapie 9
Kontinenz 19, 174
Kopfschmerzen 73, 102, 110, 112, 122, 142, 151, 205
Koriander 59f., 107, 157, 194, 202
Krebs (allgemein) 76, 111, 145, 171f., 184
Krebsfrüherkennung 90, 178f.
Krebsvorstufen 93, 176, 178f.
Krebstherapien 176
Krebsvorsorge 93, 170, 176
Kreuzallergien 106f.
Krummdarm 15, 18
Kümmel 57f., 60, 107, 157, 163, 202, 204
Kümmelöl 56ff., 157
Kurkuma (s. auch Gelbwurz) 163
Kwas 38, 211

Laktase 112–115, 117
Laktobazillen 30, 42, 67, 148, 209, 211
  - Lactobacillus GG 39
  - Lactobacillus rhamnosus 24, 39
Laktoseintoleranz 51, 53, 66, 98, 103, 112–117, 128, 213
  - primäre 113
  - sekundäre 114
Laktose (s. auch Milchzucker) 79, 82, 103, 112, 115–118, 152, 211
Laxantien 77, 213
Leaky Gut 35ff., 110
Lebensmittelvergiftung 64, 140, 144

Lebensmittelzusatzstoffe 31, 102, 124
Lebensstil 8f., 55, 73, 80, 132, 153, 155, 171, 177
Leber 12, 17f., 82, 85, 89, 97, 118, 144f., 152, 173
Leerdarm 15, 18
Leinsamen 78f., 82, 129, 198f.
Leukotriene 104, 163
Leukozyten 89, 161
Lipase 17
Loperamid 67, 154
Lymphknoten, Vergrößerung der 142, 172f.

Macrogole 78
Magen 12, 15ff., 19, 23, 41f., 52, 58, 63, 73, 76, 82, 90, 94f., 140f., 146, 152, 155, 157f., 161, 165, 177, 205
Magen-Darm-Grippe 64, 70, 140, 156, 158
Magengeschwür 84
Magensaft 16, 19, 157
Magenspiegelung 94, 96, 111, 152, 161
Magnesium 78
Magnesiumglutamat 127
Magnetresonanztomografie (MRT) 62, 96, 98, 161, 213
Makrophagen (s. auch Fresszellen) 21
Maltose (Malzzucker) 103
Manifestationen, extraintestinale 159
Mariske 182f., 213
Mebeverin 54, 154
Medikamente 35, 45f., 51, 53f., 65ff., 76f., 84, 88, 92f., 106, 117, 123, 132, 135, 137, 153f., 162, 164, 167, 175f., 186, 192
Menthol 57
Meteorismus 50, 213
Metschnikow, Ilja 38
Microbiota-Gut-Brain-Axis 24
Mikrobiom 32ff., 213
Mikrovilli 15
Milch 38, 41f., 52, 59, 68, 72, 103f., 106, 112–117, 128, 132, 142, 144, 193, 197, 211
Milcheiweiß 105, 114
Milchersatz 117
Milchsäurebakterien 24, 39f., 81, 117, 208f., 211
Milchzucker 52f., 56, 79, 82, 99, 103, 112, 114f., 117f.
  - versteckter 117
Milchzuckerunverträglichkeit 112–115, 211
Mineralwasser 52, 68, 114
Morbus Crohn 29, 88, 90, 114, 158–164, 174
Morbus Parkinson 76

Motilitätshemmer 67, 154
MRT-Enteroklysma 98
Müdigkeit 46, 110, 132, 135, 137, 158, 172, 177
   - chronische 110, 112
Mukosa 12, 15f.
multiple Sklerose 76
Mykotoxin 144f.
Myrrhe 163

**N**ahrungsmittel, probiotische 37f., 41, 192, 208f., 211
Nahrungsmittelallergie 102–107, 211
   - pollenassoziierte 106
Natrium 78
Natriumglutamat 127
Natriumpicosulfat 77
Nervensystem 8, 19, 29, 73
    - darmeigenes 12, 23f., 56, 73, 149ff., 154, 157
    - enterisches 23
    - vegetatives 73
    - zentrales 19f., 23ff., 33, 62, 145, 149, 151
Niacin 29
Niere 61, 89, 97, 118, 144f., 152
Noroviren 140f.

**O**bst, zuckerhaltiges 46
Obstipation 71, 73f., 77, 153, 213
Oligofruktose 42
Omega-3-Fettsäuren 128, 164, 199
Operation 40, 51, 61, 66, 76f., 83, 88, 96, 164f., 167, 170, 174ff., 186
Ösophagus 16, 213
Osteoporose 114, 164, 197

**P**aneth'sche Zellen 21
Pankreas (s. auch Bauchspeicheldrüse) 17, 66, 85, 89, 213
Pankreas-Elastase-1 89
Pankreasinsuffizienz 66, 89
Pantothensäure 29, 34
Paraffin 79
Parasiten 65, 89, 140, 146f., 152, 160
Pektin 69, 75, 203
Perforation 167
Peristaltik 12, 23, 54, 56, 75f., 82, 213
Pfefferminze 57, 107, 157, 163, 205
Pfefferminzöl 157, 205
pH-Wert 37, 197
Pilze 21, 31, 44f., 89, 152

Pollenallergie 106f.
Polypektomie, endoskopische 170
Polypen 91ff., 168, 170f., 173. 213
Präbiotika 37, 42, 121
Probiotika 24, 37ff., 41ff., 46, 54, 67, 141, 154, 208, 210
progressive Muskelentspannung 157
Proktologe 183, 213
Proteine 32, 89, 110, 161, 173m, 177
Proteobakterien 148
Provokationstest 105
Pseudo-Appendizitis 143
Psychopharmaka 77
Psychotherapie 157

**Q**uellstoffe (s. auch Ballaststoffe) 75

**R**adio-Allergo-Sorbent-Test 105
Radiologie 96
Reaktion, allergische 22, 102, 104f., 122f.
Regelschmerzen 122
Reisediarrhö 65, 146f.
Reizdarmsyndrom 24, 39, 46, 51, 66, 90, 110, 148–158, 161, 212
Rektum (s. auch Enddarm) 15, 159, 168, 189, 213
Rektumkarzinom 168, 174f.
Rheuma 37, 110, 154, 159
Riboflavin 34
Rizinusöl 77
Rohkost 55
Rotaviren 39, 140f., 147
Rote Beete 42, 84, 119, 197, 199, 201
Ruminococcus-Bakterien 34

**S**accharomyces boulardii (SAB) 39
Saccharomyces cerevisiae 67
Salmonellen 140ff., 147
Sauerkraut 41f., 52, 81, 123f., 208f.
Sauerkrautsaft 81, 193, 196
Schilddrüsenmedikamente 65
Schilddrüsenüberfunktion 66
Schilddrüsenunterfunktion 76
Schimmelpilze 144f.
Schlafstörungen 73, 122, 151
Schmerzmittel 31, 77, 154, 205
Schokolade 72, 74, 80, 109, 121, 123f., 187
Schweinepeitschenwurm 160
Schwitzen 70, 172
Sepsis 45

Serotonin 23, 149f., 154
Sigma-Divertikulitis 166
Simethicon 54
Sitzbad 163, 188
Skatol 17
Sklerosierungstherapie 186
Sojawürze 127
Sonografie 96f., 152
Sorbit 53, 120f., 156
Soor 45
Speiseröhre (s. auch Ösophagus) 16, 19, 52, 84, 94f., 158, 213
Speisewürze 127
Sprue, einheimische (s. auch Zöliakie) 109
Spurenelemente 17, 128, 164, 199, 203
Stenosen 96, 98, 159, 213
Sterkobilin 17, 84
Stoma (s. auch Darmausgang, künstlicher) 174, 213
Strahlentherapie 175f.
Stress 23ff., 31f., 35, 61, 64, 66, 71, 73, 132, 135, 137, 149ff., 153, 155ff., 192, 201
Stuhl 16–19, 24, 36, 40, 42, 44ff., 54, 60, 62–65, 67, 71–75, 77ff., 83, 89f., 93, 132, 135, 137, 141, 148, 152ff., 161, 165ff., 172, 174, 177f., 182–187, 189
 - Blut im 150, 172f., 176, 178f.
Stuhlfarbe 62f., 84, 150
  - Gelb 150
  - grün 85
  - grau 85
  - schwarz 83f.
  - weißgelblich 85, 150
Stuhlform, Änderung der 172
Stuhltraining 83
Stuhltransplantation 44
Stuhluntersuchung 89f., 178f., 212
Süßstoffe 65f., 120f.
Synbiotika 37, 42

Tagesrhythmus, ausgeglichener 155
TCM 213
Tee 57f., 60, 68ff., 92, 157, 187, 192f., 203f.
 - grüner 72, 74
 - schwarzer 72, 74, 197
Tight Junctions 35f.
T-Lymphozyten 22
Toxine 31, 73, 140, 143–146
Trichuris suis ovae
   (s. auch Schweinepeitschenwurm) 160
Trinkmenge 74, 79, 82f., 129, 156

Trockenfrüchte 81, 144
Tumore 62, 66, 97, 168ff., 173–177, 182, 184

Übergewicht 33f., 126, 128, 171, 177, 179
Übersäuerung 37, 129, 197
Ultraschall (s. auch Sonografie) 62, 96f., 152, 161, 166, 173
Untersuchung, mikrobiologische 89
Uzarawurzelextrakt 69

Vagusnerv 24f.
Verdauung 8, 12f., 15ff., 19, 21, 23, 28f., 31f., 34f., 37f., 40, 54f., 58, 61, 64, 71, 74–77, 80, 82, 84, 89f., 94–97, 110, 112, 122, 129, 140, 150f., 154, 158, 165, 187, 192, 197, 199, 202, 213
Verödung 186
Verstopfung 24, 42, 62, 67, 71–80, 82f., 129, 135, 137, 148, 151, 153ff., 157, 165, 167, 172, 177, 184, 187, 189, 196, 213
Verstopfung, chronische 72f., 76, 79
Viren 21, 39, 42f., 64f., 89, 140f., 146f., 152, 161
Vitamine 17, 19, 29, 33f., 102, 128, 164, 201, 203, 208
Vollkornbrot 52, 74f., 80, 128

Wärme 56f., 62
Wasserstoff-Atemtest s. auch H2-Atemtest) 98f., 115, 119
Weihrauch 163
Weißbrot 46, 68, 72, 74, 80, 187
Weißmehl 46, 197
Würze 127

Xylit 52f., 120

Yersinien 141ff.
Yoga 157

Zöliakie 35, 51, 66, 94, 108–111, 114, 128, 152, 199, 206, 213
Zucker 16, 34, 42, 46, 52f., 68, 79, 99, 103, 112f., 118–121, 129, 164, 197, 209
Zuckeraustauschstoffe 52f., 156

# IMPRESSUM

© 2014 by Südwest Verlag, einem Unternehmen der Verlagsgruppe Random House GmbH, 81637 München.

Die Verwertung der Texte und Bilder, auch auszugsweise, ist ohne Zustimmung des Verlags urheberrechtswidrig und strafbar. Dies gilt auch für Vervielfältigungen, Übersetzungen, Mikroverfilmung und für die Verarbeitung mit elektronischen Systemen.

**Hinweis**
Die Ratschläge/Informationen in diesem Buch wurden von Autorin und Verlag sorgfältig erwogen und geprüft, dennoch kann eine Garantie nicht übernommen werden. Eine Haftung der Autorin bzw. des Verlags und seiner Beauftragten für Personen-, Sach- und Vermögensschäden ist ausgeschlossen. Bei ernsthafteren oder länger anhaltenden Beschwerden sollten Sie auf jeden Fall eine/n Arzt/Ärztin oder Heilpraktiker/in Ihres Vertrauens zu Rate ziehen.

**Projektleitung:** Dr. Harald Kämmerer

**Umschlaggestaltung:** * zeichenpool, München

**Gesamtproducing, Layout:** LAYER-CAKE, München

**Redaktion:** Susanne Schneider

**Bildredaktion:** Annette Mayer

**Bildnachweis**
*Illustrationen:* Ingrid Schobel, München
*Fotos:* Alamy, Abingdon: 48/49 (Migstock); BananaStock: 30 (RF); Corbis, Düsseldorf: 26/27 (Ikon Images/ Ian Cuming), 34 (amanaimages/AID), 81 (zefa/Michael Haegele), 113 (Lew Robertson), 180/181 (ZenShui); Darmzentrum Klinikum Augsburg: 92 (Prof. Dr. Messmann); Fotolia: 41 (tashka2000), 53, 195 (Printemps), 78 (Elenathewise), 122 (derkien), 178 (DOC RABE Media), 193 (HandmadePictures), 205 (Nadine Conrad); Getty Images, München: 10/11 (Science Photo Library), 45 (Oxford Scientific), 47 (Vetta), 86/87 (Digital Vision/Ryan McVay), 99 (Glow), 125 (Axiom/Jenny Acheson), 130/131 (Stockbyte RF), 138/139 (E+/Emil Marinsek), 146 (Flickr/John White Photos); iStockphoto: 59 (artlinegraphics), 69 (Sugarless), 163 (OlgaMiltsova), 190/191 (Jill Chen), 207 (Moncherie); Kiermeier, Jürgen: 133; laif, Köln: 95 (Oliver Tjaden), 95 l. o. (Jean-Michel Clajot); Masterfile, Düsseldorf: 64; picture alliance, Frankfurt: 28 (dpa/HZI/Manfred Rohde); Shutterstock: 50 (Maridav), 100/101 (Marilyn Barbone), 120 (enzodebernardo), 172 (gpointstudio), 201 (Olha Afanasieva); StockFood, München: 85 (Uwe Merkel); Weiss, Christian M.: 217; Wikimedia: 111; Your Photo Today, Taufkirchen: 186 (Otmar Diez)

**Litho:** Artilitho snc, Lavis

**Druck und Bindung:** Alcione, Lavis

Verlagsgruppe Random House FSC® N001967
Das für dieses Buch verwendete FSC®-zertifizierte Papier
*Profimatt* liefert Sappi, Ehingen.

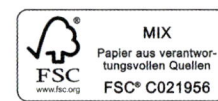

Printed in Italy

ISBN: 978-3-517-08959-1